Calisthenics für Dummies
Schummelseite

Der Körper ist sehr einfallsreich und verlangsamt seinen Stoffwechsel, um den Kalorienmangel auszugleichen. Es versucht, jede aufgenommene Kalorie festzuhalten, da es nicht sicher ist, wann er wieder Nahrung erhält. Sobald Sie dann Ihre normale Kalorienaufnahme wieder aufnehmen, bleibt Ihr Stoffwechsel verlangsamt. Aus diesem Grund erhalten Menschen, die sehr strenge Diäten ausprobieren, in der Regel ihr ursprüngliches Gewicht zurück und nehmen oft auch noch mehr zu.

Die gute Nachricht ist: Wenn Sie abnehmen möchten, sollten Sie niemals hungrig sein. Eine ausgewogene Ernährung, bestehend aus kleinen, häufigen Mahlzeiten (alle 2,5 bis 3,5 Stunden), ist der Schlüssel, um Ihren Stoffwechsel auf Trab zu halten.

ENTDECKEN SIE DIE ERFOLGSGEHEIMNISSE VON CALISTHENICS

Bodyweight-Übungen bringen unzählige Belohnungen mit sich. Ja, sie helfen Ihnen, Kraft zu gewinnen, Fett zu verlieren und die Flexibilität zu erhöhen. Aber das ist noch nicht alles. Ein kurzes Training zahlt sich enorm aus. Danach ist Stress weggespült, Ihr Geist und Körper werden revitalisiert, Ihr Selbstwertgefühl wird gestärkt und die Wohlfühl-Endorphine explodieren in Ihrem Körper. Hier ein paar Erfolgsgeheimnisse.

Machen Sie nicht zu viel

Es genügen etwa 90 Minuten oder weniger Krafttraining pro Woche, sowohl für Anfänger als auch für Spitzensportler.

Bleiben Sie konsequent

Mit kleinen, häufigen Trainingseinheiten erzielen Sie bessere Zuwächse als mit langen, seltenen Trainingseinheiten. Dies ist zum Teil der Grund, warum Bodyweight-Übungen so unglaublich effektiv sind. Da Sie sie zu Hause und ohne große Vorbereitung durchführen können, können Sie mit Calisthenics mehr für weniger erreichen.

Planen Sie Bewegung als Teil Ihres Lebens ein

Der perfekte Zeitpunkt zum Training ergibt sich nicht von allein. Sie müssen sich Zeit nehmen. Schauen Sie sich also Ihren Tagesablauf an und hören Sie auf Ihren Körper.

Wenn das Training am Morgen Ihr Blut in Schwung bringt und Sie für den Rest des Tages mit Energie versorgt, nehmen Sie sich diese Zeit. Manche Menschen hassen es, morgens zu trainieren! Wenn das auch für Sie gilt, nehmen Sie sich in Ihrer Mittagspause, am Nachmittag oder am Abend ein paar Minuten Zeit. Halten Sie sich jeden Tag an diese Zeit. Es wird bald zur zweiten Natur werden.

Calisthenics für Dummies

Schummelseite

Stärken Sie zuerst Ihre schwache Seite

Wenn ein Arm schwächer ist als der andere, geben Sie ihm den Vorteil, wenn möglich, zuerst damit zu beginnen. Das Training einzelner Gliedmaßen ist eine der effektivsten Methoden, um alle Komponenten der Fitness aufzubauen. Dadurch wird nicht nur jedes Ungleichgewicht korrigiert, das unbemerkt bleibt, wenn beide Gliedmaßen gleichzeitig arbeiten, sondern ein Glied, das allein arbeitet, verfügt über mehr als die Hälfte der Kraft, die beide Gliedmaßen gemeinsam haben. Denn wenn Sie beide Gliedmaßen gleichzeitig trainieren, wird ein Abwehrmechanismus (das sogenannte *bilaterale Defizit*) aktiviert, der einige Ihrer motorischen Einheiten abschwächt, um Verletzungen Ihres Körpers bei Ihren anstrengendsten Übungen zu verhindern.

Ausruhen

Ihr Körper verändert sich nicht, während Sie trainieren, sondern während Sie sich ausruhen. Ebenso wichtig sind sieben bis acht Stunden Schlaf. Trainieren Sie hart, aber trainieren Sie klug. Gönnen Sie sich wertvolle Zeit zur Erholung, statt sich zu sehr anzustrengen.

Anfangen

Wie bei vielen Dingen ist der Anfang oft der schwierigste Teil. Wenn Sie das nächste Mal keine Lust auf Training haben, versuchen Sie, sich selbst auszutricksen: Sagen Sie sich, dass Sie nur ein paar Sätze machen werden. Sie werden feststellen, dass Sie sich nach dem Aufwärmen normalerweise besser fühlen und aus diesen wenigen Sätzen ein vollwertiges Training wird. Im schlimmsten Fall absolvieren Sie ein verkürztes Training. Es ist immer noch besser, als nichts zu tun!

Behalten Sie eine spielerische Einstellung

Und wenn Sie wirklich einmal gar keine Lust haben, probieren Sie einfach ein paar Übungen aus. Es muss nicht immer unheimlich strukturiert oder seriös sein. Das Großartige daran ist, dass Sie den Raum, in dem Sie sich befinden, nicht einmal verlassen müssen. Viel Spaß damit.

Zählen Sie Ihre Gewinne, nicht Ihre Verluste

Selbst die Delta Force, die wohl elitärste (und geheimste) Militäreinheit der Welt, zählt nur die Menschen, die sie retten, nicht die Verlorenen. Wenn Sie sich auf Ihre Erfolge konzentrieren, können Sie diese bündeln.

Gratulieren Sie sich selbst, wenn Sie eine Wiederholung mehr als letzte Woche schaffen. Oder wenn Sie eine neue Bewegung richtig ausführen können, was vorher nicht möglich war. Sie verändern sich buchstäblich zum Besseren.

Calisthenics für Dummies

Schummelseite

Calisthenics und Bodyweight-Übungen sind alles, was Sie brauchen, um Ihren gesamten Körper zu trainieren, wann und wo Sie wollen. Ganz gleich, ob Sie Spitzensportler sind oder jemand, der seit Jahrzehnten keinen Sport gemacht hat, Calisthenics ist die schnellste und effektivste Möglichkeit, Ihre Fitnessgrundlage zu schaffen und Ihren perfekten Körperbau aufzubauen. Da bei den meisten Bodyweight-Übungen der gesamte Körper beansprucht wird, können Sie in nur neun Minuten ein fantastisches Ganzkörpertraining absolvieren!

Das Besondere an Calisthenics ist, dass man nicht auf eine bestimmte Sportart trainiert wird. Es trainiert Sie fürs Leben. Jedes Training bereitet Sie auf die Muskel-, Gelenk-, Knochen- und sogar mentalen Belastungen des Lebens vor. Das ist es, was echte Fitness leistet. Kurz: Je fitter Sie sind, desto entspannter können Sie durchs Leben gehen.

WENIGER IST MEHR

Menschen verschenken viel Geld, Zeit und Energie, um fit zu werden, oft ohne ihre Ziele zu erreichen. In einer übermäßig geschäftigen und komplizierten Welt haben wir beobachtet, wie Fitnesstrends immer komplexer werden, während sich unsere Gesellschaft statistisch gesehen in einem zunehmend schlechteren Zustand befindet. Viele moderne Fitnesstrends sind einfach zu kompliziert.

Im Gegensatz zu anderen Fitnessprogrammen zielt das Programm von *Calisthenics für Dummies* nicht darauf ab, komplexe Leidenswege für Sie zu schaffen, sondern Ihnen stattdessen die einfachste und unkomplizierteste Lösung für echte, dauerhafte Fitness zu bieten. Dies geschieht durch eine präzise Ausrichtung auf genau das, was benötigt wird.

CALISTHENICS-MYTHEN ENTLARVEN

Mythen und Missverständnisse rund um Calisthenics und Bodyweight-Übungen schrecken viele ab. In diesem Abschnitt werden einige dieser Mythen entlarvt, damit Sie das Krafttraining mit Ihrem eigenen Körpergewicht mit einem guten Gefühl in Ihren Zeitplan aufnehmen können.

Bei Bodyweight-Übungen können Sie den Schwierigkeitsgrad einer Übung nicht anpassen

Falsch! Tatsächlich gibt es vier einfache Möglichkeiten, den Schwierigkeitsgrad einer Übung zu ändern, ohne Gewicht hinzuzufügen:

- ✔ Sie steigern oder verringern die Hebelwirkung.

Calisthenics für Dummies

Schummelseite

- ✔ Sie führen eine Übung auf einer instabilen Plattform durch.
- ✔ Sie machen Pausen am Anfang, am Ende und/oder in der Mitte einer Bewegung.
- ✔ Sie wandeln eine Übung so um, dass sich die Bewegung auf eine einzelne Gliedmaße konzentriert.

Betrachten Sie zum Beispiel den Push-up, eine Standardübung, die Brust, Schultern, Trizeps, Bauchmuskeln, schräge Bauchmuskeln und den unteren Rücken trainiert. Wenn Sie Push-ups im Stehen machen und die Hände vor sich an einer Wand abstützen, ist die Übung ziemlich einfach. Probieren Sie sie dann mit den Händen auf einer erhöhten Oberfläche aus, beispielsweise auf der Kante einer Kommode oder einer Fensterbank. Je niedriger die von Ihnen genutzte Oberfläche – ein Schreibtisch, eine Couch, ein Couchtisch – ist, desto anspruchsvoller wird sie. Die Hände auf den Boden zu legen wie bei einem normalen Push-up ist schwieriger. Stellt man die Füße auf den Couchtisch und die Hände auf den Boden, wird die Übung deutlich schwieriger. Dabei wird *die Hebelwirkung* genutzt, um den Schwierigkeitsgrad der Übung zu erhöhen.

Trainingsgeräte sind wichtig für Sie

Falsch! Sie sind kein Cyborg. Sie benötigen keine Maschinen, um Ihre Muskeln in einem festgelegten Bewegungsbereich zu bewegen. Neben der Verbesserung von Kraft, Ausdauer und Körperzusammensetzung soll Ihr Training Stabilität, effektive Bewegungsmuster und Koordination fördern. Da Calisthenics Sie dazu zwingt, Ihren Körper so zu bewegen, wie er sich bewegen soll, verbessern Sie sich in all diesen Bereichen.

Männer und Frauen sollten unterschiedlich trainieren

Falsch! Die Muskeln von Frauen bestehen aus den gleichen Fasern wie die von Männern. Der einzige Unterschied besteht meist in der Menge, die hormonell bedingt ist. Es stimmt, Männer und Frauen haben oft unterschiedliche Ziele. Aber überraschenderweise können diese unterschiedlichen Ziele mit demselben Calisthenics-Programm erreicht werden.

Man kann nicht gleichzeitig Muskeln aufbauen und Fett verlieren

Falsch! Wenn Sie nach einer langen Zeit ohne viel Bewegung gerade erst mit einem Calisthenics-Programm beginnen, werden Sie bei richtiger Ernährung Kraftzuwächse bei gleichzeitigem Fettabbau verzeichnen. Für fortgeschrittenere Sportler ist es schwierig, aber nicht unmöglich. Mit einem perfekten Gleichgewicht aus komplexen Kohlenhydraten, guten Fetten und ausreichend Protein kann Ihr Körper diese scheinbar widersprüchlichen Ziele erreichen.

Hungern bedeutet, gesund auszusehen

Falsch! Menschen hungern oft, um Gewicht zu verlieren. Das ist ein absolutes No-Go!

Calisthenics für Dummies

Mark Lauren und Joshua Clark

Calisthenics für dummies®

Übersetzung aus dem Amerikanischen
von Judith Muhr

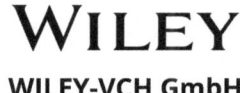

WILEY-VCH GmbH

Calisthenics für Dummies

Bibliografische Information der Deutschen Nationalbibliothek

Die Deutsche Nationalbibliothek verzeichnet diese Publikation in der Deutschen Nationalbibliografie; detaillierte bibliografische Daten sind im Internet über http://dnb.d-nb.de abrufbar.

1. Auflage 2025

© 2025 Wiley-VCH GmbH, Boschstraße 12, 69469 Weinheim, Germany

Original English language edition Calisthenics for Dummies © 2024 by Wiley Publishing, Inc. All rights reserved including the right of reproduction in whole or in part in any form. This translation is published by arrangement with John Wiley and Sons, Inc.

Copyright der englischsprachigen Originalausgabe Calisthenics for Dummies © 2024 by Wiley Publishing, Inc. Alle Rechte vorbehalten inklusive des Rechtes auf Reproduktion im Ganzen oder in Teilen und in jeglicher Form. Diese Übersetzung wird mit Genehmigung von John Wiley and Sons, Inc. publiziert.

Wiley, the Wiley logo, Für Dummies, the Dummies Man logo, and related trademarks and trade dress are trademarks or registered trademarks of John Wiley & Sons, Inc. and/or its affiliates, in the United States and other countries. Used by permission.

Wiley, die Bezeichnung »Für Dummies«, das Dummies-Mann-Logo und darauf bezogene Gestaltungen sind Marken oder eingetragene Marken von John Wiley & Sons, Inc., USA, Deutschland und in anderen Ländern.

Alle Rechte bezüglich Text und Data Mining sowie Training von künstlicher Intelligenz oder ähnlichen Technologien bleiben vorbehalten. Kein Teil dieses Buches darf ohne die schriftliche Genehmigung des Verlages in irgendeiner Form – durch Photokopie, Mikroverfilmung oder irgendein anderes Verfahren – in eine von Maschinen, insbesondere von Datenverarbeitungsmaschinen, verwendbare Sprache übertragen oder übersetzt werden.

Das vorliegende Werk wurde sorgfältig erarbeitet. Dennoch übernehmen Autoren und Verlag für die Richtigkeit von Angaben, Hinweisen und Ratschlägen sowie eventuelle Druckfehler keine Haftung.

Coverfoto: © Mark Lauren
Korrektur: Petra Heubach-Erdmann, Düsseldorf
Satz: Straive, Chennai, India
Druck und Bindung:
CPI Group (UK) Ltd, Croydon, CR0 4YY

Print ISBN: 978-3-527-72289-1
ePub ISBN: 978-3-527-85127-0

C9783527722891_280126

Bevollmächtigte des Herstellers gemäß EU-Produktsicherheitsverordnung ist die Wiley-VCH GmbH, Boschstr. 12, 69469 Weinheim, Deutschland, E-Mail: Product_Safety@wiley.com.

Über die Autoren

Mark Lauren (Tampa Bay, FL) ist international anerkannter Experte für Bodyweight-Training. Mark war 15 Jahre lang Spezialist für militärisches Sporttraining. Er ist Triathlet und Meister im Thaiboxen und arbeitet gerne als Personal Trainer für Männer und Frauen aller Fitnessniveaus im zivilen Bereich. Er ist Autor zahlreicher Bücher, darunter der international beliebten Bestseller »Fit ohne Geräte«, »Fit ohne Geräte für Frauen« und »Fit in neun Minuten«. Besuchen Sie seine Website unter https://marklauren.com.

Joshua Clark ist der Autor von »Heart Like Water«, einem der Finalisten für den National Book Critics Circle Award, und »Leopard«, einem der Halbfinalisten für das Oscar-Drehbuchstipendium. Joshua Clark hat einen Abschluss in Wirtschaftswissenschaften von der Yale University, war Korrespondent für das National Public Radio und Redakteur für das SCAT Magazine. Seine Bücher wurden in elf Sprachen übersetzt, Tendenz steigend. Zusammen mit Mark Lauren ist er Co-Autor der internationalen Bestseller-Fitnessbücher »Fit ohne Geräte«, »Fit ohne Geräte für Frauen« und »Fit in neun Minuten«. Er ist Präsident der gemeinnützigen Stiftung Lifeline USA Ukraine.

Danksagungen der Autoren

Hinter jedem erfolgreichen Buch steht ein engagiertes Team von Menschen, die selbstlos ihre Zeit, Energie und ihr Fachwissen beitragen. Mit ununterbrochenem Engagement, beispiellosem Fachwissen und einem unerschütterlichen Glauben an unsere Arbeit war Steve Ross eine starke treibende Kraft hinter unseren erfolgreichsten literarischen Kreationen, darunter »Fit ohne Geräte«, »Fit in neun Minuten« und jetzt »Calisthenics für Dummies«. Ohne seinen unermüdlichen Einsatz und seine einfühlsame Betreuung wäre dieses Buch nicht zustande gekommen. Vielen Dank!

Mark ist auch sehr dankbar für die anhaltende Unterstützung von Lea Badenhoop. Ihre organisatorischen Fähigkeiten, ihre Liebe zum Detail und ihr absolutes Engagement sind für den Erfolg seiner Organisation von unschätzbarem Wert.

Abschließend möchten wir dem Dummies-Team für diese seltene Gelegenheit danken. Es ist eine Ehre, einer Ihrer Autoren und Fachexperten sein zu dürfen. Der unermüdliche Einsatz und die feste Führung unserer Lektorinnen Kezia Endsley und Jennifer Yee blieben nicht unbemerkt und werden sehr geschätzt! Vielen Dank!

Auf einen Blick

Über die Autoren ... 9

Einleitung ... 23

Teil I: Fitness ohne Grenzen ... 27
- **Kapitel 1:** Calisthenics: Wenn Sie für Ihr Training nur Ihren Körper brauchen ... 29
- **Kapitel 2:** Unser Leben ist bewegt! ... 41
- **Kapitel 3:** Ziele setzen und motiviert bleiben ... 53

Teil II: Die Übungen ... 63
- **Kapitel 4:** Die Bodenübungen ... 65
- **Kapitel 5:** Übergänge vom Liegen zum Stehen (Entwicklungsbewegungen) ... 83
- **Kapitel 6:** Übungen zur Stärkung Ihrer Mitte ... 91
- **Kapitel 7:** Übungen zum Krafttraining für Beine und Hüfte ... 111
- **Kapitel 8:** Drücken zur Stärkung von Brust, Schultern und Trizeps ... 147
- **Kapitel 9:** Zugübungen zur Stärkung von Rücken, Bizeps und Unterarmen ... 161
- **Kapitel 10:** Übungen für die Mobilität ... 173

Teil III: Die Workouts ... 197
- **Kapitel 11:** Kombinieren Sie Übungen für Ihre Ziele ... 199
- **Kapitel 12:** Ein Programm für 13 Wochen ... 211

Teil IV: Calisthenics für besondere Umstände ... 263
- **Kapitel 13:** Calisthenics während der Schwangerschaft ... 265
- **Kapitel 14:** Training bei eingeschränkter Mobilität ... 269
- **Kapitel 15:** So führen Sie Ihre Kinder in die Calisthenics-Übungen ein ... 279
- **Kapitel 16:** Neun-Minuten-Workouts ... 285

Teil V: Top-Ten-Teil ... 299
- **Kapitel 17:** Zehn Tipps für den Erfolg ... 301
- **Kapitel 18:** Zehn Mythen über das Bodyweight-Training ... 305

Abbildungsnachweis ... 311

Abbildungsverzeichnis ... 313

Stichwortverzeichnis ... 323

Inhaltsverzeichnis

Über die Autoren 9
    Danksagungen der Autoren 9
Einleitung 23
    Über dieses Buch 23
    Konventionen in diesem Buch 23
    Törichte Annahmen über die Leser 24
    Wie dieses Buch aufgebaut ist 24
        Teil I: Fitness ohne Grenzen 24
        Teil II: Die Übungen 24
        Teil III: Die Workouts 24
        Teil IV: Calisthenics für besondere Umstände 24
        Teil V: Der Top-Ten-Teil 25
    Symbole, die in diesem Buch verwendet werden 25
    Wie es weitergeht 25

TEIL I
FITNESS OHNE GRENZEN 27

Kapitel 1
Calisthenics: Wenn Sie für Ihr Training nur Ihren Körper brauchen 29

    Calisthenics: Für jeden Körper und jede Konstitution 29
    Warum Calisthenics besser als jedes andere Workout ist 30
        Sie sparen Zeit 30
        Sie sparen Geld 31
        Sie sparen Platz 31
        Sie können es überall machen 31
        Kein Stress mehr mit dem Fitnessstudio 31
        Immer geöffnet 31
        Es ist sicherer 31
        Sie sehen immer wieder Ergebnisse 32
    Die gewünschten Ergebnisse erhalten 32
        Stärker werden 32
        Höhere Fettverbrennung 32
        Mit zunehmendem Alter besser werden 33
        Sie gewinnen den Stoffwechsel aus Ihrer Jugend zurück 33
        Verletzungsfreies Leben 33
    Bodyweight-Übungen kennenlernen 33
        Verwenden Sie Muskeln, von denen Sie bisher nicht wussten, dass Sie sie haben 34
        Verlassen Sie Ihre sitzende Position 34

Die acht Fähigkeiten, die Sie durch Calisthenics entwickeln 34
    Muskelkraft 34
    Leistung 35
    Muskelausdauer 35
    Kardiovaskuläre Ausdauer 35
    Schnelligkeit 35
    Koordination 35
    Gleichgewicht 35
    Flexibilität 35
Was Sie für Ihre Workouts zu Hause brauchen 36
    Rucksack 36
    Handtücher 36
    Bäume 36
    Tische 38
    Stühle 38
    Videokamera 38
    Klimmstange 38
    Bosu-Ball 38
    Aufhängegurte 38
    Elastische Bänder 39
Ihr Körper ist Ihr Zuhause 39

Kapitel 2
Unser Leben ist bewegt! **41**

Fitness = Funktion 41
    Die für das Überleben wichtigsten Bewegungen trainieren 42
    Das große Ganze verstehen 42
Fortbewegung: Das Geheimnis Ihrer besten Form 42
    Fortbewegung verstehen 43
    Fortbewegung so schnell wie möglich verbessern 43
Ihr Körper ist ein Turm 43
    Die Fähigkeit Ihres Körpers, Belastung standzuhalten, hängt von
    seiner Ausrichtung ab 43
    Ideale Ausrichtung der Gelenke 44
    Stabilisierung der Wirbelsäule 44
    Gelenkfunktionen 44
    Gewichtsverlagerung 44
Fokus auf Entwicklungsbewegungen 45
    Mobilität 45
    Stabilität 45
    Kraftaufnahme 46
    Lastverteilung 46
    Perfekte Haltung und Konstitution 46
Ihre Leistungspyramide 47
    Nachlässigkeit vermeiden 47
    Altern bedeutet nicht gleich Behinderung 47

Schmerzfrei leben	47
Koordination hilft, Verletzungen zu vermeiden	47
Funktionale Übungen sind die sichersten	48
Weniger Hüft- und Knieschmerzen	48
Schmerzen im unteren Rücken, im Nacken und in den Schultern lindern	48
Die Bausteine von Calisthenics	49
Fokus auf Achtsamkeit und Atmung	49
Leistung führt zu Effizienz	50
Tun, wofür man trainiert	50
Fokus auf die Grundlagen	51
Das Leben meistern	51

Kapitel 3
Ziele setzen und motiviert bleiben … **53**

Was erwarten Sie von einem Calisthenics-Programm?	53
Analysieren, wo Sie stehen und wo Sie hingelangen möchten	54
Spezifische Ziele festlegen	54
Lassen Sie die Waage außer Acht!	55
Beobachten, wie sich Ihre Mühen auszahlen	56
Den mentalen Schub nutzen	57
Den Hype mit den Gewichten vergessen	57
Der wahre Maßstab für Ihre Leistung	57
Klein anfangen und schrittweise steigern	58
Motivation finden und bewahren	58
Große Vorteile, geringe Kosten	59
Unabhängigkeit	59
Gesundheit steht an vorderster Stelle	59
Hindernisse überwinden	60
Mit Verletzungen umgehen	60
Die Routine ändern, wenn das Leben dies verlangt	60
Dort wieder anfangen, wo Sie aufgehört haben	60
Keine Ausreden suchen	61
Ausreden gehen nach hinten los	61
Wer seinen Ausreden widersteht, wird zu einem besseren Menschen	62
Es ist Ihre Zeit!	62

TEIL II
DIE ÜBUNGEN … 63

Kapitel 4
Die Bodenübungen … **65**

Mit kleinen Übungen große Fortschritte erzielen	65
Eine bessere Haltung entwickeln	66
Hüft-, Wirbelsäulen- und Schulterfunktionen verbessern	66
Bessere Koordination – mehr für weniger	66

Übungen in Rückenlage 67
    Dead Bugs – die Käfer-Übung 67
    Glute-Hip-ups – Eine Brücke bauen. 68
    Up and overs – rauf und rüber! 69
    Windshield Wipers – der Scheibenwischer. 70
Übungen im Vierfüßlerstand 70
    Dirty Dogs – schmutzige Hunde oder: Der Feuerhydrant 70
    Hip Circles – Hüftkreisen. 71
    Pointer – Zeiger 72
    Straight Wide Legs – Gerade, offene Beine 73
Übungen in Bauchlage 74
    Hip Twists – Hüftdrehungen. 74
    Moose Antlers – das Elchgeweih 75
    Twists and Reaches – Drehungen und Streckungen. 76
    Y-Cuffs – Y-Manschetten 77
Übungen in der Seitenlage. 78
    Hip Drops – Die Hüften sinken lassen 79
    Moon Walks – ein Mondspaziergang. 79
    Side Crunches – seitliche Crunches. 80
    Side Legs Lift – Seitliches Heben der Beine 81

Kapitel 5
Übergänge vom Liegen zum Stehen (Entwicklungsbewegungen) 83
Die Rolle der Gewichtsverlagerung bei Bewegung und Stabilität 84
Übungen zur Koordinierung der Hüft- und Schulterfunktionen 84
    Rollübungen 84
    Übungen vom Liegen zum Knien. 85
Übungen vom Knien zum Stehen 86
    Übungen vom Liegen in den Storchenstand 87

Kapitel 6
Übungen zur Stärkung Ihrer Mitte 91
Bauchübungen beherrschen 91
    Bodyrocks – den Körper schaukeln. 92
    Bodyrocks mit Streckung 93
    Bodyrocks mit seitlicher Streckung. 93
    Stütz-Streckungen 94
    Tripoid Scissor Kicks – Dreibein-Scherenkicks. 95
    Mountain Climbers – Bergsteiger 95
    Mountain Climbers Across – Bergsteiger mit Querung 96
    Mountain Climbers Around – Bergsteiger nach außen 97
    Rollouts – Ausrollen 97
    Hanging Leg Lifts – Beinheben im Hängen. 98
    Scorpion Kicks – Skorpion-Kicks. 99
    Parallele Leg Crunches – Crunches bei parallelen Beinen 101

Seastar Crunches – Seestern-Crunches 101
Sit-ups 102
V-ups 103
Jack Knives – das Klappmesser.................................. 103
Übungen zur seitlichen Stabilität 104
Seitlicher Plank.. 104
Seitliche V-ups.. 105
ITB (Iliotibialband) Leg Lifts – Beinheben für das ILB 105
ITB-Kickouts... 106
Übungen für den unteren Rücken 107
Reverse Hypers – umgekehrte Hyperextensions 107
Swimmers – Schwimmer... 108
Skydivers – Fallschirmspringer.................................... 109

Kapitel 7
Übungen zum Krafttraining für Beine und Hüfte 111
Hüftbeugeübungen ausprobieren 111
Deadlifts – Kreuzheben... 112
Einbeinige Deadlifts.. 113
Rumänische Deadlifts 114
Einbeinige rumänische Deadlifts.................................. 114
Schmale Kniebeugen.. 116
Breite Kniebeugen.. 117
Kniebeugen mit Armen in T-Position 117
Overhead Squats – Squats mit den Armen über dem Kopf............. 118
Squats zu Deadlifts 119
Deadlifts zu Squats 120
Einbeinige Kniebeugen... 122
Squat Thrusts 122
Bulgarische Squats... 123
Dynamische Kniebeugen.. 124
Die Lunges-Übungen (Ausfallschritte) 125
Ausfallschritte nach hinten....................................... 126
Ausfallschritte nach vorne.. 127
Seitliche Ausfallschritte 128
Saxon Lunges 129
Ausfallschritte mit Drehungen.................................... 129
Squats zu Lunges – Kniebeugen zu Ausfallschritten................. 130
Lunges zu Squats – Ausfallschritte zu Kniebeugen................... 131
Iron Mikes 132
Kniende Übergänge... 133
Lange kniende Übergänge.. 134
Kurze kniende Übergänge.. 135
Seitliche kniende Übergänge..................................... 136
Boden-Squats 137
Kosaken-Squats 137

Kraft aufbauen mit Step-ups 139
    Storchenhaltung. 139
    Gate Swings – das Tor schwingt. 140
    Cross Steps – Querschritte 141
    High-knee Marches – marschieren mit hohen Knien 143
    High-knee Runs – mit hohen Knien laufen. 143
    High-knee Skips – mit hohen Knien hüpfen. 144

Kapitel 8
Drücken zur Stärkung von Brust, Schultern und Trizeps 147

Die ideale Ausrichtung unter Belastung beibehalten. 147
Vertikale Drückübungen. 148
    Klassische Push-ups – Liegestütze. 148
    Versetzte Push-ups 149
    Archer Push-ups – Bogenschützen-Liegestütze. 150
    Contra Presses – Gegendrücken 151
    Tripoid Push-ups – Dreibeinige Liegestütze. 152
    Dips 152
    Dips im Sitzen 153
    Springende Push-ups. 154
    Halbe Planks 155
    Einarmige Push-ups. 155
Inline-Push-Übungen 156
    Military Presses – Schulterdrücken 157
    Dive Bombers – Sturzkampfbomber. 158
    DF Glides 159
    Bear Crawls – der Bärengang. 160

Kapitel 9
Zugübungen zur Stärkung von Rücken, Bizeps und Unterarmen 161

Werkzeuge für Zugübungen finden 162
Vertikale Zugübungen. 162
    Let-me-ins 162
    Let-me-ups 164
Inline-Zugübungen ausprobieren 168
    Pull-ups – Klimmzüge 168
    Unterstützte und negative Pull-ups. 170

Kapitel 10
Übungen für die Mobilität 173

Die Vorteile einer korrekten Positionierung genießen. 173
Beginnen Sie mit den Spiderman-Übungen 174
    Hip Swirls – Hüftwirbel 174
    Armkreisen 175
    A-Frames 176
    Saxon Tilts 177

Inch-Worm-Übungen – ein sich zusammenziehender Wurm............ 179
    Bloomers.. ... 179
    Tiefe Squats – tiefe Kniebeugen............................... 180
    Vertikale Twists... 181
    Kneeling Switch – der Kniewechsel 183
Übungen im Vierfüßlerstand 185
    Kickouts... 185
    High Kicks – hohe Kicks 186
    Side Kicks – seitliche Kicks.................................... 187
    Table Tops... 187
Die Starfisch-Übungen – machen Sie den Seestern! 190
    Starfish Twists.. 190
    Starfish Hip Drops – der Seestern senkt die Hüften................ 192
    Starfish Push-ups... 193
    Starfish Dive Bombers – der Seestern taucht ab.................. 194

TEIL III
DIE WORKOUTS... 197

Kapitel 11
Kombinieren Sie Übungen für Ihre Ziele........................ 199
Wählen Sie Ihre Trainingsarten...................................... 199
    Mehrere Sätze... 200
    Supersätze... 200
    Leitern 201
    Zeitgesteuerte Sätze 202
    Geschwindigkeitssätze 202
    Zirkeltraining... 202
    Flows 203
Das Training fokussieren – mit Trainingssplits 204
    Ganzkörpertraining 205
    Oberkörper- und Unterkörpertraining 206
    Drücken, Ziehen, Beine und Rumpf............................. 206
Das Training für langfristige Fortschritte anpassen 207
    Umfang und Intensität 207
    Konsistenz und Vielfalt 208
    Fortschritt und Rückschritt 208
Das Wesentliche abdecken, um Verletzungen zu vermeiden.............. 208
    Gemeinsame Funktionen und Übergänge 209
    Mit Aufwärmübungen beginnen 209
    Zum Abschluss Cool-Downs................................... 209
    Zeit für aktive Erholung einplanen 209

Kapitel 12
Ein Programm für 13 Wochen ... **211**

    Entwicklung einer maßgeschneiderten Routine ... 211
    Die Workouts ... 212
        AMRAPs ... 212
        Zeitgesteuerte Sätze ... 213
        Zirkeltraining ... 213
    Block 1: Wochen 1 bis 4 ... 214
        Montag ... 214
        Dienstag ... 216
        Mittwoch ... 218
        Donnerstag ... 220
        Freitag ... 222
        Samstag ... 224
    Block 2: Wochen 5 bis 8 ... 226
        Montag ... 227
        Dienstag ... 228
        Mittwoch ... 230
        Donnerstag ... 232
        Freitag ... 234
        Samstag ... 236
    Block 3: Wochen 9 bis 12 ... 238
        Montag ... 239
        Dienstag ... 240
        Mittwoch ... 242
        Donnerstag ... 244
        Freitag ... 246
        Samstag ... 248
    Die aktive Erholungswoche ... 250
        Montag ... 251
        Dienstag ... 253
        Mittwoch ... 254
        Donnerstag ... 256
        Freitag ... 258
        Samstag ... 260

TEIL IV
CALISTHENICS FÜR BESONDERE UMSTÄNDE ... 263

Kapitel 13
Calisthenics während der Schwangerschaft ... **265**

    Die Vorteile von Sport vor und nach der Geburt ... 265
    Aufpassen und es langsam angehen ... 266
    Vorbereitung auf eine schöne Schwangerschaft und Geburt ... 267

Fit werden vor der Schwangerschaft	267
Volumen vor Intensität	267
Gesteigerte Stresstoleranz	267
Verbesserte Regeneration	268

Kapitel 14
Training bei eingeschränkter Mobilität ... 269

Das Wesentliche richtig machen	269
Finden Sie Ihren sichersten Ausgangspunkt	270
Wie die Arbeit mit eingeschränkter Mobilität mein Programm inspirierte	272
Auf das Leben vorbereitet sein und bleiben	272
Vom Boden aufstehen und sich setzen	273
Rollübungen	273
Übergänge vom Liegen zum Knien	274
Übergänge vom Knien zum Stehen	275
Übergang von der Rückenlage in den Stand	276
Säugetiere auf zwei Beinen	277

Kapitel 15
So führen Sie Ihre Kinder in die Calisthenics-Übungen ein ... 279

Halten Sie Ihre Kinder durch Bewegung glücklich und gesund	279
Mit gutem Beispiel vorangehen und gemeinsam trainieren	280
Freude an der Bewegung vermitteln/fördern	281
Die Verletzungsresistenz Ihres Kindes erhöhen	281
Lernen, besser zu lernen	282
Beschwerden über das Training überwinden	283

Kapitel 16
Neun-Minuten-Workouts ... 285

Athletik führt zu Effizienz	286
Strukturieren Sie Ihr Training	286
Beginnen Sie mit den Übungen zum Drücken	288
Push-ups – Liegestütze	288
Military Press	288
DF Glides	289
Die Zugübungen ausprobieren	290
Let-me-ins	290
Let-me-ups (Knie gebeugt)	290
Let-me-ups (Beine gerade)	291
Weiter zu den Hüftbeugeübungen	292
Squats – Kniebeugen	292
Rumänische Deadlifts (Kreuzheben)	293
Back Lunges – Ausfallschritte nach hinten	294

TEIL V
TOP-TEN-TEIL 299

Kapitel 17
Zehn Tipps für den Erfolg 301
    Bleiben Sie konsequent 301
    Planen Sie Ihre Trainingseinheiten 301
    Hören Sie auf Ihren Körper 302
    Stärken Sie zuerst Ihre schwache Seite 302
    Ausruhen und erholen 302
    Übertreiben Sie es nicht 302
    Einfach anfangen 303
    Eine spielerische Einstellung behalten 303
    Zählen Sie Ihre Gewinne, nicht Ihre Verluste 303
    Nehmen Sie nach dem Training eine gesunde Mahlzeit zu sich 303

Kapitel 18
Zehn Mythen über das Bodyweight-Training 305
    Männer und Frauen sollten unterschiedlich trainieren 305
    Krafttraining führt bei Frauen zu Muskelmasse 306
    Sie können einen Muskel durch Isolationsübungen neu formen 306
    Sie benötigen viele Wiederholungen für die Definition und wenige
    Wiederholungen für die Masse 307
    Muskeln können sich in Fett verwandeln 307
    Sie können nicht gleichzeitig Muskeln aufbauen und Fett verlieren .. 307
    Hungrig sein heißt gesund auszusehen 308
    Trainingsgeräte wurden für Sie gebaut 308
    Bei Bodyweight-Übungen kann der Schwierigkeitsgrad nicht angepasst
    werden 308
    Aerobic oder »Cardio« ist der einzige Weg, Kalorien zu verbrennen .. 309

Abbildungsnachweis 311
Abbildungsverzeichnis 313
Stichwortverzeichnis 323

Einleitung

Willkommen bei *Calisthenics für Dummies*, Ihrem perfekten Begleiter auf dem Weg zu Ihrer optimalen Körperform. In diesem Buch lernen Sie die funktionalste Art des Fitnesstrainings kennen.

Über dieses Buch

In diesem Buch finden Sie alles, was Sie für Ihre persönliche Fitness wissen müssen. Mehr Ausrüstung brauchen Sie nicht, um Ihren gesamten Körper schnell und effektiv zu trainieren.

Egal, ob Sie Spitzensportler sind oder jemand, der seit Jahrzehnten nicht mehr trainiert hat, egal, ob Sie 18 oder 80 Jahre alt sind, in diesem Buch finden Sie alles, was Sie brauchen, um die Grundlage für Ihre Fitness aufzubauen und zu einer Spitzenfigur zu gelangen.

Wir helfen Ihnen, Athletik neu zu definieren, indem wir ihre Geheimnisse entschlüsseln. Wir zeigen Ihnen, dass Calisthenics Sie nicht für eine bestimmte Sportart trainiert – es trainiert Sie für das Leben. Jedes Training hilft Ihnen, sich auf die Muskel-, Gelenk-, Knochen- und sogar mentalen Belastungen des Lebens vorzubereiten. Genau dies bewirkt echte Fitness. Je fitter Sie sind, desto besser können Sie sich mit Leichtigkeit durchs Leben bewegen.

Dieses Buch führt Sie Schritt für Schritt durch ein lebenslanges Trainingsprogramm mit dem eigenen Körpergewicht. Dabei geht es auch auf spezielle Bedürfnisse ein, wie zum Beispiel das Training bei eingeschränkter Mobilität.

Das Wichtigste, was Sie aus diesem Buch mitnehmen können, ist die richtige Ausrichtung der Gelenke. Sie finden im ganzen Buch Tipps und Techniken, die Ihnen dabei helfen, denn nur so können Sie Ihren persönlichen Fitness-Höhepunkt erreichen: sicher, jetzt und für den Rest Ihres Lebens.

Konventionen in diesem Buch

Wir folgen einigen Konventionen, um Ihnen bei der Orientierung in diesem Buch zu helfen:

- Neue Begriffe werden *kursiv* dargestellt und wir stellen eine Definition dafür bereit.
- **Fett** ausgezeichneter Text hebt Schlüsselwörter in einfachen Listen hervor, ebenso wie die Aktionsteile in nummerierten Listen.
- Internet-Adressen werden in `diesem Format` dargestellt.

Törichte Annahmen über die Leser

Als wir dieses Buch geschrieben haben, sind wir von einigen Annahmen über Sie ausgegangen:

- ✔ Vielleicht haben Sie Angst, dass das Training zu anstrengend ist, zu viel Zeit in Anspruch nimmt oder eine Quälerei ist (ist es nicht!).
- ✔ Egal, ob Sie sich für fit halten oder nicht, es fehlen wahrscheinlich einige Schlüsselelemente in Ihrem Fitnessfundament. Ohne ein starkes Fundament wird jeder Körper, den Sie aufbauen, mit der Zeit schwächer und anfälliger für Verletzungen sein, als er sein sollte.

Wie dieses Buch aufgebaut ist

Dieses Buch beginnt damit, Sie mit Calisthenics vertraut zu machen, und vermittelt Ihnen dann genau das, was Sie brauchen, um Ihre individuellen Ziele zu erreichen.

Um den Inhalt leichter zugänglich zu machen, haben wir das Buch in fünf Teile unterteilt.

Teil I: Fitness ohne Grenzen

Dieser Teil umfasst drei Kapitel, die erklären, warum Calisthenics die effektivste und effizienteste Trainingsmethode für jede und jeden ist. Sie verraten Ihnen die Geheimnisse, wie Sie einen optimalen Körper erhalten und wie Sie motiviert bleiben.

Teil II: Die Übungen

Hier erwarten Sie sieben Kapitel mit über 100 Übungen – Bodenübungen, Entwicklungsbewegungen und Kraftübungen für Rumpf, Beine, Brust, Schultern, Trizeps, Rücken, Bizeps und Unterarme.

Teil III: Die Workouts

Diese beiden Kapitel sollen Ihnen helfen, Ihre Ziele zu erreichen dazu gehört auch ein 13-Wochen-Programm, das Sie ganz nach Bedarf abändern können.

Teil IV: Calisthenics für besondere Umstände

In diesen vier Kapiteln mit 9-Minuten-Workouts erfahren Sie, wie Sie Ihr Workout gestalten, wenn Sie schwanger oder in Ihrer Mobilität eingeschränkt sind, und auch, wie Sie Ihre Kinder für Fitnesstrainings begeistern.

Teil V: Der Top-Ten-Teil

Diese zwei Kapitel liefern Ihnen jede Menge Tipps, wie Sie Ihren Muskeln den richtigen Tonus geben und sie straffen und wie Sie erfolgreich mit Ihrem Training sind, sowie ein Kapitel, das mit den zehn größten Mythen über das Bodyweight-Training aufräumt.

Symbole, die in diesem Buch verwendet werden

In den Randspalten fast jeder Seite dieses Buchs finden Sie Symbole, die Sie auf die verschiedenen Informationsarten hinweisen. Wir verwenden die folgenden Symbole:

Dieses Symbol spart Ihnen Zeit und Aufwand, indem es Sie auf eine praktische Methode hinweist, etwas zu machen.

Dieses Symbol kennzeichnet wichtige Informationen, die Sie sich merken sollten, wenn Sie Ihre eigenen Übungsabläufe entwickeln.

Dieses Symbol weist auf potenzielle Probleme und ihre Lösungen hin.

Wie es weitergeht

Natürlich kann jeder Abschnitt dieses Buches für jeden Leser nützlich sein. Die Teile I bis III enthalten Übungen, die Sie für ein lebenslanges erfolgreiches Training brauchen. Beachten Sie, dass fast jeder nicht nur von den Übungen und Workouts profitiert, sondern auch von dem Geheimnis, sich wie ein Athlet durchs Leben zu bewegen.

Die Kapitel in Teil IV können Sie jederzeit überspringen, wenn keiner der besonderen darin beschriebenen Umstände auf Sie zutrifft. Die traurige Wahrheit ist, dass jeder von uns irgendwann (in hoffentlich ferner Zukunft) mit einer eingeschränkten Mobilität zu kämpfen hat. Teil V ist darauf ausgelegt, Ihr Wissen über Fitness aufzubauen. Schließlich ist es schwierig, etwas effizient zu machen, wenn man nicht weiß, warum man das machen soll.

Teil I
Fitness ohne Grenzen

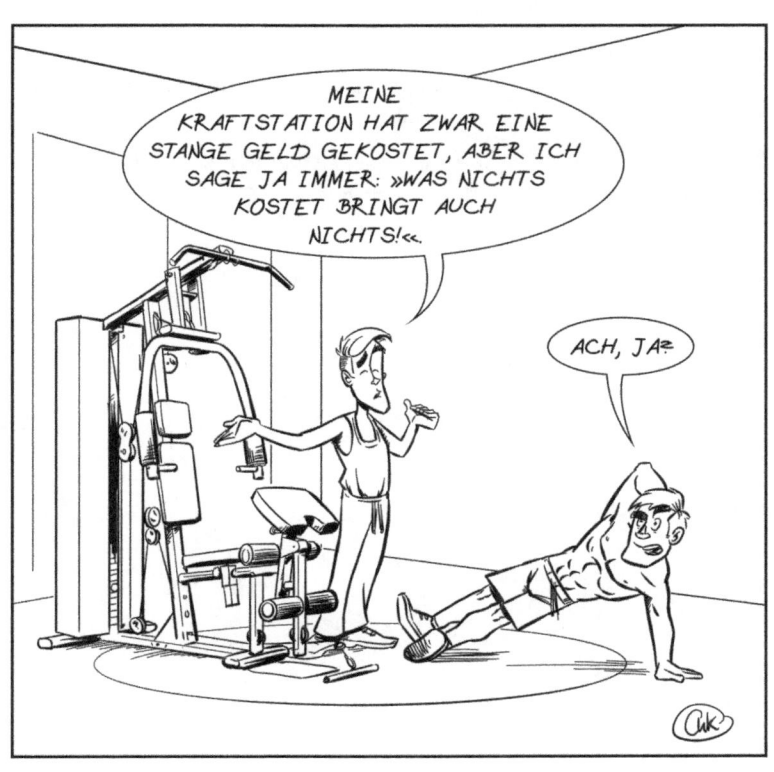

> **IN DIESEM TEIL …**
>
> ✔ Entdecken Sie, warum Calisthenics die effektivste und effizienteste Trainingsmethode für alle Körper und alle Fitnessniveaus ist.
>
> ✔ Lernen Sie das Geheimnis kennen, wie Sie zu Ihrem bestmöglichen Körper gelangen und ihn mühelos für Ihr ganzes Leben behalten.
>
> ✔ Erfahren Sie, wie Sie spezifische Ziele festlegen, motiviert bleiben und Hindernisse überwinden, die sich Ihrem Erfolg womöglich in den Weg stellen.

> **IN DIESEM KAPITEL**
>
> Die Vorteile von Calisthenics für jeden Körper und jede Konstitution kennenlernen
>
> Erfahren, warum Calisthenics besser ist als jedes andere Workout
>
> Ergebnisse wie für Olympia erzielen
>
> Acht Fähigkeiten entdecken, die Sie durch Calisthenics entwickeln können

Kapitel 1
Calisthenics: Wenn Sie für Ihr Training nur Ihren Körper brauchen

Herzlichen Glückwunsch! Mit diesem Buch haben Sie alles, was Sie brauchen – außer Ihrem eigenen Körper –, um in die beste Form Ihres Lebens zu gelangen.

Die schwierigste Arbeit haben wir bereits für Sie erledigt. Wir haben drei Jahrzehnte an Erfahrung und wertvolle Informationen aus der Sportwissenschaft für Sie zusammengefasst. Daraus ergibt sich ein einfaches, lebenslanges Programm, das jede Woche weniger als ein Prozent Ihrer Zeit in Anspruch nehmen wird.

Die Übungen in diesem Buch decken umfassend und methodisch alle Muskelgruppen, Gelenkfunktionen und athletischen Fähigkeiten ab. Dabei sind sie für Menschen jeder Fitnessstufe geeignet. Sie können Ihnen helfen, stark, schlank, gesund, mobil und verletzungsfrei zu werden und zu bleiben.

Calisthenics: Für jeden Körper und jede Konstitution

Mit Calisthenics und Bodyweight-Übungen nutzen Sie Ihren eigenen Körper, um diesen in die gewünschte Form zu bringen. Sie brauchen keinerlei Ausrüstung oder Geräte. Sie wurden mit dem allerbesten Fitnessgerät geboren, das es auf der ganzen Welt gibt: Ihrem eigenen Körper.

Dieses Fitnessgerät ist so großartig, weil es Ihnen immer und überall zur Verfügung steht. Sie müssen nicht mehr Stunden um Stunden im Fitnessstudio verbringen. Tatsächlich müssen Sie überhaupt nicht mehr ins Fitnessstudio.

Mit diesen Workouts verschwenden Sie keinen einzigen Moment Ihrer wertvollen Zeit mehr mit ineffektiven Trainingsmethoden. Und auch die beliebteste aller Entschuldigungen, nicht zu trainieren, zählt nicht mehr: »Ich habe keine Zeit.«

Bodyweight-Bewegungen sind die sichersten und funktionalsten Übungen, deshalb sind sie für Menschen aller Fitnessstufen geeignet. Die Übungen in diesem Buch sind maßgeschneidert für die verschiedensten Bedürfnisse und Lebensstile. Klar, präzise und vollständig – wir bringen diese Übungen zu Ihnen nach Hause, an Ihren Arbeitsplatz, in den nahegelegenen Park oder wohin immer Sie wollen.

 Welchen Erfolg Sie erzielen, hängt nicht davon ab, wie viel Gewicht Sie stemmen können. Es geht um die optimale Ausführung, die Performance. Messen Sie also Ihren Erfolg daran, wie sauber Sie eine Übung ausführen können. Dies ist das grundlegende Konzept von Calisthenics.

Haltung und ideale Gelenkausrichtung bestimmen Ihre Performance bei allen Ihren Bewegungen. Sie werden gleich erfahren, dass eine saubere Performance Ihre athletischen Fähigkeiten bestimmt, und damit auch Ihr Aussehen. Schließlich wollen wir einfach alle gut aussehen.

Warum Calisthenics besser als jedes andere Workout ist

Dieser Abschnitt beschreibt die acht wichtigsten Vorteile von Calisthenics gegenüber Workouts mit Geräten. Dies sind die Gründe, warum so viele Menschen, die mit einem Bodyweight-Programm beginnen, auch dabei bleiben.

Sie sparen Zeit

Rechnen wir doch schnell nach. Angenommen, Sie brauchen für die einfache Strecke zu Ihrem Fitnessstudio 25 Minuten und trainieren dann 45 Minuten lang an ein paar Geräten. Das sind eineinhalb Stunden pro Workout. Wenn Sie das dreimal die Woche machen, sind Sie bei viereinhalb Stunden. Das ist mehr als ein halber Arbeitstag. Wer möchte schon so viel Zeit opfern?

Beim Training mit Calisthenics brauchen Sie keine Tasche zu packen, nicht zum Fitnessstudio zu fahren, nicht zu parken, sich nicht dort umzuziehen – und dasselbe gilt noch einmal für den Weg nach Hause.

Und auch der Ansatz, zu versuchen, den ganzen Körper zu trainieren, indem man einzelne Muskelgruppen mit Geräten und Hanteln trainiert, die einzelne Muskeln isolieren, ist nicht funktional, sondern ineffizient. Man braucht viel weniger Zeit für ein Ganzkörpertraining, wenn man tatsächlich Ganzkörperübungen macht.

Sie sparen Geld

Statt jede Menge Geld für schicke Fitnesskleidung, den Mitgliedsbeitrag für das Fitnessstudio, Parkgebühren und viel Benzin auszugeben, erhalten Sie ein lebenslanges Fitnessprogramm zum Preis dieses Buches.

Sie sparen Platz

Sie müssen nur vorübergehend Platz schaffen, um sich auf den Boden legen zu können. Und es ist nicht nötig, die immer wieder neuen Fitnessgeräte aufzubewahren, die bei Ihnen zu Hause verstauben.

Sie können es überall machen

Sie können viele Bereiche ganz einfach zu Ihrem eigenen Fitnessstudio machen: Schlafzimmer, Wohnzimmer, Garage, Einfahrt, Garten, Büro, Park, Sportplatz, Strand – es bleibt ganz Ihnen überlassen, wo Sie trainieren möchten. Und wenn Sie verreisen, ist es nicht notwendig, sich am Ankunftsort nach dem nächstgelegenen Fitnessstudio umzusehen. Sie können Ihr Hotelzimmer nutzen, genau wie fast jeden anderen Ort auf der Welt – als Ihr persönliches Fitnessstudio.

Kein Stress mehr mit dem Fitnessstudio

Viele Menschen wollen in Form kommen, aber schämen sich, sich im Fitnessstudio zu zeigen. Mit Bodyweight-Übungen sind Sie der Boss. Hören Sie Musik, so laut Sie wollen, oder sehen Sie Ihre Lieblingssendung, während Sie trainieren. Sie brauchen keine spezielle Kleidung wie für das Fitnessstudio. (Sie brauchen genau genommen überhaupt keine Kleidung!)

Immer geöffnet

Egal, ob früh am Morgen, spät in der Nacht, zu Weihnachten, zu Silvester oder während des schlimmsten Schneesturms! Sie können Ihr Workout genießen, wann und wo immer es in Ihren Tag passt.

Es ist sicherer

Viele Menschen, die Aerobics ausprobiert haben, haben sich verletzt, auch wenn dies ebenfalls eine »Low Impact«-Sportart ist. Durch Bewegungen, die ganz natürlich für Ihren Körper sind, helfen Ihnen die in diesem Buch gezeigten Low-Impact-Übungen, die unzähligen chronischen und akuten Verletzungen zu vermeiden, wie beispielsweise Gelenkprobleme, die beim Heben von Gewichten entstehen können. Aber natürlich sollten Sie immer einen Arzt konsultieren, bevor Sie mit einem Fitnessprogramm beginnen.

Sie sehen immer wieder Ergebnisse

Calisthenics ist kein kurzfristiges Phänomen, sondern ein unterhaltsames, funktionales Programm, mit dem Sie unentwegt etwas für sich tun. Die Abwechslung macht das Leben interessant. Dieses Buch zeigt Ihnen viele Möglichkeiten, diese Übungen abzuwandeln, sodass es Ihnen nie langweilig wird. Stattdessen bleiben sie immer interessant und steigern ständig Ihre Fitness. Die Abwechslung lässt Ihre Muskeln wachsen.

Die gewünschten Ergebnisse erhalten

Seit Tausenden von Jahren – von den olympischen Athleten des antiken Griechenlands bis hin zu den Special Operations Forces von morgen – haben Menschen mit den kräftigsten Körpern nicht auf Fitnessstudios in ihren Städten oder auf Hanteln bei sich zu Hause vertraut. Stattdessen beherrschen sie die Kunst, sich mit dem zu bewegen, worauf es ankommt und was am meisten zählt: ihrem eigenen Körper.

Stärker werden

Sie machen im ganz normalen Leben selten Bewegungen, die sich auf eine einzige Muskelgruppe beziehen. Unsere Körper sind darauf ausgelegt, als Ganzes stärker zu werden. So sieht nicht nur Ihr Körper besser aus, sondern Sie fühlen sich besser.

Die meisten Übungen mit Gewicht konzentrieren sich jedoch nur auf bestimmte Muskeln, sodass nur ein relativ kleiner Teil der Gesamtmuskelmasse Ihres Körpers beansprucht wird. Im Gegensatz dazu wirken selbst die fokussiertesten Bodyweight-Übungen nicht nur auf Ihre »Ziel«-Muskelgruppen, sondern im Gegensatz zu den schicken Geräten im Fitnessstudio entwickeln sie auch die Stabilisatormuskeln, die den Zielbereich umgeben, und leisten dabei weitaus bessere Arbeit als freie Gewichte. Dadurch werden mehr Muskeln aufgebaut, und mehr Muskeln bedeuten mehr Fettverbrennung!

Höhere Fettverbrennung

Diese Übungen kurbeln den Stoffwechsel Ihres Körpers besser an als die Verwendung von Gewichten oder Aerobics, weil sie mehr Muskeln aufbauen. Und Muskeln sind das Gewebe mit dem höchsten Metabolismus, das heißt, sie verbrauchen eine Menge Kalorien – selbst im Ruhezustand.

Dies ist ein hervorragendes Beispiel für den Schneeballeffekt. Je mehr Muskeln Sie haben, desto mehr Kalorien verbrennen Sie und desto weniger Gedanken müssen Sie sich darüber machen, was Sie essen. Und je weniger Muskeln Sie haben, desto wahrscheinlicher ist es, dass sich zusätzliche Kalorien in Fett umwandeln. Damit sind Sie anfälliger für Übergewicht, gegen das Sie dann wiederum ankämpfen müssen.

Mit zunehmendem Alter besser werden

Man braucht etwa zehn Kalorien täglich, um ein Pfund Muskeln aufrechtzuerhalten, selbst wenn man vollständig inaktiv ist. Zusätzliche fünf Pfund Muskeln können bis zu 1500 Kalorien in einem Monat verbrennen, das entspricht fünf Pfund Fett pro Jahr – was einige negative Wirkungen des Alters auf Ihren Stoffwechsel mehr als umkehrt.

Sie gewinnen den Stoffwechsel aus Ihrer Jugend zurück

Viele Menschen nehmen im Alter an Gewicht zu, insbesondere, wenn sie um die 30 sind, weil sie weniger Muskeln haben als im Alter um die 20. Wenn wir altern, verlieren unsere Körper ganz natürlich Muskeln, insbesondere dann, wenn wir weniger aktiv sind. Dieser Verlust an Muskelgewebe führt zu einem langsameren Stoffwechsel. Und wenn Sie weiterhin essen wie gewohnt ... nehmen Sie kontinuierlich zu, Pfund um Pfund, Monat für Monat, Jahr für Jahr, bis Sie irgendwann in den Spiegel blicken und sich fragen: »Was ist nur passiert?« Auf diese Weise nimmt der durchschnittliche Deutsche 1,1 Kilo pro Jahr zu.

Um das Gewicht wieder loszuwerden, müssen Sie Ihren Stoffwechsel aus der Jugend zurückerhalten, indem Sie durch Krafttraining wieder mehr Muskeln aufbauen.

Verletzungsfreies Leben

Die meisten aerobischen Aktivitäten bringen ein erhebliches Verletzungsrisiko mit sich. Selbst die sogenannten »Low Impact«-Trainings oder Aktivitäten wie Indoor-Radfahren sind nicht unbedingt »Low Impact«-Übungen. Dinge wie Laufen haben einen enormen Impact, schaden Ihren Knien, Ihren Hüften und Ihrem Rücken. Und Aerobics als Tanz ist noch viel schlimmer.

Natürlich hören wir immer wieder von den genetischen Ausnahmen, die sich bei diesen Übungen noch nie verletzt haben. Aber Verletzungen durch Überbeanspruchung entstehen mit der Zeit, und häufig bleiben sie unerkannt, bis es schließlich zu spät ist. Sie führen zu einer verringerten Mobilität oder zum kompletten Mobilitätsverlust im Alter, was wiederum zu einer verringerten Lebenserwartung führt.

Im Gegensatz dazu haben die in diesem Buch beschriebenen Übungen, wenn sie richtig ausgeführt werden, so gut wie keinen Impact. Sie bewegen Ihren Körper so, wie die Natur es vorgesehen hat. Nicht so, dass er kaputtgehen kann.

Bodyweight-Übungen kennenlernen

Für Anfänger hört es sich vielleicht komisch an, ohne die typischen Sportgeräte zu trainieren. Stattdessen fangen Sie an, Ihren Körper dafür zu nutzen, wofür er vorgesehen ist – so, wie Sie ihn verwendet haben, als Sie anfingen zu krabbeln, zu gehen, zu laufen und zu klettern.

Verwenden Sie Muskeln, von denen Sie bisher nicht wussten, dass Sie sie haben

Mit den richtigen Bodyweight-Bewegungen können Sie alle Ihre Muskeln isolieren und trainieren. Alles von Ihrem Nacken bis zu den Zehen spielt zusammen und ist miteinander verbunden. Sie werden Muskeln entdecken, die Sie haben, und Muskeln, die sich vielleicht in unserem modernen Lebensstil völlig zurückentwickelt haben. Sie werden einfach sehr viel stärker werden.

Verlassen Sie Ihre sitzende Position

Sie haben Ihre Arme, um Ihr Körpergewicht zu schieben und zu ziehen, und nicht, um Griffe an Geräten oder Metallstangen zu greifen, während Sie auf einer Bank sitzen. Weich zu liegen, ist wunderbar – wenn Sie schlafen. Auf einem Kissen zu sitzen, ist wunderbar – wenn Sie fahren oder fernsehen. Aber nicht, wenn Sie trainieren.

Die acht Fähigkeiten, die Sie durch Calisthenics entwickeln

Wir haben festgestellt, dass die meisten Menschen dieses Buch lesen, weil sie besser aussehen und sich besser fühlen möchten, und nicht unbedingt, um ihr Gleichgewicht, ihre Flexibilität und ihre Koordination zu verbessern. Das ist jedoch ein häufiges Missverständnis, und viele Programme zäumen das Pferd von hinten auf. Durch die Konzentration auf die Entwicklung dieser acht Fähigkeiten werden Sie beste Ergebnisse erzielen, sowohl, was Ihre körperlichen Kräfte, als auch, was Ihr Aussehen betrifft.

In den zehn Jahren, in denen ich Militäreinheiten bei den gefährlichsten Einsätzen begleitet habe, habe ich immer die Erfahrung gemacht, dass derjenige, der in allen Bereichen der körperlichen Fähigkeiten am besten entwickelt ist, auch den größten Erfolg hat.

Das Programm entwickelt das gesamte Spektrum körperlicher Fähigkeiten. Die Form folgt der Funktion. Sie sehen am gesündesten aus, wenn Sie am gesündesten sind. Ihre körperliche Erscheinung und Ihre Fitness werden dadurch beeinflusst, in welchem Maße Sie die folgenden acht Qualitäten besitzen, die die Fitness definieren.

Muskelkraft

Die Fähigkeit, eine Kraft über eine bestimmte Distanz auszuüben. Die Muskelkraft kann durch die Schwierigkeit einer Übung ermittelt werden, die man mit einer einzigen Wiederholung ausführen kann. Wenn zum Beispiel Tarzan mit maximaler Anstrengung einen normalen Push-up (Liegestütze) schafft, Jane aber einen Push-up im Handstand, dann hat Jane die größere Muskelkraft.

Leistung

Leistung ist die Menge an Kraft, die Sie in einer bestimmten Zeitspanne ausüben können. Kraft = Arbeit pro Zeit. Wenn Tarzan und Jane beide in der Lage sind, einen Pull-up (Klimmzug) mit maximaler Anstrengung auszuführen, aber Jane diesen Pull-up schneller ausführen kann, dann zeigt sie mehr Leistung, obwohl sie die gleiche Kraft haben.

Muskelausdauer

Die Muskelausdauer gibt an, wie lange man eine bestimmte Kraft ausüben kann. Jane und Tarzan könnten ihre Muskelausdauer vergleichen, indem sie beobachten, wer die oberste Position des Pull-ups am längsten halten kann.

Kardiovaskuläre Ausdauer

Das ist die Fähigkeit des Körpers, die arbeitenden Muskeln bei längerer Aktivität mit Sauerstoff zu versorgen. Jane und Tarzan fordern und verbessern ihre kardiovaskuläre Ausdauer, indem sie gemeinsam 200 Squats (Kniebeugen) ohne Unterbrechung ausführen.

Schnelligkeit

Schnelligkeit wird als die Fähigkeit gemessen, eine Bewegung oder eine Reihe von Bewegungen schnell und wiederholt auszuführen. Wenn Jane 45 Ausfallschritte in 30 Sekunden schafft und Tarzan 25, dann hat Jane die höhere Schnelligkeit.

Koordination

Koordination ist die Fähigkeit, mehr als eine Bewegung zu einer einzigen, eindeutigen Bewegung zu kombinieren. Bei einem einfachen Sprung beispielsweise müssen Sie mehrere Bewegungen koordinieren. Die Beugung der Hüfte, der Knie und der Knöchel sowie die korrekte Streckung dieser Gelenke müssen in einer einzigen Bewegung kombiniert werden. Ihre Fähigkeit, diese Bewegungen mit dem richtigen Timing zu einer einzigen Bewegung zu kombinieren, bestimmt Ihre Koordination und damit auch, wie gut Sie die Übung ausführen können.

Gleichgewicht

Gleichgewicht ist Ihre Fähigkeit, die Kontrolle über den Schwerkraftmittelpunkt Ihres Körpers zu behalten.

Flexibilität

Flexibilität ist Ihr Bewegungsspielraum. Wenn Jane in der Hocke bei guter Form so weit nach unten gehen kann, bis ihr Po die Fersen berührt, und Tarzan nur so weit, bis seine Oberschenkel parallel zum Boden sind, dann hat Jane mehr Flexibilität.

Was Sie für Ihre Workouts zu Hause brauchen

Wie Sie gesehen haben, brauchen Sie keine Geräte, um optimale Fitness zu erreichen. Einige Leser ziehen es jedoch vielleicht vor, ein Calisthenics-Programm mit Bewegungen – wie Isolationsübungen – zu ergänzen, bei denen Geräte zum Einsatz kommen, um sich vielleicht auf bestimmte Muskelgruppen zu konzentrieren und ihre speziellen Ziele zu erreichen.

Sie werden überrascht sein, wie viele Widerstandsgeräte Sie aus einfachen Haushaltsgegenständen herstellen können, die bei traditionellen Kraftübungen Hanteln überflüssig machen.

Nehmen Sie zum Beispiel Bizepscurls. Nur weil Sie keine Hanteln haben, heißt das nicht, dass Sie sie nicht machen können. Sie können Kanister mit (einer angemessenen Menge) Wasser, mit Dingen gefüllte Einkaufstüten, große Bücher, Ziegelsteine, Suppendosen oder Ihren Lieblingsrucksack verwenden, egal ob zu Hause oder unterwegs. In Abbildung 1.1 finden Sie Beispiele für die Ausrüstung, die in den folgenden Abschnitten beschrieben wird.

Rucksack

Sie können einen Rucksack (oder Seesack) mit Büchern, Zeitschriften, Zeitungen, Konservendosen, Steinen, Sand oder vollen Wasserflaschen füllen. Füllen Sie den Rucksack so weit auf, bis Sie das perfekte Gewicht erreicht haben, und halten Sie den oberen Riemen fest. Sie können sogar einen richtigen Griff daraus machen: Brechen Sie einfach ein paar Zentimeter von einem Stock oder Ast ab, der die richtige Breite für einen Griff hat, und befestigen Sie ihn mit Klebeband am oberen Riemen des Rucksacks. Die meisten Rucksäcke können problemlos bis zu 30 Kilogramm aufnehmen, manche sogar noch viel mehr.

Sie können Rucksäcke anstelle von Kurzhanteln für unzählige Bewegungen wie Bizepscurls, Schulterheben, Trizeps-Übungen und aufrechtes Rudern verwenden. Legen Sie ihn an, um den Widerstand bei Klimmzügen, Kniebeugen und Ausfallschritten zu erhöhen – was immer Sie wollen. (Oder nehmen Sie Ihr Kind bei Beinübungen Huckepack.)

Wenn Sie einen Rucksack voller Steine tragen und einen mit Wasser gefüllten 20-Liter-Eimer in der Hand halten, können Sie die Intensität beim Wadenheben erheblich steigern. Sie können Sandsäcke auf Ihre Knie legen, um die Waden im Sitzen zu heben.

Handtücher

Handtücher sind schwer zu zerreißen. Sie eignen sich (wie auch Seile oder Gürtel) hervorragend für Let me Ins (siehe Kapitel 9), indem man sie um einen Baum, einen Zaun oder ein Geländer wickelt, und mit einer oder beiden Händen daran zieht.

Bäume

Manche Leute glauben, dass man nur mit dem eigenen Körpergewicht keine guten Zugübungen machen kann. Aber probieren Sie es doch einfach einmal mit einer Baumumarmung.

KAPITEL 1 Calisthenics: Wenn Sie für Ihr Training nur Ihren Körper brauchen

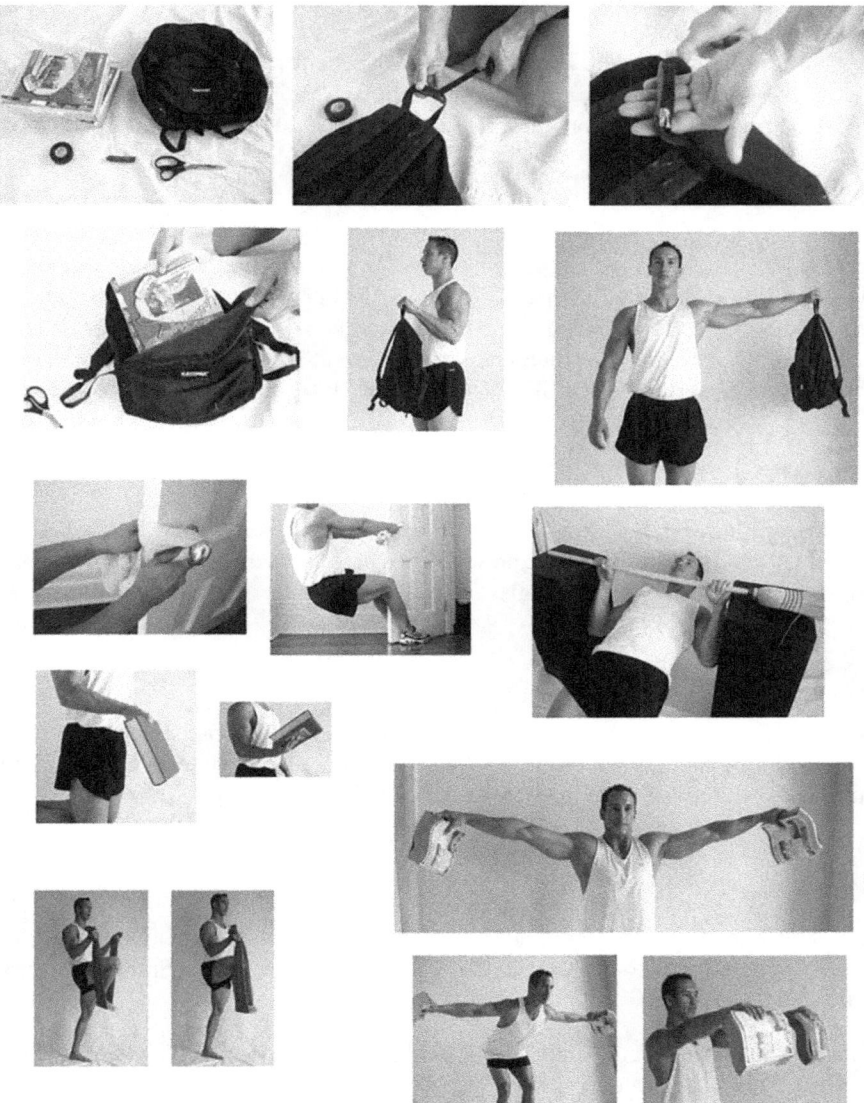

Abbildung 1.1: Calisthenics verwendet einfache Bodyweight-Übungen, die Sie zu Hause mit ganz gebräuchlichen Gegenständen ausführen können.

Legen Sie Ihre Beine um die Basis des Baums, halten Sie die Füße im 90-Grad-Winkel angewinkelt, strecken Sie den Hintern heraus, halten Sie sich am Stamm fest (höher ist einfacher, tiefer erfordert mehr Kraft), und schon können Sie ein paar Let me Ins machen – vielleicht die beste Allround-Zugübung, die es gibt. Sie können auch ein beliebiges stabiles Geländer, eine Stange oder einen Pfosten verwenden.

Tische

Sie können sich unter einen stabilen Tisch oder einen Küchentisch legen und Let me Ups damit machen (siehe Kapitel 9). Sie können aber auch Ihre Hände auf die Tischplatte legen und Trizeps-Extensions machen, einfacher ausgedrückt, Liegestützen.

Stühle

Hervorragend geeignet für Dips (mit gestreckten Beinen, Fersen auf dem Boden oder auf einem anderen Stuhl) und Trizeps-Extensions. Zwei Stühle bilden auch eine hervorragende erhöhte Fläche für leichtere Liegestützen. Für tiefe Liegestützen können Sie mit der Brust in dem Zwischenraum zwischen den Stühlen trainieren. Legen Sie die Füße auf einen dritten Stuhl oder eine andere Unterlage – je höher die Füße sind, desto intensiver ist der Push-up.

Videokamera

Es ist eine großartige Idee, sich bei neuen Bewegungen zu filmen. Auf diese Weise erkennen Sie, was Sie gegebenenfalls falsch machen und wie Sie es besser machen können. Denken Sie immer daran, Haltung = Leistung = Ergebnisse.

Klimmstange

Diese relativ preiswerten und einfach zu installierenden Stangen können für jede Art von Klimmzug verwendet werden, die Sie sich vorstellen können. Sie können sie aber auch auf Hüfthöhe für Trizeps-Extensions, Let me Ups und Let me Ins anbringen.

Bosu-Ball

Ein Bosu-Ball bietet eine instabile Oberfläche, auf der Sie Ihre Gliedmaßen ablegen können. Instabile Oberflächen erfordern eine stärkere Rumpfkraft, da sie die Stabilisatormuskeln beanspruchen.

Versuchen Sie, für Liegestützen eine Hand auf einen Basketball zu legen. Wenn Sie wirklich fortgeschritten sind, können Sie den Basketball zwischen den Wiederholungen zwischen den Händen hin und her rollen.

Sie können auch einbeinige Beinübungen auf einem Kissen versuchen. Eine instabile Oberfläche zwingt Ihre Muskeln (und Ihre wichtigen Stabilisatoren), härter zu arbeiten. Achten Sie nur darauf, Ihr Gleichgewicht zu halten, um Verletzungen zu vermeiden.

Aufhängegurte

Mit Aufhängegurten können Sie die Höhe Ihrer Hände oder Beine nach Belieben verändern. Außerdem sind sie instabil und beanspruchen so Ihre Muskeln und Gelenke stärker.

Elastische Bänder

Elastische Bänder sind viel gelenkschonender als Gewichte. Es gibt sie in verschiedenen Stärken, und Sie können sie sogar bündeln und mehrere auf einmal an den Griffen befestigen, um den Widerstand zu erhöhen.

Man kann sie an Bäumen, Geländern, Pfosten, Zäunen oder unter den Füßen anbringen. Am besten lassen sie sich vielseitig einsetzen, indem man starke Haken in verschiedenen Höhen in einen vertikalen Pfosten (zum Beispiel einen 4 × 4-Balken oder einen Wandpfosten) schraubt und diese als Anker verwendet. Es gibt so gut wie keine Übung für den Oberkörper, die man nicht mit elastischen Bändern machen kann.

Was zieh ich nur an?

Das Großartige an einem Training bei sich zu Hause ist, dass man tragen kann, was man will. Einschließlich nichts. Wenn Sie allerdings Kleidung tragen (was in der Öffentlichkeit zu empfehlen ist!), sollten Sie darauf achten, dass diese so weit ist, dass sie Ihre Bewegungen nicht einschränkt. Da Sie sich so bewegen, wie es die Natur vorgesehen hat, sind nackte Füße in Ordnung. Ansonsten sind leichte Schuhe mit einfachem Halt ideal.

Da Sie keine Aktivitäten ausüben, die Ihre Füße stark beanspruchen, brauchen Sie keine teuren Sportschuhe oder dicke Einlegesohlen. Schuhe mit dicken, weichen Sohlen sind oft nachteilig für Ihre Beine, weil sie dazu führen können, dass Ihre Stabilisatormuskeln nicht mehr so stark gefordert werden, da die Gefahr eines starken Aufpralls auf den Boden geringer ist. Im Idealfall sind es die Muskeln in Ihren Füßen, Knöcheln und Waden, die Sie stabilisieren und stützen. Nicht Ihre Einlegesohlen.

Ihr Körper ist Ihr Zuhause

Ihr wahres Zuhause ist nicht Ihre Wohnung oder Ihr Haus oder Ihre Stadt oder Ihr Land, sondern Ihr *Körper*. Er ist das Einzige, in dem Sie, Ihr Herz, Ihre Seele und Ihr Geist immer leben werden, solange Sie auf der Erde sind. Er ist das Wichtigste auf dieser Welt, um das Sie sich kümmern sollten.

Wir alle haben die Wahl: uns um uns selbst zu kümmern oder die Zeit einfach ihren Tribut fordern zu lassen. Wenn Sie wirklich besser aussehen und sich besser fühlen wollen, haben Sie alles, was Sie dazu brauchen, und zwar genau jetzt. Die gute Nachricht ist, dass die Pflege Ihres Körpers Sie geistig und körperlich aufbaut. Sie können nicht nur Ihre Taille kontrollieren und Ihre Energie steigern, sondern auch Ihren Geist klären und Stress abbauen. Außerdem tut es einfach gut, sich um sich selbst zu kümmern.

 Um ein realistisches Fitnessziel zu erreichen, müssen Sie die Grundlagen der Ernährung kennen und 4 bis 5 Mal pro Woche 20 bis 30 Minuten trainieren – das ist etwa ein Prozent Ihrer Zeit. Das ist alles, was Sie wirklich brauchen.

Wenn Sie Bewegung in Ihr Leben integrieren, können Sie die Hindernisse des Lebens mit körperlicher, geistiger und seelischer Stärke meistern. Sie werden von der Energie profitieren, die Ihnen der Sport jeden Tag gibt. Er kann viele der unangenehmen Dinge im Leben abschwächen – Depressionen, Angstzustände, Nervosität, Anspannung, Langeweile und Ungeduld. Er kann Ihnen helfen, klarer zu denken. Er kann Ihnen helfen, auch im Alter mobil zu bleiben. Denken Sie daran, dass nur Sie selbst bestimmen können, wie Sie Ihren Körper behandeln. Lassen Sie sich den Weg zu einem gesunden Geist und Körper nicht durch Ausreden verbauen. Mit dem Kauf dieses Buches haben Sie den ersten Schritt getan. Fangen wir an!

> **IN DIESEM KAPITEL**
>
> Bewegungen trainieren – überlebensnotwendig!
>
> Das Geheimnis für die beste Form kennenlernen
>
> Sich den Hürden des Lebens mit körperlicher, mentaler und geistiger Stärke stellen
>
> Schmerzfrei leben

Kapitel 2
Unser Leben ist bewegt!

Unabhängig von Ihrem Alter, Ihrer Konstitution oder Ihrem Körperbau haben Sie dieses Buch wahrscheinlich zur Hand genommen, weil Sie besser in Form kommen wollen. Sie wollen besser aussehen und sich besser fühlen. Zum Glück sind diese beiden Ziele ein und dasselbe.

Aber warum scheitern so viele Fitnessprogramme daran, diese Ziele zu erreichen? Ein Grund dafür ist, dass sie nicht definieren, was Fitness eigentlich bedeutet. In diesem Kapitel erfahren Sie, warum es für Ihre Gesundheit und Ihr Wohlbefinden so wichtig ist, aktiv zu werden und zu bleiben, und Sie lernen etwas über die Kinetik des Körpers, damit Sie besser verstehen, wie Ihr Körper am besten funktioniert.

Fitness = Funktion

Was für einen Körper wünschen Sie sich? Einen, mit dem Sie sich mit Leichtigkeit und Effizienz durch das Leben bewegen können? In der Regel finden die Menschen den funktionalsten Körper am schönsten. Ein paar Jahrzehnte Industrie und Technologie haben Jahrtausende nicht ungeschehen gemacht – wir sind immer noch darauf programmiert, die Menschen sein zu wollen und mit solchen Menschen zusammen zu sein, die Nahrung finden und sie verteidigen können. Diejenigen, die nicht nur überleben, sondern auch beschützen und sich kümmern können.

Die für das Überleben wichtigsten Bewegungen trainieren

Wenn Sie durch hochfunktionelles Training an Kraft gewinnen, demonstriert Ihr Körper Ihre Selbstbeherrschung, die zur Beherrschung Ihrer Umwelt führt, und das ist genau das, was der Mensch zum Überleben und zur Fortpflanzung braucht.

Das große Ganze verstehen

Nach Jahrzehnten der Forschung, des Schreibens und des Trainings hatte ich alle Teile des riesigen Fitnesspuzzles beisammen. Aber es blieb genau das, ein Puzzle. Ein großes, unnötig kompliziertes Durcheinander.

Niemand schien in der Lage zu sein, die Essenz dessen, was es wirklich braucht, um stark und schlank zu werden, in etwas Einfaches und dennoch Umfassendes zu destillieren. Also kehrte ich zu der Methode zurück, mit der ich beim Militär Einsätze geplant hatte.

Ich begann mit dem Ziel und arbeitete mich dann rückwärts voran, um die effizienteste Strategie zur Erreichung dieses Ziels zu finden. Danach geht es bei der Ausführung nur noch darum, nicht aufzugeben.

Das Ziel ist es, funktional fit zu werden und zu bleiben. Was ist also der Schlüssel zur funktionalen Fitness? Bewegung – oder Fortbewegung!

Fortbewegung: Das Geheimnis Ihrer besten Form

Fortbewegung (oder Mobilität) erfordert Kraft und Geschicklichkeit. Fortbewegung ist die Fähigkeit, sich von einem Ort zum anderen zu bewegen. Zu den Synonymen gehören Bewegen, Reisen, Mobilität, Fortschritt, Vorankommen, Aktion – Sie wissen, was ich meine.

Die Fortbewegung ist ein wichtiger Schritt in der menschlichen Entwicklung beim Übergang vom Baby zum Kleinkind. Sie ist auch eine der ersten Fähigkeiten, die wir verlieren, wenn wir alt werden. Wir führen sie jedes Mal aus, wenn wir einen Schritt machen, gehen, rennen, sprinten, klettern, zuschlagen, werfen, schlagen, treten, kegeln, eine Keule schwingen, vom Boden oder sogar aus dem Bett aufstehen.

Die Fortbewegung ist die ultimative Funktion, denn sie ist die Fähigkeit, die der Mensch am häufigsten einsetzt. Sie ist die wichtigste Fähigkeit für unser Überleben und Wohlbefinden. Mehr als alles andere in der Welt beeinflusst die Fortbewegung unsere Gesundheit und Fitness.

Wie können Sie also diese wichtige Fähigkeit verbessern, die es Ihnen ermöglicht, gut auszusehen und sich gut zu fühlen?

Fortbewegung verstehen

Zunächst müssen Sie verstehen, wie Menschen Kraft aufnehmen, übertragen und erzeugen, um ohne unnötige Anstrengung von einem Ort zum anderen zu gelangen.

Ich habe zwei Jahrzehnte damit verbracht, die Fortbewegung aus erster Hand zu studieren (mit Sportlern und ihren Trainern), sie zu beobachten (vor allem, wie sich verschiedene Menschen in verschiedenen Kulturen bewegen) und sie anzuwenden, um zu überleben (als Trainer für Spezialeinsätze, als Soldat und als Profikämpfer).

Ich wollte dem sportwissenschaftlichen Turm zu Babel nichts hinzufügen. Stattdessen wollte ich die Fortbewegung auf ihr einfachstes Wesen reduzieren, indem ich eine grundlegende Strategie formulierte, wie sich Menschen besser bewegen können.

Fortbewegung so schnell wie möglich verbessern

Wie kann man diese wichtigste Fähigkeit so schnell wie möglich verbessern? Durch Vereinfachung. Und genau das ist das Geheimnis dieses Programms.

Ich habe meine Strategie erstmals 2018 in Zürich vorgestellt: Die stärksten und schlanksten Körper erreicht man am besten, indem man seine Hüften und Schultern koordiniert um eine neutral ausgerichtete Wirbelsäule bewegt, was zu einer Gewichtsverlagerung von einer Seite zur anderen führt.

Okay, mir ist klar, dass das nicht ganz einfach klingt. Aber keine Sorge, ich habe mir die Mühe gemacht, alles in einfache Körperbewegungen zu destillieren, die Ihre Fortbewegung so schnell verbessern, wie es Ihr Körper auf sichere Weise umsetzen kann.

Ihr Körper ist ein Turm

Wenn jemand einen Turm aus Luftballons bauen würde, würden Sie es sich wahrscheinlich zweimal überlegen, ob Sie ein Büro im fünften Stock beziehen. Der Aufbau Ihres besten Körpers ist tatsächlich wie der Bau eines Turms. Nur wenn Sie die Grundlagen der sportlichen Fähigkeiten und der Kraft verstehen und anwenden, können Sie ein Bauwerk errichten, das Sie zuverlässig trägt.

Die Fähigkeit Ihres Körpers, Belastung standzuhalten, hängt von seiner Ausrichtung ab

Der menschliche Körper besteht im Wesentlichen aus senkrecht gestapelten Stäbchen (Knochen). Es ist ein Wunder, dass er von alleine aufrecht steht!

Stellen Sie sich Ihren Körper als einen hohen Funkturm vor, der von Kabeln gestützt wird, die bis zum Boden reichen. Wenn alle Kabel perfekt proportioniert und straff sind, steht der Turm gerade und stabil.

Ist jedoch ein einziges Kabel instabil und harmoniert nicht mit den anderen, kann der ganze Turm umkippen. Wenn das mit Ihrem Körper passiert, sendet Ihr Gehirn Schmerzsignale aus (in den Knien, im Rücken, in den Hüften, im Nacken, in den Schultern und so weiter) und Ihre Körperhaltung gerät aus den Fugen. Der Schlüssel liegt darin, ein Programm zu entwickeln, das all diese »Kabel« stärkt und integriert.

Ideale Ausrichtung der Gelenke

Die langfristige Integrität und Stärke, die erforderlich sind, um den täglichen Belastungen sicher standzuhalten, ergeben sich aus der idealen Ausrichtung Ihrer Körperteile. Die Körperhaltung und die ideale Ausrichtung der Gelenke bestimmen die Leistung bei allem, was wir tun.

Es hat mich Jahre gekostet, dies einfach aussehen zu lassen. Im Gegensatz zu einem Turm oder einem Gebäude, die statische Strukturen sind, ist die Ausrichtung Ihres Körpers eine fließende und sich ständig verändernde Sache.

Stabilisierung der Wirbelsäule

Um Ihre optimale Körperform zu erreichen, müssen Sie in der Lage sein, Ihre Arme und Beine um eine neutrale und stabile Wirbelsäule herum zu bewegen. Deshalb werden Sie an den meisten Tagen zunächst eine Bodenübung durchführen, um Ihre Wirbelsäule zu stabilisieren. Anschließend sind Sie gefordert, Ihre Arme und Beine um diese stabile Wirbelsäule herum zu bewegen. Nachdem Sie sich mit den Boden- und Mobilitätsübungen vorbereitet haben, können Sie das Ganze schließlich dort einsetzen, wo es am wichtigsten ist, nämlich bei den stehenden Übungen.

Gelenkfunktionen

Wenn sich ein Gelenk in der Mitte seines Bewegungsbereichs befindet (neutral ausgerichtet), ist es in der sichersten Position, da es am weitesten von den extremen Bewegungsbereichen entfernt ist. Hier sind alle Bewegungsoptionen leichter verfügbar, was Ihre Bereitschaft erhöht, sich sicher in alle Richtungen zu bewegen.

Die meisten Krafttrainingsprogramme berücksichtigen dies nicht, und so gehen viele Gelenkfunktionen verloren. Bei schweren Kniebeugen zum Beispiel geht oft ein Teil der inneren Hüftrotation verloren. Zu viel Bankdrücken kann zu einer nach vorne gerichteten Kopfhaltung und runden Schultern führen. Wenn Körpergewichtsübungen nicht richtig ausbalanciert sind, können sie zu Verletzungen führen.

Gewichtsverlagerung

Bei der Verbesserung des Gleichgewichts geht es weniger um die Beibehaltung ungünstiger statischer Positionen als vielmehr um die Kontrolle der rhythmischen Gewichtsverlagerung von einer Seite zur anderen. Das ist ein wichtiger Vorteil, der sich im wirklichen Leben viel stärker auf die Leistung auswirkt. Der Mensch steht selten in ungünstigen Positionen still.

Wann immer wir uns bewegen, verlagern wir unser Gewicht von einer Seite zur anderen – beim Gehen, Laufen, Krabbeln, Klettern, Springen, Schlagen, Werfen, Einkaufen, Heben von Kindern, Tragen von Gegenständen und so weiter.

Fokus auf Entwicklungsbewegungen

Entwicklungsbewegungen sind die Bewegungen, die Sie schon früh im Leben gelernt haben und die es Ihnen ermöglichen, Ihren gesamten Körper von einem Ort zum anderen zu bewegen.

Säuglinge lernen schon früh, ihre Wirbelsäule zu stabilisieren. Dann lernen sie, ihre Arme und Beine (Hüft- und Schulterfunktionen) in willkürlichen Kombinationen zu bewegen, bis eine von ihnen zu einer seitlichen Gewichtsverlagerung führt, die es ihnen ermöglicht, von der Rückenlage in die Seitenlage zu wechseln. Für ein Baby löst dies eine sofortige und starke Belohnung aus, die es zu weiteren Verhaltensweisen anregt. Dies setzt sich fort, bis das Kind in die Bauchlage, in die Krabbel- und schließlich Stehposition gelangen kann.

Bei den Übergängen zwischen den Positionen Liegen, Knien, Sitzen und Stehen werden die wesentlichen Grundfertigkeiten der menschlichen Bewegung erlernt. Dies ist die sportliche Fähigkeit, die als Erstes im Leben erworben wird, und wenn sie später im Leben nachlässt, verschlechtert sich unsere Lebensqualität entsprechend. Die Aufrechterhaltung der Fähigkeit, effizient zwischen liegenden und stehenden Positionen zu wechseln, ist der Schlüssel zur Aufrechterhaltung der Fortbewegung und damit der Fitness.

Mobilität

Es nützt Ihnen nicht viel, bei einigen Übungen im Fitnessstudio superstark zu sein, wenn Sie zu steif sind, um alltägliche Tätigkeiten auszuführen. Deshalb gebe ich der Mobilität – Ihrer Fähigkeit, sich richtig zu positionieren – den Vorrang vor der Muskelkraft in einem bestimmten Bereich. Ihre Lebensqualität hängt in hohem Maße von Ihrer Beweglichkeit ab: der Fähigkeit, sich in die richtige Position zu bringen.

Stabilität

Stabilität ist die Fähigkeit, eine Position beizubehalten, insbesondere wenn Kräfte auf einen einwirken. Bei der Entwicklung eines athletischen und gut aussehenden Körpers geht es darum, die Beweglichkeit zu entwickeln, um die richtige Position einzunehmen, und dann die Stabilität zu entwickeln, um diese ideale Ausrichtung in immer schwierigeren Situationen beizubehalten, damit Sie sicher und effizient bleiben können.

Im Wesentlichen geht es bei der Verbesserung der Fitness darum, Ihre Belastungstoleranz zu erhöhen, indem Sie Ihre Fähigkeit verbessern, Kraft sicher aufzunehmen.

Kraftaufnahme

»Nutze die Macht, Luke« – Obi-Wan Kenobi

Im Laufe unseres Lebens wirken ständig Kräfte auf uns ein, mit denen wir geschickt umgehen müssen. Ein erstes Beispiel ist die Schwerkraft, die 24 Stunden am Tag auf unseren Körper einwirkt.

Beim Gehen, Sitzen, Schwimmen und Schlafen passt sich Ihr Körper den Kräften an, die auf ihn einwirken. Wenn Sie Sport treiben, üben Sie bewusst eine bestimmte Kraft auf Ihren Körper aus, um eine positive Veränderung herbeizuführen. Wenn Sie das nicht richtig machen, werden Sie sich irgendwann verletzen. Wenn Sie es ausgewogen und systematisch tun, werden Sie belastungstoleranter.

Diese erhöhte Belastungstoleranz ist jedoch nicht nur das Ergebnis größerer und stärkerer Muskeln, sondern auch das Ergebnis des Lernens, sich so zu bewegen und zu positionieren, dass die Kraft gleichmäßig im Körper verteilt wird.

Lastverteilung

Unter Lastverteilung versteht man das Konzept der gleichmäßigen Verteilung der Kraft einer Last, sodass die Belastung nicht unnötig auf einen bestimmten Bereich konzentriert wird. Durch die gleichmäßige Verteilung der Kraft können Sie mehr leisten, ohne dass die Gefahr von Verletzungen besteht. Wenn Sie beispielsweise ein fünfköpfiges Team haben, das einen schweren Baumstamm trägt, wird dieses Team die beste Leistung erbringen, wenn alle Mitglieder gleichmäßig und im Einklang arbeiten.

Auch die Teile Ihres Körpers sind wie die Mitglieder eines Teams, die lernen müssen, zusammenzuarbeiten und ihre Anstrengungen zu koordinieren, um die Dinge so einfach wie möglich zu machen. Kraft kann sicher und effizient aufgenommen werden, wenn sie so gleichmäßig und breit wie möglich im Körper verteilt wird.

Perfekte Haltung und Konstitution

Die Athleten, mit denen ich gearbeitet habe, haben eine unglaubliche Konstitution, und zwar nicht, weil sie schwere Gewichte werfen können, sondern weil sie die Bewegungen richtig und effizient ausführen. Sie schaffen ein perfektes Gleichgewicht zwischen Stabilität und Mobilität, indem sie nur die Körperteile bewegen, die bewegt werden müssen, während sie die anderen Teile nicht bewegen.

Nur weil Sie andere Übungen gut beherrschen, heißt das noch lange nicht, dass Sie die Bewegungen in diesem Buch sofort perfekt nachvollziehen können. Sie gut auszuführen, erfordert die Fähigkeit, die beste Konstitution aufzubauen. Sie helfen auch Fitness-Neulingen, Kraft und Muskeltonus schnell und sicher zu verbessern, und sie helfen denjenigen, die abnehmen wollen, die unerwünschten Pfunde loszuwerden. Sie werden erstaunt sein, wie schnell Sie zu den fortgeschrittenen Levels vordringen können.

Ihre Leistungspyramide

Die Höhe Ihrer Leistungspyramide hängt von der Stärke und Breite Ihres Fundaments ab. Wenn Sie ein sehr hohes und dauerhaftes Bauwerk errichten wollen, brauchen Sie ein extrem starkes Fundament. Genauso hängt die Höhe Ihrer Leistung von der Stärke Ihrer sportlichen Grundlagen ab, die Ihr Fundament bilden. Die besten Sportler arbeiten stetig an den Grundlagen. Das klingt vielleicht nicht sexy, ist aber absolut notwendig.

 Ein langes Leben und langfristiger Erfolg hängen von der Aufmerksamkeit ab, die Sie den Grundlagen schenken. Ihre Fähigkeit, eine gute Körperhaltung beizubehalten, Ihre Arme und Beine um eine neutrale Wirbelsäule herum zu bewegen, Gewichtsverlagerungen zu kontrollieren und vom Boden aufzustehen und sich wieder hinzulegen, bestimmt Ihre Sportlichkeit, jetzt und für immer.

Nachlässigkeit vermeiden

Wenn Sie sich genau über Ihre grundlegenden und wesentlichen Bedürfnisse informieren, können Sie das Notwendige mit einem Minimum an verschwendeter Energie ausführen. Das ist großartig. Wenn Sie einfach die Bodenübungen in diesem Buch machen, verbessern und erhalten Sie Ihre Körperhaltung und Gelenkfunktionen, die die Grundlage für alles sind. Nachlässigkeit ist unwahrscheinlich, wenn der Gewinn so groß und das Opfer so klein ist.

Altern bedeutet nicht gleich Behinderung

Altern ist ein normaler und unvermeidlicher Teil des Lebens. Behinderungen und unnötiges Leiden können jedoch vermieden werden. Durch das Üben und Verfeinern der Bewegungen, die Sie in den ersten Lebensjahren erlernt haben, können Sie Ihre Beweglichkeit und Mobilität verbessern, auch noch in sehr späten Lebensjahren.

Schmerzfrei leben

Schmerzen können durch übermäßiges oder falsches Training entstehen, aber auch durch mangelndes Training. Es ist eine Wissenschaft, ein Programm zu entwickeln, das darauf abzielt, Ihren schlanksten und stärksten Körper zu schaffen und Sie gleichzeitig schmerzfrei zu halten oder sogar dabei zu helfen, bestehende Schmerzen zu beseitigen.

Koordination hilft, Verletzungen zu vermeiden

Fitnessgeräte berücksichtigen die im alltäglichen Leben notwendige Koordination nicht, deshalb machen sie einen oft gut im Umgang mit Fitnessgeräten, aber nicht viel mehr.

Es kam sogar schon vor, dass ich einige meiner Kunden fälschlicherweise für behindert hielt, bis ich erfuhr, dass sie Sportler waren, die ausschließlich an Fitnessgeräten trainierten.

Geräte schränken Ihre Bewegungsmöglichkeiten ein und können daher Ihre Koordination beeinträchtigen. Geräte trainieren den Körper nicht darauf, außerhalb des Fitnessstudios als zusammenhängendes Ganzes zu funktionieren, und so ist die Wahrscheinlichkeit groß, dass man ineffektive Bewegungsmuster entwickelt. Allzu oft kann das zu Verletzungen führen.

Funktionale Übungen sind die sichersten

So wie es kein Zufall ist, dass die funktionalsten Übungen die begehrtesten Körper hervorbringen, ist es auch kein Zufall, dass die funktionalsten Übungen fast immer auch die sichersten sind. Sie sorgen dafür, dass der Turm Ihres Körpers perfekt ausgerichtet ist, sodass nichts Alarm schlägt, weil Sie umzukippen drohen.

Aus diesem Grund sind bei vielen meiner Kunden innerhalb weniger Wochen Knie-, Hüft-, Schulter- und Nackenschmerzen verschwunden.

Weniger Hüft- und Knieschmerzen

Die Knie sind zum Knien gemacht. Warum schmerzt dann das einfache Knien auf einer harten Unterlage so viele Menschen? Weil sich viele Menschen, anders als unsere Vorfahren, nicht mehr an das Knien gewöhnt haben. Erinnern Sie sich an das alte Sprichwort »Wer rastet, der rostet«?

Wenn Sie richtig knien, setzen Sie Ihre Bein- und Rumpfmuskeln ein, um die Bewegung zu kontrollieren und Ihre Kniescheibe sanft nach unten zu bringen. Dadurch werden nicht nur Ihre Beinmuskeln, sondern auch Ihre Rumpfmuskeln aufgebaut und gestärkt.

Es ist in Ordnung, mit einer Yogamatte zu üben. Aber ich stelle fest, dass immer mehr meiner Kunden keine Matte brauchen. Ich persönlich benutze den glatten Betonboden in meiner Wohnung. Das zwingt meinen Körper dazu, sich richtig hinzuknien. Das ist eines der Geheimnisse zur Beseitigung von Knieschmerzen.

 Achten Sie bei den Übungen darauf, dass Ihre Füße parallel zueinander stehen. Achten Sie darauf, dass Ihre Zehen nicht nach außen zeigen. Stellen Sie sich eine Linie vor, die von der Mitte Ihrer Ferse zur Mitte aller fünf Zehen (nicht des großen Zehs!) verläuft. Stellen Sie Ihre Füße so auf, dass diese Linien parallel verlaufen. Das mag sich zunächst seltsam anfühlen, ist aber für die richtige Ausrichtung der Knie unerlässlich. Achten Sie darauf, dass Ihre Knie in die gleiche Richtung zeigen wie Ihre Zehen.

Ein systematisches Training der verschiedenen Funktionen Ihrer Hüften – ein Schwerpunkt dieses Programms – ist für gesunde und flexible Hüften unerlässlich.

Schmerzen im unteren Rücken, im Nacken und in den Schultern lindern

Es ist erstaunlich, wie viele Ihrer häufigen Schmerzen und Beschwerden innerhalb weniger Wochen beseitigt werden können, indem Sie einfach alle Funktionen Ihrer Gelenke trainieren. Die Bewegungen, aus denen die Bodenübungen in Kapitel 4 bestehen, umfassen die Bewegungen Ihrer Hüften, Wirbelsäule und Schultern. Wenn Sie unter Schmerzen leiden, reicht es oft aus, jede Übung einmal pro Woche mit 4 bis 8 Wiederholungen auszuführen, um die muskulären Ungleichgewichte zu korrigieren, die die Schmerzen verursachen. Dann können Sie zu zwei Sätzen pro Übung übergehen und sich schließlich schmerzfrei durch die Mobilitätsübungen in Kapitel 10 bewegen.

Die Bausteine von Calisthenics

Dieser Abschnitt definiert ein paar grundlegende Begriffe, die Sie kennen sollten, um mit einem Übungsprogramm beginnen zu können.

- ✔ **Wiederholungen:** Einzelne Wiederholungen. Wenn Sie zehn Push-ups (Liegestützen) machen, dann sind das zehn Wiederholungen.

- ✔ **Sätze:** Wenn Sie zehn Liegestützen machen und dann eine Pause, ist das ein Satz Push-ups. Sätze können aus beliebig vielen Wiederholungen besehen, aber normalerweise sind es 5 bis 15.

- ✔ **Pausen:** Pausen zwischen den Sätzen

- ✔ **Workouts:** Was Sie innerhalb einer Sitzung an einem Tag machen

- ✔ **Zyklen:** Nach ein paar Wochen an Workouts schließen Sie einen Zyklus ab. Dann geht es weiter zum nächsten!

Wiederholungen werden zu *Sätzen* zusammengefasst, mit *Pausen* dazwischen. Daraus ergeben sich *Workouts*. *Zyklen* sind längere Zeitabschnitte mit Workouts. Insgesamt bilden sie das Programm für Ihren Körper, Ihr Leben.

- ✔ **Ausruhen und Erholung:** Ihre Muskeln werden nicht stärker, während Sie trainieren. Sie werden stärker, wenn Sie sich ausruhen. Je mehr Muskeln Sie aufbauen, desto mehr Fett verbrennen Sie – aber immer in der Ruhephase.

    Leichte, gleichmäßige Aktivitäten wie Gehen, Joggen oder leichte Gymnastik sind zwar nicht ideal, um schlanker zu werden, aber sie sind nützlich, um die Bewegungsqualität und die Erholung zu verbessern. Leichte Aktivitäten an Ihren Ruhetagen sind eine gute Möglichkeit, die Erholung zu beschleunigen. Das Wichtigste sind jedoch Schlaf und Entspannung.

    Nehmen Sie sich Zeit, um sich zu entspannen, und vermeiden Sie zu viele unnötige Dinge. Hier trifft ein Spruch aus dem Thaiboxen zu: »Champions sind faul.«

Fokus auf Achtsamkeit und Atmung

Sie haben sicher schon bemerkt, dass ich mich mit den Grundlagen beschäftige, also mit den Dingen, die ständig in Gebrauch sind. Ich habe die Körperhaltung, die Gelenkfunktionen und die Gewichtsverlagerung erwähnt. Es gibt jedoch Fähigkeiten, die noch grundlegender sind. Und deshalb sind sie auch noch wichtiger. Ihre Achtsamkeit und Ihr Atem sind die Grundlagen, die ausnahmslos immer im Einsatz sind. Und Sie können lernen, sie zu kontrollieren, genau wie Ihre Gliedmaßen.

 Buddha lehrte vor allem zwei Dinge: sich auf den Atem zu konzentrieren und seine Achtsamkeit durch die verschiedenen Körperteile zu bewegen. Wie bei der Meditation geht es auch bei der Fitness nur um Konzentration.

Hören Sie auf Ihre Gliedmaßen. Spüren Sie, wo sie sich im Raum und im Verhältnis zueinander befinden. Spüren Sie, wie sie auf die Belastung reagieren, die Sie ausüben. Je intuitiver Sie dies können, desto mehr werden Sie Ihre Form perfektionieren und desto fitter werden Sie.

Auch die Synchronisierung Ihrer Atmung mit Ihren Bewegungen ist wichtig. Atmen Sie bei der negativen Hälfte der Bewegung ein (zum Beispiel, wenn sich Ihr Brustkorb bei einem Push-up auf den Boden senkt). Atmen Sie beim positiven Teil der Bewegung aus (wenn Sie sich vom Boden abstoßen). Ihre Atmung gibt das Tempo für Ihre Wiederholungen vor.

Leistung führt zu Effizienz

Ein weiterer Vorteil, wenn Sie nicht in einem Fitnessstudio trainieren: Keiner beobachtet Sie. Kein Druck, mehr oder schneller zu heben, als man sollte.

Als ich den Ausbildern meine Übungen vor meinen ersten Zertifizierungskursen schickte, sagten mir einige, sie fänden sie leicht. Ich dachte: »Oh je, ich werde alt! Ich finde sie schwer.« Dann kam ich zu ihnen, und sie machten stolz Wiederholungen für mich, aber mit einer schlechten Haltung. Als ich sie korrigierte, änderte sich der Schwierigkeitsgrad der Bewegungen drastisch und auch der Nutzen, den sie daraus zogen. Ich habe immer wieder festgestellt, dass selbst die scheinbar einfachste Übung schwierig ist, wenn man sie in der richtigen Form ausführt.

Tun, wofür man trainiert

Es war mein Boxtraining in Thailand, das mir diese Lektion vor Augen führte. Ich sah, wie jugendliche Thaiboxer mit viel größeren und »stärkeren« Männern fertig wurden. Diese Thaiboxer konnten direkt vor mir stehen und mir ein Schienbein in den Nacken rammen. Doch beim statischen Dehnen – das nur die Ausländer machten – konnten sie kaum ihre eigenen Zehen berühren! Das hat mich umgehauen.

Mir wurde klar, dass ich im Thaiboxen nicht gut werden würde, indem ich Curls mache und am Stairmaster übe. Stattdessen wurde ich ein professioneller Thaibox-Champion, indem ich Thaiboxen trainierte. Das scheint offensichtlich, oder? Aber unsere Gesellschaft setzt Kraft im Fitnessstudio allzu oft fälschlicherweise mit Leistung im wirklichen Leben und im Sport gleich.

Die effektivste Art und Weise, für etwas zu trainieren, ist einfach, das zu tun, wofür man trainiert.

Fokus auf die Grundlagen

Jeder Jiu-Jitsu-Meister wird Ihnen sagen: Wenn Sie nur ein paar grundlegende Griffe perfekt beherrschen, wird Sie niemand mehr besiegen können. Das ist einer der Hauptgründe, warum die Menschen viel zu lange trainieren, aber nicht die gewünschten Ergebnisse erzielen. Sie trainieren nicht mit der richtigen Form und perfektionieren daher nicht die Grundlagen.

 Sich auf die Grundlagen der Fortbewegung zu konzentrieren und sie mit der richtigen Form zu trainieren, ist der schnellste Weg zu Ihrem besten Körper.

Das Leben meistern

Wie wird man nicht nur im Thaiboxen, Bankdrücken oder Laufen gut, sondern auch in der Fähigkeit, sich wie ein Athlet durchs Leben zu bewegen?

Als junger Mann der Special Ops war es meine Aufgabe, für alle Arten von Missionen und Umgebungen sofort bereit zu sein. In einem Trainingszyklus sprangen wir aus dem hinteren Teil eines Flugzeugs in 3500 Metern Höhe, trugen 70 Kilogramm Ausrüstung und Nachtsichtgeräte und sprangen mit dem Fallschirm hinter Harley-Davidson Dirt Bikes her, die gerade aus dem Flugzeug geworfen worden waren – festgeschnallt auf Paletten mit Fallschirmen – und die wir sofort nach dem Aufprall auf dem Boden nutzten, um die schnelle Beschlagnahme von Flugplätzen zu üben. Einen Tag später mussten wir vor der Küste von Hawaii tauchen. Und noch in der gleichen Woche den Mount Rainier besteigen. Wir mussten auf alles vorbereitet sein.

Mir fiel schnell Folgendes auf: Wenn ich mich auf eine Fähigkeit konzentrierte, wurde ich bei den anderen schnell schwächer. Wenn ich viel lief, nahm meine Kraft ab. Wenn ich mich auf Krafttraining konzentrierte, litt meine Leistung beim Laufen und Schwimmen.

Meine erste offensichtliche Lektion erhielt ich unmittelbar nach dem Abschluss des Pararescue/Combat Control Indoctrination Course, einem der härtesten Auswahlkurse des Militärs. Ich schnallte mir zum ersten Mal einen 30-Kilo-Rucksack um. In der Woche zuvor hatte ich den Unterwasserrekord des Militärs gebrochen, indem ich mit einem einzigen Atemzug 133 Meter unter Wasser geschwommen war. Nach fast allen Maßstäben war ich in übermenschlicher Verfassung, aber ich war noch nie mit einem schweren Rucksack marschiert.

Die Lektion war unmittelbar und eindringlich. Ich konnte kaum mit meinen Kameraden mithalten, die ich während der Auswahl in allen anderen Disziplinen leicht hinter mir gelassen hatte. Das ganze Training war umsonst, wenn es darum ging, mit Ausrüstung von A nach B zu kommen.

Dieses Umfeld hat in mir das ständige Bedürfnis geweckt, zu vereinfachen und zu reduzieren, damit Probleme mit minimalem Aufwand gelöst werden können, indem man sich nur auf das Wesentliche konzentriert. Und als ich das Kommando über das Sporttraining auf meiner Basis übernahm, arbeitete ich hart daran, das Training intelligenter und weniger kompliziert zu gestalten. Diese Lektionen ermöglichen es mir, auch die Komplexität und die Sinnlosigkeit der Fitnessbranche zu durchbrechen.

Wenn man nur in dem gut wird, was man tut, wie ist es dann möglich, ein Trainingsprogramm zu erstellen, das einen effektiv auf so ziemlich alles vorbereitet? Auf das Leben selbst? Das ist das Rätsel des funktionalen Trainings, das viel zu lange unbeantwortet geblieben ist.

Die Antwort: durch Isolierung und Konzentration auf die genauen, spezifischen Grundlagen, die für die Fortbewegung erforderlich sind. Das bedeutet, dass Sie mit nur 20 bis 30 Minuten pro Tag in der Tat alles besser machen können. Sie werden erstaunt sein, wie wenig Sie tun müssen, um Ihren besten Körper, Ihr bestes Ich zu erreichen.

> **IN DIESEM KAPITEL**
>
> Festlegen, was Sie von einem Fitnessprogramm erwarten
>
> Ziele für Ihr Fitnessprogramm setzen
>
> Motiviert für das Workout bleiben
>
> Mit Hindernissen und Entschuldigungen umgehen

Kapitel 3
Ziele setzen und motiviert bleiben

Wir haben 1.000 Männer und Frauen aus allen 50 Bundesstaaten der USA gefragt: »Was motiviert Sie, zu trainieren?« Wir haben erfahren, was funktioniert und was nicht. Ein paar der Befragten gaben sogar an, dass sie nur trainieren würden, wenn ihnen jemand Geld dafür gäbe! Bodyweight-Training steigert oft Energie und Konzentration, dennoch ist dies leider nur ein Buch und kein Geldautomat. Stattdessen finden Sie hier praxisnahe, bewährte Methoden, die Sie nachweislich auf dem richtigen Weg zu Ihrem Traumkörper begleiten.

Was erwarten Sie von einem Calisthenics-Programm?

Sie haben dieses Buch mit einem Ziel vor Augen in die Hand genommen. Vielleicht wollen Sie Gewicht verlieren. Vielleicht wollen Sie Muskeln aufbauen und stärker werden. Vielleicht möchten Sie mit einem Fitnessprogramm beginnen, sind aber nicht bereit oder willens, in ein Fitnessstudio zu gehen. All das sind nachvollziehbare Gründe, ein Calisthenics-Programm zu beginnen.

Analysieren, wo Sie stehen und wo Sie hingelangen möchten

Sie halten dieses Buch bereits in den Händen – die perfekte Unterstützung, um Sie in die beste Form Ihres Lebens zu bringen. Das ist ein sehr reales, erreichbares Ziel. Mit konsequentem Training und richtiger Ernährung werden Sie es erreichen. Es ist wirklich so einfach. Das Einzige, was Sie daran hindern kann, sind Sie selbst.

Sie werden dieses Ziel wahrscheinlich nicht erreichen, wenn Sie nicht wissen, wo »es« ist. Was genau sind also Ihre Ziele?

Vielleicht wollen Sie Ihr Gepäck ohne Probleme heben können. Oder Ihre Enkelkinder hochheben. Oder zwei Kilometer laufen, ohne völlig erschöpft zu sein. Oder auch nur einen Schritt gehen. Denken Sie an ein bis drei solcher Ziele, die Sie erreichen wollen.

Ihre Fähigkeit, ein höheres Fitnessniveau zu erreichen und aufrechtzuerhalten, hängt davon ab, wie viel Aufmerksamkeit und Wert Sie den wesentlichen Dingen schenken:

- ✔ Atmung und Körperhaltung
- ✔ Anspannen und Entspannen der Muskeln
- ✔ Konzentration auf die Gelenkstellungen und Muskelaktionen bei Entwicklungsbewegungen
- ✔ Training und Erholung
- ✔ Und vor allem, konsequent auf all diese Dinge zu achten.

Auch wenn es weniger quantifizierbar ist, sollte Ihr Hauptziel darin bestehen, Ihr Bewusstsein und Ihr Verständnis für diese Fähigkeiten zu verbessern. Versuchen Sie zu erkennen, wie die Verbesserung dieser Grundlagen alles andere in Ihrem Leben verbessert. Schließlich sind Grundlagen deshalb Grundlagen, weil sie am häufigsten gebraucht werden. Sie werden erstaunt sein, wie sehr Sie davon profitieren, wie Sie aussehen, sich fühlen und sich bewegen werden. Lenken Sie Ihre Aufmerksamkeit auf die häufigsten und grundlegenden Bewegungen. Genau darum geht es bei der Fitness.

Um mit einem Bodyweight-Trainingsprogramm erfolgreich zu sein, sollten Sie wissen, was Sie erreichen wollen. Die folgenden Abschnitte helfen Ihnen, Ihre Ziele zu klären und motiviert zu bleiben.

Spezifische Ziele festlegen

Sie müssen Ihre Ziele spezifisch, messbar und quantifizierbar formulieren. Auf diese Weise gibt Ihnen jedes Ziel eine Zielscheibe, die Sie anvisieren können.

Ihre Ziele sollten mindestens die folgenden Fragen beantworten:

- ✔ Wie viel »irgendetwas« möchten Sie gewinnen, verlieren oder machen?
- ✔ Wie sieht Ihr Zeitplan dafür aus?

Viele Menschen beginnen mit Zielen, die zu allgemein sind. Ein Beispiel für ein allgemeines Ziel ist: »Ich möchte fitter werden.« Oberflächlich betrachtet ist das ein bewundernswertes Ziel. Aber wie erkennen Sie, ob und wann Sie fitter sind? Und wie fit wollen Sie werden? Wenn dies Ihr Ziel ist, können Sie die oben genannten Fragen nicht einfach beantworten. Sie müssen konkreter werden. Sehen Sie sich diese Beispiele an:

✔ Mein erstes Workout am Montag beginnen.

✔ Eine Woche lang keine gezuckerten Getränke trinken und sie durch Wasser ersetzen.

✔ Alle Bodenübungen durchführen, um bis zu meinem Geburtstag gut in Form zu sein.

✔ Ein ganzes Programm absolvieren, ohne ein Workout zu verpassen.

Diese Ziele sind spezifisch. Sie haben ein messbares Ergebnis, das Sie bis zu einem bestimmten Tag erreichen möchten.

Konkretisieren Sie die Ziele, die Sie im vorangegangenen Abschnitt formuliert haben. Fügen Sie einen Zeitrahmen hinzu und eine Möglichkeit, das Erreichen der Ziele zu messen. Schreiben Sie sie jetzt auf! Wenn Sie Ihre Ziele schriftlich festhalten und bei Bedarf immer wieder darauf zurückgreifen können, ist das ein wichtiger Schritt, um sie nicht nur zu verwirklichen, sondern sie auch zu erreichen.

Lassen Sie die Waage außer Acht!

3, 5, 10, 20 oder noch mehr Kilo Fett zu verlieren, ist ein bewundernswertes, realistisches Ziel. Aber denken Sie daran, dass es auf die Körperzusammensetzung ankommt, nicht nur auf die Pfunde. Muskeln wiegen mehr als Fett. Wenn Sie Fett verlieren, aber Muskeln zulegen, zeigt die Waage nur das Gleichgewicht zwischen den beiden an, nicht aber die verlorenen Pfunde an Fett. Aus diesem Grund kann eine Waage ein unglaublich schlechter Indikator für Fortschritte sein.

Wenn Sie dieses Programm befolgen, werden Sie realistische Ziele und die beste, realistische Figur für Ihren persönlichen Körper erreichen. Wie lange es dauert, bis Sie Ihr Ziel erreichen, hängt davon ab, wie weit Sie davon entfernt sind. Sehen Sie sich die folgenden Beispiele aus der Praxis an:

✔ Sarah war eine ziemlich fitte, 70 Kilo schwere Frau mit 25 Prozent Körperfett. Nach zwei Monaten in unserem Programm hat sie drei Kilo Fett durch 1,5 Kilo Muskeln ersetzt. Während sie also 3 Kilo Fett verlor, zeigte die Waage an, dass sie nur 1,5 Kilo an Körpergewicht verloren hatte, was auch stimmt. In zwei Monaten konnte sie ihren Körperfettanteil von 25 auf 20 Prozent senken. Diese Gesamtveränderung des Körpergewichts von nur 1,5 Kilo brachte ihr eine erhebliche Reduzierung des Körperfetts! Und das alles bei gleichzeitiger Steigerung ihres Stoffwechsels durch neue Muskeln.

Sarahs Veränderung der Körperzusammensetzung war relativ einfach, aber signifikant. Sie verbesserte ihr Aussehen, ihren Stoffwechsel, ihre Sportlichkeit und ihre allgemeine Fähigkeit, weitere Fortschritte zu machen.

✔ John wog 115 Kilo. Er begann mit unserem Krafttrainingsprogramm, hielt es zwei Monate lang durch, stellte sich jeden Tag auf die Waage und war dann entmutigt, dass er nach 60 Tagen Training nur 4,5 Kilo abgenommen hatte. Er wog 110,5 Kilo und war kaum dort, wo er hinwollte. Die 1,5 Kilo Muskeln, die er zugelegt hatte, konnte er kaum sehen, da sie immer noch von einer Menge Fett verdeckt wurden. Seine Moral ging in den Keller, und bevor er sich versah, nutzte er jede Ausrede, um nicht zu trainieren. Er nahm wieder zu und setzte seinen langen, langsamen Abstieg in die Fettleibigkeit fort.

John hat tatsächlich bessere Fortschritte gemacht als die schlankere Sarah, obwohl das mit bloßem Auge nicht zu erkennen war. John wusste nicht, dass er zwar Fett verloren, aber auch an Kraft gewonnen hatte. Das klingt vielleicht nicht nach viel, aber er hat seine Körperzusammensetzung deutlich verändert. Er verlor 6 Kilo Fett und nahm 1,5 Kilo Muskeln zu. Dadurch erhöhte sich sein Stoffwechsel, und er war bereit für weiteren Erfolg. Würde John weiter trainieren, würde sich dieser Erfolg wie ein Schneeballsystem ausbreiten, da er mehr Muskeln aufbauen würde, intensiver trainieren konnte und im Laufe der Zeit mehr Fett pro Woche verbrennen würde. Für John, der eine Menge Gewicht zu verlieren hat, wird es Zeit brauchen. Aber es wird geschehen.

Die Gewichtszunahme durch Muskelzuwachs wird sich nach den ersten drei Monaten des Krafttrainings verlangsamen, während die Gewichtsabnahme durch Fettabbau zunehmen wird, allerdings ebenfalls langsamer.

Die meisten Menschen gehen anders vor. Sie verlieren Fett und gleichzeitig mehr Muskeln als nötig. Das mag das Bedürfnis befriedigen, eine kleinere Zahl auf der Waage zu sehen, aber es führt nicht zu einem starken, gesunden Körperbau.

Sie können und werden den Körper haben, den Sie sich wünschen, aber wenn Sie noch weit von Ihrem Ziel entfernt sind, müssen Sie geduldig sein, damit die Veränderung wirklich und dauerhaft ist. Langsam und beständig gewinnen Sie den Kampf.

Ja, ich weiß: Es ist blöd. Warten ist blöd. Aber es ist einfach unmöglich, zehn Jahre der Vernachlässigung in zwei Monaten wie durch Zauberei rückgängig zu machen. Nichts kann das für Sie tun. Keine Pillen, Apparate oder Diäten. Mit dem in diesem Buch beschriebenen Programm werden Sie Fett verlieren und Muskeln aufbauen, um sicherzustellen, dass es nicht wiederkommt.

Ein Kilo Muskeln nimmt etwa halb so viel Raum ein wie ein Kilo Fett. Wenn Sie also drei Kilo Fett um die Taille herum verlieren, macht sich diese Abnahme viel stärker bemerkbar als die leichte Zunahme Ihrer Muskeln, die schließlich zu einem strafferen Trizeps und strafferen Beinen führt.

Beobachten, wie sich Ihre Mühen auszahlen

Ein besserer Indikator für Ihren Fortschritt als die Waage ist, wie Ihre Kleidung sitzt. Mit der Zeit werden Sie Veränderungen feststellen. Ihre Kleidung wird Ihnen besser passen. Und ob sie es Ihnen nun sagen oder nicht, die Menschen um Sie herum werden es bemerken. Wenn Sie weiter trainieren, werden Sie die

Ergebnisse sehen: neue Linien, eine neue Form, die Kurven der wachsenden Muskeln, eine Härte, die Sie zuvor nicht hatten. Ihr Körper wird sich verändern. Wenn Sie konsequent sind, werden Sie immer besser aussehen.

Für fast alle, die ich kenne, sind Ergebnisse der ultimative Motivator. Wenn Sie anfangen, eine Veränderung an Ihrem Körper zu sehen, gewinnen Ihre Bemühungen und Ihre positive Einstellung an Schwung. Sehen heißt glauben.

Den mentalen Schub nutzen

Achten Sie auch auf Ihre Stimmung und Einstellung. Freuen Sie sich über die Momente, in denen Sie sich nach dem Training großartig fühlen, in denen es Ihren Geist zu beruhigen scheint und Stress abbaut und in denen Sie sich einfach nur gut fühlen, weil Sie sich um sich selbst kümmern. Sie entscheiden sich dafür, gut zu sich zu sein, und das fühlt sich gut an. Erinnern Sie sich immer wieder daran, wie sich das anfühlt. Es kann Ihnen helfen, die schwierigen Zeiten zu überstehen.

Den Hype mit den Gewichten vergessen

Nicht nur Ihr Körpergewicht, sondern auch die für das Training genutzten Gewichte selbst sind kein alleiniger Maßstab für den Erfolg. Wenn Sie nicht im Fitnessstudio sind, gibt es niemanden, den Sie mit einer größeren Hantelscheibe beeindrucken können.

Doch selbst wenn sie auf Bodyweight-Übungen umsteigen, wollen viele Menschen nur die schwerstmöglichen Übungen machen. Doch ihnen fehlen die Grundlagen, um sie richtig auszuführen.

Lassen Sie mich Ihnen das Geheimnis Ihres besten Körpers verraten, ein Geheimnis, das Spitzensportler von denen unterscheidet, die es gerne wären:

Form = Konstitution

Machen Sie sich weniger Gedanken darüber, wie viel Gewicht oder wie viele Wiederholungen Sie schaffen, sondern konzentrieren Sie sich stattdessen auf die richtige Form bei der Ausführung dieser Wiederholungen. Wenn Sie die Übungen unter Beibehaltung der idealen Gelenkausrichtung durchführen, wird sichergestellt, dass Sie die beabsichtigten Muskeln trainieren und gleichzeitig Ihre Koordination, Ihr Gleichgewicht, Ihre Haltung und Ihre Gelenkfunktionen verbessern – also genau die Dinge, die dafür sorgen, dass Sie gut aussehen und sich wohlfühlen. Dies ist der Weg zu einem schönen, starken Körper, der bis ins hohe Alter hält.

Der wahre Maßstab für Ihre Leistung

Der Plan ist, Sie stärker, schlanker und beweglicher zu machen und Ihnen gleichzeitig beizubringen, wie Sie sich richtig bewegen, um Ihre Leistung und Ihre Widerstandskraft gegenüber Verletzungen im wirklichen Leben zu erhöhen. Es geht um die Qualität der Bewegung, das heißt, um Ihre Fähigkeit, sich richtig zu positionieren, damit Sie auch dann eine ideale Gelenkausrichtung beibehalten können, wenn Sie gerade nicht trainieren.

 Bei allen Übungen besteht die Herausforderung darin, sich so lange und gerade wie möglich durch alle Körperteile zu bewegen, dabei den vollen Bewegungsumfang zu nutzen, rhythmisch zu atmen und entspannt zu bleiben.

Der wahre Maßstab für die Leistung ist die Fähigkeit, es gut aussehen zu lassen! Der Mensch hat von Natur aus ein Auge für sportliche Fähigkeiten und ein Verlangen danach. Zu erkennen sind sie daran, dass sich eine Person in langen geraden Linien bewegt, mit einem gleichmäßigen Takt und einem Gefühl der Leichtigkeit.

Klein anfangen und schrittweise steigern

Der beste Rat für den Beginn eines Calisthenics-Programms ist, einen Schritt nach dem anderen zu machen.

Wenn Sie mit einer bestimmten Art von Training nicht vertraut sind oder schon lange nicht mehr trainiert haben, können Sie schon mit wenig Aufwand Fortschritte erzielen. Viele Menschen glauben nicht, wie wenig nötig ist, vor allem, wenn man die richtigen Dinge tut. Deshalb ist der häufigste Fitnessfehler, zu viel zu tun, vor allem am Anfang.

 Fangen Sie nicht damit an, zu viel zu tun. Sie riskieren Verletzungen, könnten am Ende so erschöpft sein, dass Sie das Training demotiviert, und Sie beginnen womöglich, einfach jede Minute davon zu hassen. Fangen Sie mit leichten Übungen an und bleiben Sie konsequent. Ein leichtes, zehnminütiges Training auf dem Fußboden Ihres Wohnzimmers reicht für den Anfang aus. Und wenn es wehtut, hören Sie auf. Sie sollten einen leichten Muskelkater verspüren. Etwa 24 bis 48 Stunden später sind Sie vollständig erholt, ein wenig stärker und bereit, es wieder zu tun.

Bei Calisthenics führen kleine Schritte zu großen Belohnungen.

Motivation finden und bewahren

Motivation ist ein wichtiger Faktor dafür, ob Sie Ihr Training durchhalten und Ihre Fitnessziele erreichen. Wenn Sie mit einem Fitnessprogramm beginnen, müssen Sie sich vielleicht zwingen, zu trainieren. Sobald Sie eine Routine etabliert haben und erste Ergebnisse sehen, sind Sie motivierter, weiterzumachen. Dann wird es zyklisch: Erfolg führt zu mehr Motivation, was zu mehr Erfolg führt, was wiederum zu mehr Motivation führt. Sie verstehen, was ich meine. In den folgenden Abschnitten wird erklärt, wie das funktioniert.

 Sagen Sie jeden Montagmorgen (oder wann immer Ihre Trainingswoche beginnt) laut zu sich selbst, dass Sie in dieser Woche Ihr Training absolvieren werden. Seien Sie konkret. Sagen Sie sich, dass Sie an den drei von Ihnen gewählten Tagen trainieren werden. Zum Beispiel: »Ich werde die Trainingseinheiten dieser Woche am Montag, Mittwoch und Freitag absolvieren.« Es klingt komisch, aber eine einfache Erklärung wie diese kann die körperliche Aktivität steigern.

Große Vorteile, geringe Kosten

Unterbewusst wägen die Menschen immer die Vorteile gegenüber den Kosten ab, um zu entscheiden, ob sie eine Aktivität wiederholen wollen oder nicht.

Einer der großen Vorteile von Calisthenics: In der Zeit, die Sie brauchen, um ins Fitnessstudio zu gelangen, können Sie bereits mit Ihrem Training fertig sein. Das ist sehr praktisch! Sie können in der gleichen Zeit viel mehr erreichen, und das macht süchtig. Fangen Sie klein an und steigern Sie sich allmählich. Erfolgreiches Training jeglicher Art hat mehr mit spielerischer und konsequenter Wiederholung zu tun als mit allem anderen. Genießen Sie es.

Mit zunehmendem Trainingsfortschritt werden Ihre Bewegungen stärker, und Ihre Leistung im wirklichen Leben wird deutlich zunehmen, was Sie weiter motiviert, konsequent zu bleiben. Bei der dauerhaften Motivation geht es um Belohnungen und verbesserte Effizienz, damit Sie mehr für weniger Geld bekommen.

Ein kurzes Workout kann sich enorm auszahlen: Der Stress wird weggespült, Geist und Körper werden revitalisiert, das Selbstwertgefühl steigt, und die Wohlfühl-Endorphine schießen durch den Körper. Das zahlt sich in höchstem Maße aus.

Unabhängigkeit

Vieles von dem, was die Menschen über Fitness gelernt haben, schränkt ihr Potenzial nur ein. Unrealistische Erwartungen, »ohne Fleiß kein Preis«, die hohe Wahrscheinlichkeit von Verletzungen und vieles mehr. Lassen Sie sich nicht von der Angst vor Hanteln, Maschinen oder Geräten davon abhalten, Ihr optimales Fitnessniveau zu erreichen. Sie brauchen all das nicht!

Sie können dieses Programm sicherlich mit einem Partner durchführen, und wenn Sie jemanden haben, der Sie motiviert, macht das Programm vielleicht noch mehr Spaß und ist weniger entmutigend. Die einzige Gefahr ist, dass Ihr Trainingspartner eines Tages aussteigen könnte. Werden Sie ohne ihn weitermachen können? Sie wollen doch nicht, dass dies zu Ihrer Ausrede wird, nicht zu trainieren. Die meisten wirklich fitten Männer und Frauen, die ich kenne, sind diejenigen, die allein trainieren.

Nur Sie wissen, was Sie brauchen und wann Sie es brauchen. Nur Sie spüren Ihre Muskeln, Ihre Lunge, Ihre Knochen und Bänder. Letztlich können nur Sie selbst sich in Form bringen. Und das ist alles, was Sie brauchen: Sie.

Gesundheit steht an vorderster Stelle

Wie bereits erwähnt, ist es eine Wohltat, die Sie sich selbst erweisen, wenn Sie Ihre Gesundheit zu einer Priorität machen. Es erfordert Anstrengung, aber Sie sind es wert. Mit dem Kauf dieses Buches haben Sie die Reise begonnen. Wenn Sie fit sind, können Sie die Hindernisse des Lebens mit körperlicher und geistiger Stärke meistern.

Wenn Sie detaillierte Video-Tutorials für viele der Übungen in diesem Buch wünschen, gehen Sie auf die Instagram-Seite *Mark_Lauren_Bodyweight*. In der Biografie finden Sie einen Link, über den Sie Zugang zu allen kostenlosen Videos in der Abonnement-App namens *Mark Lauren On Demand* erhalten.

Hindernisse überwinden

Bis zu diesem Punkt des Kapitels haben wir Ihnen einige Werkzeuge für eine erfolgreiche Reise zu Ihrem besten Körper gegeben. Sie müssen aber auch auf Hindernisse vorbereitet sein, damit Sie diese wirksam bekämpfen können, und darum geht es in diesem Abschnitt.

Mit Verletzungen umgehen

 Konsultieren Sie Ihren Arzt, bevor Sie mit einem Trainingsprogramm beginnen, insbesondere dann, wenn Sie an einer Krankheit leiden.

Viele häufige Beschwerden können durch ein systematisches Training der Gelenkfunktionen mit relativ einfachen Übungen korrigiert und verhindert werden.

 Wenn Sie unter Schmerzen leiden, beginnen Sie mit Übungen, die Sie leicht ausführen können, und steigern Sie dann allmählich den Schwierigkeitsgrad. Dafür sind die in Kapitel 4 beschriebenen Bodenübungen gedacht. Wenn Sie feststellen, dass diese Übungen zu schwierig sind, laden Sie die App *Mark Lauren Bodyweight Training* herunter und verwenden Sie das Vorbereitungsprogramm, das Sie von Grund auf mit rehabilitativen Bewegungen aufbauen wird.

Die Routine ändern, wenn das Leben dies verlangt

Es braucht nicht viel, um ein grundlegendes Fitnessniveau aufrechtzuerhalten. Wenn ein Notfall Ihre Freizeit auffrisst, reichen zwei bis drei kurze Trainingseinheiten pro Woche aus, um Sie gesund und belastbar zu halten.

Wenn der Stress aufgrund von Reisen, erhöhter Arbeitsbelastung, Krankheit oder anderen Faktoren zunimmt, sollten Sie Ihre Probleme nicht noch dadurch verschlimmern, dass Sie mehr trainieren, als Sie müssen. Auch Sport ist eine Form von Stress und kann Sie verletzen oder krankmachen, vor allem, wenn die Umweltfaktoren die Belastung erhöhen.

Dort wieder anfangen, wo Sie aufgehört haben

Auf Ihrem Weg, zu einer starken, fitten Person zu werden, werden Sie vielleicht einige Fehlstarts erleben. Das Wichtigste ist, dass Sie es immer wieder versuchen. Veränderungen sind schwierig, und nicht immer gelingt alles beim ersten Mal. Wichtig ist, dass Sie es wieder versuchen. Seien Sie freundlich zu sich selbst, lassen Sie die Schuldgefühle hinter sich und beginnen Sie wieder mit Ihrer Routine. Ihr jetziges Verhalten wirkt sich direkt auf Ihr Verhalten in der Zukunft aus. Machen Sie das Gewinnen zur Gewohnheit.

Ihr Engagement und Ihre Entschlossenheit werden sich verbessern, wenn Sie konsequent bleiben und erste Ergebnisse sehen.

Keine Ausreden suchen

Wenn etwas schwierig ist (und Veränderungen sind schwierig), ist es leicht, Ausreden zu finden, um es nicht zu tun. Das ist menschlich. Ich muss lange arbeiten, also kann ich nicht trainieren. Ich habe nicht genug Energie, um zu trainieren. Mein Hund hat meine Turnschuhe versteckt (okay, diese Ausrede würden Sie wahrscheinlich selbst als solche erkennen, sobald Sie sie aussprechen).

Letzten Endes müssen Sie entscheiden, dass Ihre körperliche und geistige Gesundheit wichtiger ist.

Ausreden gehen nach hinten los

Wenn Sie viermal pro Woche 20 bis 30 Minuten Sport treiben, kann das Ihre Stimmung aufhellen, Ängste abbauen, Depressionen bekämpfen, Schlaflosigkeit lindern, Rückenschmerzen heilen, die Knochendichte verbessern, die Mobilität steigern, Herzkrankheiten verringern und Fettleibigkeit bekämpfen.

Das sind erhebliche Vorteile für nur ein Prozent Zeit Ihrer gesamten Woche! Wenn Sie sich von Ausreden leiten lassen, können Sie von all dem nicht profitieren.

Versuchen Sie, die täglichen Ausreden aufzuschreiben, die Sie daran hindern, Ihre Ziele zu erreichen. Machen Sie das in zwei Spalten – Ziele und Ausreden nebeneinander –, damit Sie erkennen, wie oft Sie Ihre Ziele durch Ihre Ausreden behindern.

Übliche Ausreden, die wir sehr oft hören:

- ✔ Ich habe keine Zeit.
- ✔ Ich bin zu müde.
- ✔ Ich bin schlecht aufgelegt.
- ✔ Mir ist nicht danach.
- ✔ Ich muss mich ausruhen.
- ✔ Es ist zu schwer.
- ✔ Ich fange nächste Woche an.
- ✔ Ich mache es später.

Nachdem Sie Ihre Ausreden aufgeschrieben haben, sehen Sie sich diese genauer an. Entscheiden Sie jetzt, dass Sie trotzdem trainieren werden, auch wenn Sie diese Gedanken wieder haben.

Wer seinen Ausreden widersteht, wird zu einem besseren Menschen

Wie bereits erwähnt, gibt es Hunderte von Vorteilen, die sich aus der regelmäßigen Teilnahme an einem effektiven körperlichen Trainingsprogramm ergeben. Ein Vorteil, der oft übersehen wird, ist Ihre verbesserte Fähigkeit, anderen zu dienen. Ihre Freunde, Ihre Familie und Ihre Kollegen werden erleben, wie Sie stärker werden. Nehmen Sie sich die Zeit, sich selbst zu dienen, damit Sie anderen besser dienen können. Das ist ein gutes Gefühl.

Es gibt zwar keinen wirklichen Jungbrunnen, aber es hat sich immer wieder gezeigt, dass Bewegung das Beste ist, um Gesundheit, Fitness und ein jugendliches Aussehen zu erhalten. Wenn Sie jetzt stärker und schlanker werden, ebnen Sie den Weg für eine bessere und stärkere Zukunft für alle Menschen um Sie herum. Wenn Ihnen deren Glück am Herzen liegt, kümmern Sie sich zuerst um Ihr eigenes.

Es ist Ihre Zeit!

Den meisten Menschen hilft es, sich jeden Tag eine bestimmte Zeit für das Training zu nehmen. Finden Sie eine Zeit – morgens, in der Mittagspause, abends – und halten Sie sich daran.

Denken Sie nicht: »Ich warte ab, ob ich Zeit habe« oder »Ich werde versuchen, es später zu schaffen«. Höchstwahrscheinlich wird es dann nicht passieren. Vereinbaren Sie einen Termin mit sich selbst. Dann nehmen Sie sich selbst in die Pflicht. Das Großartige an Calisthenics ist, dass Sie es machen können, wann immer es in Ihren Zeitplan passt.

Es wird nie den »perfekten« Zeitpunkt oder die »perfekte« Bedingung zum Trainieren geben. Sie müssen sich die Zeit dafür nehmen, denn Sie sind es sich wert.

Schalten Sie Ihr Telefon aus. Vergessen Sie die Arbeit, die Familie, Freunde und alles andere, was Sie davon abhalten kann, ein besseres, gesünderes Leben zu führen. Machen Sie sich keine Sorgen, wenn Sie fertig sind, können Sie in die Welt zurückkehren – mit mehr Energie und stärker als je zuvor. Nichts kann Sie aufhalten. Die Welt kann warten. Jetzt geht es nur noch um *Sie selbst*.

Teil II
Die Übungen

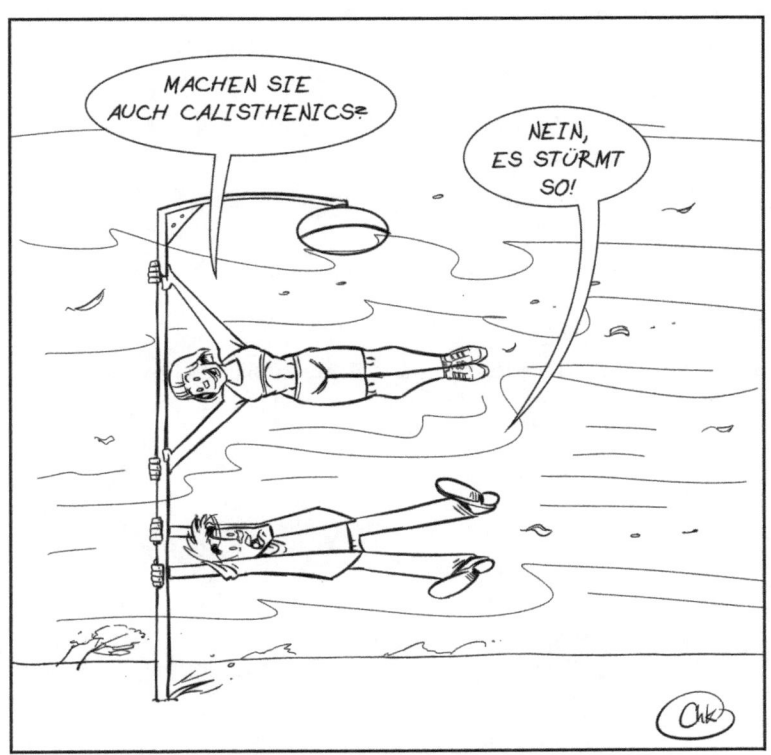

IN DIESEM TEIL ...

✔ Bauen Sie eine Fitnessgrundlage mit Boden-, Abroll- und Knieübungen auf.

✔ Kräftigen Sie den gesamten Körper, indem Sie das Aufstehen durch Bein-, Hüft- und Schulterbewegungen üben und perfektionieren.

✔ Entdecken Sie die besten Übungen zur Stärkung der Körpermitte.

✔ Entdecken Sie die besten Übungen für Ihre Beine und Hüften.

✔ Kräftigen Sie Brust, Schultern und Trizeps.

✔ Kräftigen Sie Rücken, Bizeps und Unterarme.

✔ Erreichen Sie den Höhepunkt Ihrer persönlichen Fitness durch die Verbesserung Ihrer Beweglichkeit – unabhängig von Ihrem Leistungsniveau.

IN DIESEM KAPITEL

Von Übungen in Rückenlage profitieren

Übungen im Vierfüßlerstand einbinden

Auf dem Bauch liegend durchgeführte Übungen probieren

Seitlich liegend durchgeführte Übungen absolvieren

Kapitel 4
Die Bodenübungen

In diesem Kapitel erfahren Sie alles über Bodenübungen, einschließlich der spezifischen Vorteile der jeweiligen Übungen. Zu Beginn des Kapitels werden die Vorteile der Übungen in Rückenlage, im Vierfüßlerstand, in Bauchlage und in Seitenlage erläutert. Dann geht es an den praktischen Teil – die eigentlichen Übungen!

Es ist immer eine gute Idee, mit Ihrem Arzt zu sprechen, bevor Sie mit einem Trainingsprogramm beginnen. Wenn Ihnen eine der Übungen in diesem Kapitel Schmerzen bereitet, sollten Sie sie nicht ausführen. Es ist wichtig, den Unterschied zu erkennen, ob etwas anstrengend oder schmerzhaft ist. Keine Übung sollte Schmerzen verursachen. Hören Sie immer auf Ihren Körper.

Mit kleinen Übungen große Fortschritte erzielen

Die Grundlage der sportlichen Leistungsfähigkeit und des allgemeinen Wohlbefindens hängt weitgehend von der Gesundheit Ihrer Gelenke ab. Kraft, Flexibilität, Koordination, Ausdauer, Gleichgewicht und alle anderen sportlichen Qualitäten können nur in dem Maße entwickelt werden, wie die Gelenke richtig und relativ schmerzfrei funktionieren. Mit anderen Worten: Niemand ist stärker als seine Gelenke. Glücklicherweise ist die Verbesserung der Gelenkgesundheit einfach und lohnend. Ein systematisches Training aller Funktionen von Hüfte, Wirbelsäule und Schultern ist die Grundlage für ein lebenslanges, schmerzfreies Training und langfristige Fortschritte.

Eine bessere Haltung entwickeln

Die Körperhaltung bezieht sich hauptsächlich auf die Ausrichtung der Wirbelsäule. Eine »gute« Haltung ist die Position der Wirbelsäule, die eine sichere und wirksame Kraftaufnahme ermöglicht, das heißt, sie ist normalerweise lang und relativ gerade. Wenn Ihre Wirbelsäule lang und »gerade« ist, sind die Wirbel direkt übereinandergestapelt und neutral ausgerichtet, was einen Sicherheitsabstand für Bewegungen in alle Richtungen lässt. Das Gegenteil einer neutralen Ausrichtung, also einer mittigen Ausrichtung, ist eine Beugung in irgendeine Richtung. Wenn Sie zum Beispiel ganz nach vorne gebeugt sind, ist die Verletzungsgefahr natürlich größer, weil Sie sich bereits in einem extremen Bewegungsbereich befinden, der wenig Spielraum für Fehler lässt.

Um die Körperhaltung zu verbessern, müssen Sie lernen, Ihre Arme und Beine um eine korrekt ausgerichtete Wirbelsäule herum zu bewegen, was am einfachsten auf dem Boden ist, in liegender und Vierfüßlerposition, wo Sie viele Kontaktpunkte mit dem Boden haben. Einfach ausgedrückt: Die grundlegenden Gelenkfunktionen werden weniger verbessert.

Hüft-, Wirbelsäulen- und Schulterfunktionen verbessern

Diese Bodenübungen wurden anhand einer Checkliste der Gelenkfunktionen für Hüfte, Wirbelsäule und Schultern erstellt. Wir ordnen jedem Punkt auf unserer Checkliste die bestmögliche Übung zur Verbesserung der jeweiligen Funktion zu.

Bessere Koordination – mehr für weniger

Mehr als alles andere hängen Leistungssteigerung und Belastungstoleranz davon ab, dass Sie lernen, die richtigen Dinge zu tun und dabei unnötige Bewegungen zu vermeiden. Ihre Fähigkeit, komplexe Bewegungen und Aktivitäten zu meistern, hängt weitgehend davon ab, dass Sie in der Lage sind, grundlegende Funktionen zu isolieren, sodass Sie sie leichter auf neue Weise kombinieren können. Eine der wichtigen Fähigkeiten, die Sie bei Bodenübungen erlernen, besteht darin, Ihre Körperteile unabhängig voneinander zu bewegen.

Mögliche Wochenroutine für Bodenübungen

Sie fragen sich, wie Sie alle Übungen aus diesem Kapitel in Ihrer Woche unterbringen können? Obwohl Ihr individuelles Programm von Ihren Bedürfnissen und gegebenenfalls Verletzungen abhängt, können Sie mit diesem einfachen Zeitplan beginnen, um diese Bodenübungen in Ihre Woche einzubauen:

Montag: Übungen in Rückenlage

Dienstag: Übungen in Seitenlage

Donnerstag: Übungen in Bauchlage

Freitag: Übungen im Vierfüßlerstand

KAPITEL 4 **Die Bodenübungen** 67

Beginnen Sie mit 4 bis 8 Wiederholungen pro Übung. Wenn Ihnen das zu einfach wird, machen Sie zwei Sätze mit je 4 bis 8 Wiederholungen pro Bewegung.

Übungen in Rückenlage

Die Übungen in Rückenlage trainieren vor allem die Rumpf- und Hüftkraft und verbessern gleichzeitig Ihre Haltung. Sie können diese Übungen schwieriger gestalten, indem Sie die Beine gerade halten.

Dead Bugs – die Käfer-Übung

Diese Übung hilft Ihnen, sich lang und gerade zu fühlen, und bringt Ihnen bei, das Kippen des Beckens von vorne nach hinten zu kontrollieren, wodurch die Wölbung des unteren Rückens gesteuert wird. Wenn Sie Schmerzen im unteren Rückenbereich vorbeugen und/oder reduzieren wollen, ist dies eine wichtige Fähigkeit. Der Schlüssel zur korrekten Ausführung dieser Übung liegt darin, den unteren Rücken während der gesamten Bewegung in Kontakt mit dem Boden zu halten.

1. **Legen Sie sich auf den Rücken, wobei sich die Arme über den Schultern und die Knie über den Hüften befinden.**

    Ihre Hüften, Knie und Knöchel sollten in einem 90-Grad-Winkel gebeugt sein, wie in Abbildung 4.1a dargestellt. Es ist wichtig, dass sich die Knie direkt über den Hüften befinden, damit Sie gefordert sind, Ihre Bauchmuskeln einzusetzen, statt einen mechanischen Vorteil zu nutzen. Spannen Sie Ihre Mitte an und ziehen Sie den Bauchnabel zur Wirbelsäule, um den unteren Rücken auf dem Boden zu halten.

2. **Aus dieser Ausgangsposition heraus strecken Sie das linke Bein vollständig durch, wobei Ihre Knie und Zehen gerade nach oben zeigen (siehe Abbildung 4.1b).**

    Machen Sie sich so lang und gerade wie möglich, während Sie die anderen Körperteile vollkommen ruhig halten. Durch die Streckung des Beins wird es schwieriger, den unteren Rücken auf den Boden zu drücken, weshalb die Kontrolle über die Beckenkippung von vorne nach hinten verbessert wird.

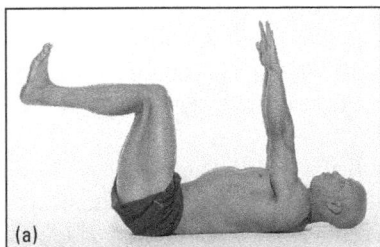 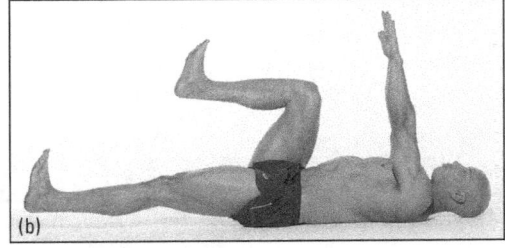

Abbildung 4.1: Die Dead-Bug-Übung – Ausgangsposition (a) und Endposition (b)

3. **Kehren Sie in die Ausgangsposition zurück und führen Sie eine Wiederholung auf der linken Seite durch.**

   Nehmen Sie die perfekte Ausgangsposition ein, wie in Schritt 1 beschrieben, bevor Sie mit der nächsten Wiederholung beginnen.

 Stellen Sie sich bei dieser Übung vor, dass ein Trainingspartner versucht, seine Hand unter Ihren Rücken zu schieben. Wenn Sie die Bewegung richtig ausführen, sollte Ihr unterer Rücken fest auf den Boden gepresst sein, um ihn daran zu hindern!

Glute-Hip-ups – Eine Brücke bauen

Fast alles, was Sie im Leben tun, beinhaltet Schritte, die eine gleichzeitige Beugung und Streckung der Hüfte erfordern. Die Verbesserung der Kraft und Beweglichkeit für diese Bewegungen zahlt sich daher wirklich aus. Diese Übung stärkt Ihre Gesäßmuskulatur (Ihr hinteres Ende) und dehnt gleichzeitig Ihre Hüftbeuger (die Oberseite der Oberschenkel).

1. **Legen Sie sich auf den Rücken, die Arme an den Seiten, Handflächen nach oben.**

   Ziehen Sie den linken Fuß zur Hüfte und das rechte Knie zur Brust, wie in Abbildung 4.2a gezeigt.

2. **Während Sie Ihr rechtes Knie aktiv zur Brust ziehen, heben Sie die Hüfte so hoch wie möglich an, indem Sie die linke Gesäßmuskulatur anspannen und den linken Fuß in den Boden drücken, wie in Abbildung 4.2b dargestellt.**

3. **Senken Sie sich vollständig ab, um eine Wiederholung auf der linken Seite durchzuführen.**

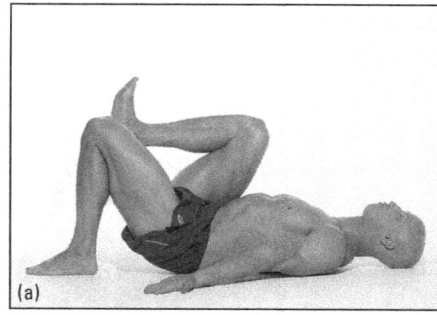 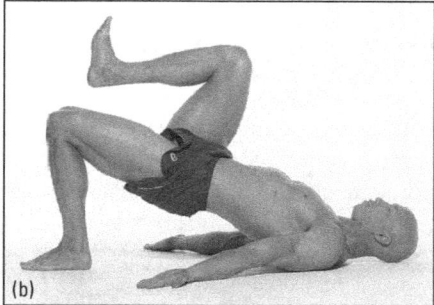

Abbildung 4.2: Ausgangsposition (a) und Endposition (b) für Glute-Hip-ups, wobei Sie Ihre Hüfte so hoch wie möglich anheben und dabei Ihr Knie aktiv zur Brust ziehen

 Wenn Sie das hochgezogene Knie aktiv zur Brust ziehen, verhindern Sie, dass sich der untere Rücken durchbiegt, was Ihre untere Wirbelsäule schützt und Ihre Haltung stärkt.

Up and overs – rauf und rüber!

Dies ist eine großartige Ganzkörperübung, die die Rumpfkraft und eine verbesserte Gelenkausrichtung fördert. Eines der Schlüsselelemente dieser Bewegung ist die Herausforderung, die Hüftdrehung zu kontrollieren, während Sie sich so lang und gerade wie möglich machen.

1. **Legen Sie sich auf den Rücken, die Arme in T-Stellung und die Beine vollständig gestreckt, wie in Abbildung 4.3a gezeigt.**

   Halten Sie Ihre Zehen und Knie während dieser Übung gerade nach oben gerichtet – das bedeutet, dass Sie die Hüftdrehung kontrollieren!

2. **Ziehen Sie das linke Knie zur Brust und strecken Sie den linken Arm nach oben, wie in Abbildung 4.3b gezeigt.**

3. **Senken Sie das linke Bein und den linken Arm zurück in die Ausgangsposition, wie in Abbildung 4.3c gezeigt.**

4. **Greifen Sie dann mit der linken Hand quer über den Körper nach rechts und ziehen Sie das linke Knie zur Brust, wie in Abbildung 4.3d gezeigt.**

5. **Kehren Sie in die Ausgangsposition zurück, um die Wiederholung abzuschließen.**

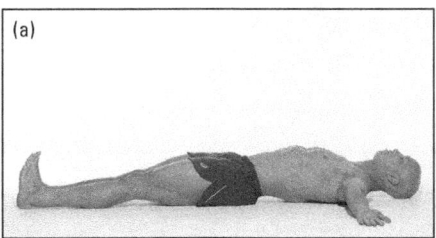 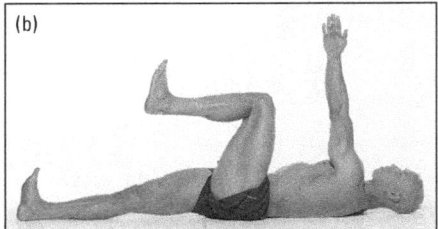
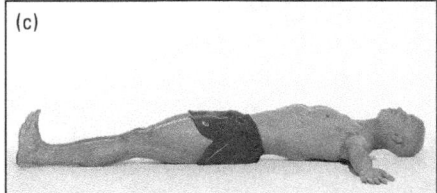 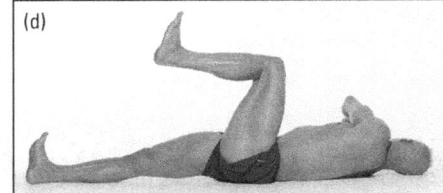

Abbildung 4.3: Ups and overs sind eine hervorragende Übung für den ganzen Körper.

Wenn Sie ein Knie zur Brust ziehen, strecken Sie das gegenüberliegende Bein vollständig, was zu einer Außendrehung der Hüfte führt. Ihre Aufgabe ist es, das Knie des gestreckten Beins in den Boden zu drücken, sodass die Kniescheibe gerade nach oben zeigt. Eine bessere Kontrolle der Hüftdrehung wird Ihre Gelenkausrichtung bei grundlegenden Aktivitäten wie Gehen und Laufen verbessern.

Windshield Wipers – der Scheibenwischer

Diese Übung stärkt Ihre Hüften und Ihren Rumpf und verbessert gleichzeitig die Wirbelsäulendrehung.

1. **Legen Sie sich auf den Rücken, die Arme in T-Position und Ihre Knie direkt über Ihren Hüften.**

    Halten Sie Hüfte, Knie und Fußgelenke während der gesamten Übung in einem 90-Grad-Winkel gebeugt, wie in Abbildung 4.4a dargestellt.

    Senken Sie das linke Bein auf die linke Seite, bis es fast den Boden berührt (siehe Abbildung 4.4b). Dann senken Sie das rechte Bein auf das linke Bein.

2. **Zum Schluss kehren Sie die Bewegung um, indem Sie das rechte Bein anheben und dann das linke Bein wieder in die Ausgangsposition bringen.**

    Wenn Sie diese Übung richtig ausführen, sollte sich immer nur ein Bein bewegen.

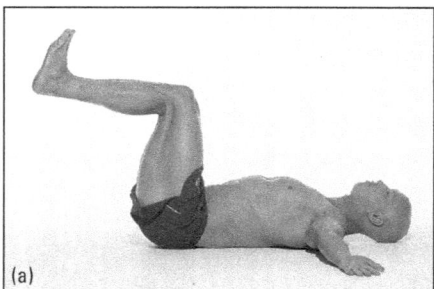 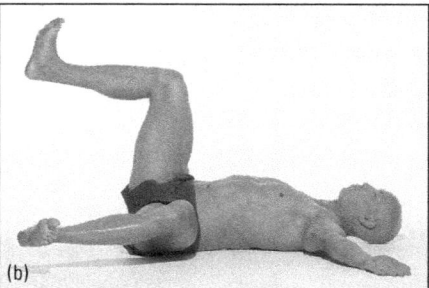

Abbildung 4.4: Bei der Windshield-Wipers-Übung wird jeweils nur ein Bein bewegt.

Achten Sie bei dieser Übung darauf, dass beide Schultern auf dem Boden bleiben. Dies wird Ihre Flexibilität fördern, sodass Sie lernen, Ihre Hüften unabhängig von Ihren Schultern zu bewegen und freier um Ihre Wirbelsäule zu rotieren.

Übungen im Vierfüßlerstand

Übungen im Vierfüßlerstand trainieren vor allem die Gesäßmuskulatur, indem sie die Hüftfunktionen verbessern. Konzentrieren Sie sich darauf, bei jeder Wiederholung einen vollen Bewegungsumfang zu erreichen. Sie können den Schwierigkeitsgrad dieser Übungen erhöhen, indem Sie die Größe der Bewegungen steigern.

Dirty Dogs – schmutzige Hunde oder: Der Feuerhydrant

Dirty Dogs verbessern die Außendrehung der Hüfte und trainieren den oberen Teil der Gesäßmuskulatur, die es Ihnen ermöglicht, das Bein nach außen zu drehen.

1. **Gehen Sie in den Vierfüßlerstand, wobei die Hände direkt unter den Schultern auf dem Boden liegen, die Arme gerade sind und das linke Knie leicht angehoben ist.**

   Ihre Knöchel, Knie und Hüften sollten in 90-Grad-Winkeln gebeugt sein, wie in Abbildung 4.5a gezeigt.

2. **Heben Sie das linke Knie gerade zur Seite und so hoch wie möglich an, während Sie die gleiche Beugung in Knie und Knöchel beibehalten, wie in Abbildung 4.5b gezeigt.**

   Nur Ihr linkes Bein sollte sich bewegen. Der Rest des Körpers sollte unbewegt bleiben, während Sie den Vierfüßlerstand beibehalten.

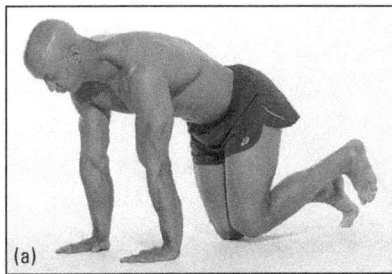 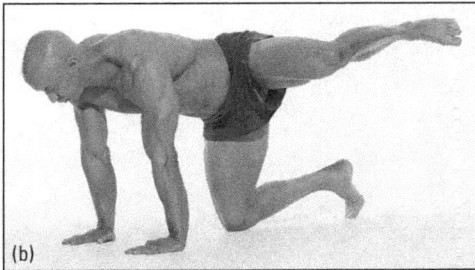

Abbildung 4.5: Ausgangsposition (a) und Endposition (b) für Dirty Dogs

 Für Übungen im Vierfüßlerstand sollten Sie eine stabile und bequeme Position einnehmen, bei der sich die Schultern direkt über den Handgelenken befinden und die Hüfte leicht hinter die Knie geschoben ist. Die meisten Menschen finden, dass diese Position die Handgelenke und Knie am besten schont und gleichzeitig eine gute Stabilität bietet.

Hip Circles – Hüftkreisen

Bei dieser Bewegung lernen Sie, große Kreise mit Ihren Hüften zu machen, die es Ihnen ermöglichen, Ihre Beine in einer kreisförmigen Bewegung zu bewegen. Hüftkreise sind großartig für die allgemeine Hüftmobilität und die Entwicklung der oberen Gesäßmuskulatur.

1. **Beginnen Sie im Vierfüßlerstand, wobei das linke Knie leicht vom Boden abgehoben sein sollte, wie in Abbildung 4.6a gezeigt.**

2. **Heben Sie das linke Knie in Richtung des linken Ellbogens, wie in Abbildung 4.6b gezeigt.**

3. **Heben Sie das linke Knie in einer kreisförmigen Bewegung nach hinten so hoch wie möglich an, wie in Abbildung 4.6c gezeigt.**

4. **Senken Sie das linke Knie, wobei Sie die kreisförmige Bewegung beibehalten, und kehren Sie in die Ausgangsposition zurück, wie in Abbildung 4.6d gezeigt.**

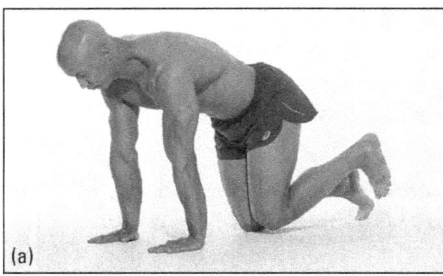
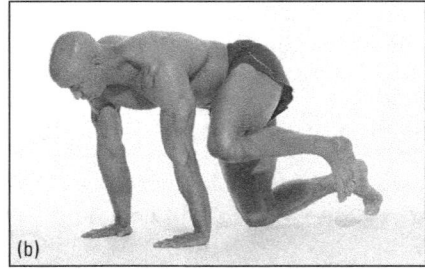
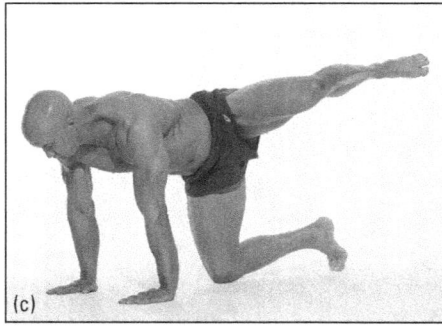
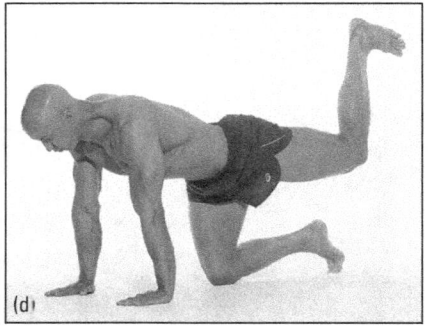

Abbildung 4.6: Hip Circles sind hervorragend für die allgemeine Hüftmobilität und die Entwicklung Ihrer oberen Gesäßmuskulatur.

 Wenn Sie beide Seiten Ihrer Hüfte nutzen, um Ihr linkes Knie anzuheben, erhalten Sie einen viel größeren Bewegungsspielraum, das heißt, Sie können mit Ihrem Knie größere Kreise ziehen.

Pointer – Zeiger

Die Hauptfunktion des Pointers besteht darin, die Beugung und Streckung der Wirbelsäule (Beugung von vorne nach hinten) zu verbessern. Die Übung eignet sich hervorragend als eigenständige Übung, um langes Sitzen zu unterbrechen, und sie ist besonders nützlich als Vorbereitung für stehende Beinbewegungen wie Kniebeugen und Ausfallschritte.

1. Gehen Sie in den Vierfüßlerstand. Achten Sie darauf, dass Ihre Hüften leicht hinter die Knie geschoben sind und Ihre Schultern direkt über den Handgelenken liegen, damit Sie stabil stehen (siehe Abbildung 4.7a).

2. Stabilisieren Sie sich mit dem rechten Arm und dem linken Bein. Bringen Sie dann den linken Ellbogen zum rechten Knie und schauen Sie dabei auf den Boden, wie in Abbildung 4.7b gezeigt.

3. Strecken Sie das linke Bein und den rechten Arm gerade aus, während Sie gleichzeitig den Rücken durchwölben und leicht nach oben schauen, wie in Abbildung 4.7c gezeigt.

4. Kehren Sie in die Ausgangsposition zurück, um die Wiederholung abzuschließen.

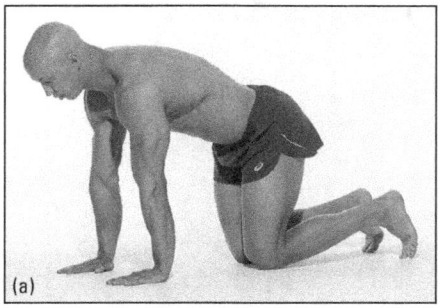
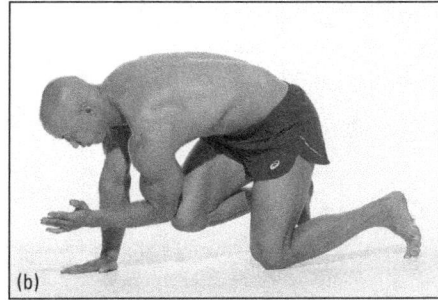
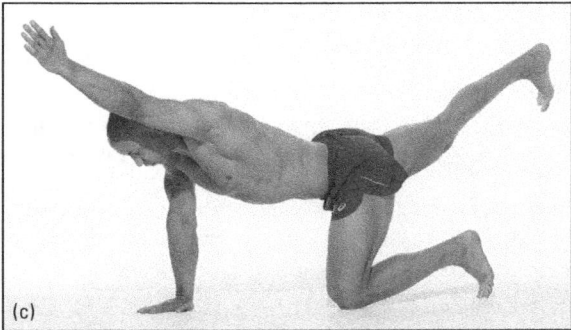

Abbildung 4.7: Die Pointer-Übung verbessert die Beugung und Streckung der Wirbelsäule (Beugung von vorne nach hinten).

Vermeiden Sie es, bei dieser Bewegung mit den Gliedmaßen zu schwingen. Sie sollten den gegenüberliegenden Arm und das gegenüberliegende Bein kontrolliert anheben.

Straight Wide Legs – Gerade, offene Beine

Dies ist eine hervorragende Bewegung für die Gesäßmuskulatur, bei der Sie lernen, die Hüftdrehung zu kontrollieren. Die meisten Menschen neigen dazu, ihre Beine bei der Hüftstreckung und Hüftabduktion nach außen zu drehen.

Bei dieser Übung müssen Sie die Außendrehung der Hüfte verhindern, während Sie die Hüfte in einer gestreckten Position wegziehen. Wenn Sie diese Fähigkeit entwickeln, können Sie Ihre Gelenke besser ausrichten, während Sie große Schritte nach vorne und zur Seite machen.

1. Gehen Sie in den Vierfüßlerstand und strecken Sie das linke Bein vollständig nach hinten. Halten Sie den linken Knöchel gebeugt, wobei die Zehen und das Knie gerade nach unten zum Boden zeigen, wie in Abbildung 4.8a gezeigt.
2. Halten Sie alle anderen Körperteile unbewegt und bewegen Sie das angehobene Bein etwa 15 Zentimeter nach links, wie in Abbildung 4.8b gezeigt.
3. Kehren Sie zurück in die Ausgangsposition, um die Wiederholung abzuschließen.

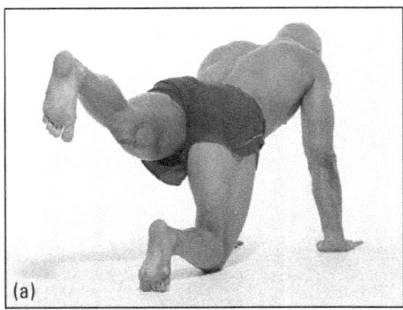 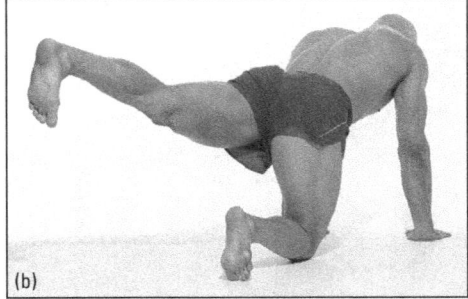

Abbildung 4.8: Ausgangsposition (a) und Endposition (b) der Übung Straight Wide Legs

Bei korrekter Ausführung ist dies eine kurze Bewegung. Wenn der Bewegungsumfang zu groß ist, liegt das höchstwahrscheinlich daran, dass Sie das angehobene Bein nach außen drehen und/oder den Rücken beugen. Die Zehen und das Knie des angehobenen Beins sollten während der gesamten Bewegung gerade nach unten gerichtet bleiben.

Straight Wide Legs sind ein hervorragendes Beispiel für die Verbesserung der Koordination durch Isolierung von Funktionen. In diesem Fall lernen Sie, Ihre Beine in einer gestreckten Position ohne Hüftdrehung von der Mittellinie weg zu bewegen.

Übungen in Bauchlage

Das Hauptaugenmerk der Übungen in Bauchlage liegt auf der Verbesserung Ihrer Schulter- und Wirbelsäulenfunktionen. Um den bestmöglichen Nutzen aus diesen Übungen zu ziehen, machen Sie sich so lang und gerade wie möglich, vom Kopf bis zu den Fersen, und bemühen Sie sich, bei jeder Wiederholung einen vollen Bewegungsumfang zu erreichen.

Hip Twists – Hüftdrehungen

Hip Twists stärken die Rumpfkraft und verbessern gleichzeitig die Rotation der unteren Wirbelsäule.

1. **Nehmen Sie eine lange gerade Push-up-Position ein, oft auch als *Plank* bezeichnet.**

   Ihre Schultern sollten sich direkt über den Handgelenken befinden, und Ihre Füße sollten hüftbreit auseinander stehen, damit Sie Ihre Hüften im nächsten Schritt abrollen können, ohne dass Ihre Füße übereinander stehen, wie in Abbildung 4.9a gezeigt.

2. **Während Sie eine gerade Linie vom Kopf bis zu den Fersen beibehalten, rollen Sie Ihre Fersen ganz nach rechts, wie in Abbildung 4.9b gezeigt.**

   Beide Fersen sollten den Boden berühren.

3. **Dann rollen Sie Ihre Fersen ganz nach links, wie in Abbildung 4.9c gezeigt.**

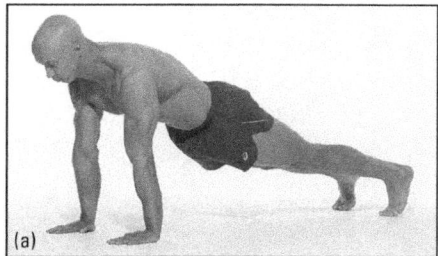
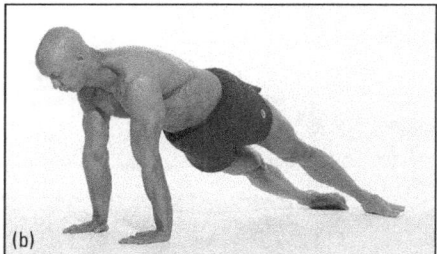
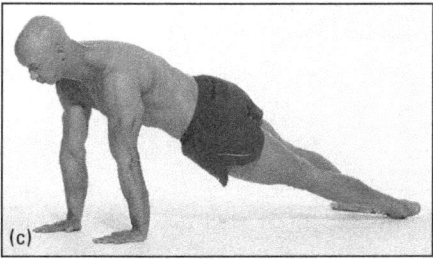

Abbildung 4.9: Hip Twists helfen, die Vorderseite und die Seiten Ihres Rumpfs zu entwickeln.

Dies ist eine schöne Bewegung, um eine oft übersehene Funktion der Wirbelsäule zu verbessern und die Vorderseite und die Seiten des Rumpfs zu entwickeln.

 Wenn Sie bei Plank-artigen Übungen oder Liegestützen Schmerzen im Handgelenk haben, versuchen Sie, sie auf einer harten Unterlage ohne Matte auszuführen. Eine Matte, insbesondere eine dicke und weiche, verstärkt die Beugung der Handgelenke, was zu Beschwerden führen kann. Sie können auch versuchen, Ihre Hände leicht nach außen zu drehen, sodass Ihre Finger in einem Winkel von etwa 45 Grad von der Mittellinie weg zeigen. Dadurch wird die Beugung der Handgelenke ebenfalls verringert.

Moose Antlers – das Elchgeweih

Moose Antlers sind eine großartige Übung für die Beweglichkeit von Schulter und Brustwirbelsäule, die die Haltung verbessern, indem sie den Kopf in eine bessere Position bringen.

1. **Legen Sie sich auf den Bauch, wobei der rechte Arm vollständig gestreckt ist und der linke Daumen auf dem Hinterkopf liegt, wie in Abbildung 4.10a gezeigt.**

2. **Ziehen Sie die rechte Hand so weit wie möglich nach vorne und drücken Sie sie in den Boden, während Sie den linken Ellbogen so hoch wie möglich anheben, wie in Abbildung 4.10b gezeigt.**

3. **Machen Sie sich so lang wie möglich und atmen Sie beim Anheben Ihres Ellbogens kräftig aus.**

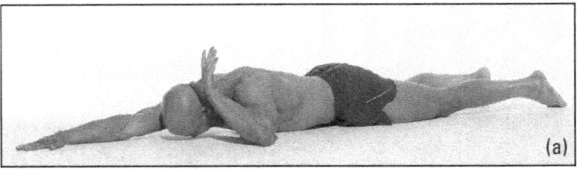
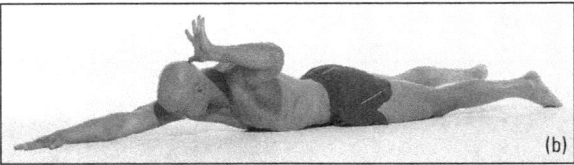

Abbildung 4.10: Die Moose-Antlers-Übung unterstützt Ihre Schultermuskulatur.

Die wichtigsten Gelenkfunktionen, die bei dieser Übung trainiert werden, sind die Schulterdehnung und das Zurückziehen des Schulterblatts, die besonders für Aktivitäten wie Schwimmen, Werfen und das Drehen des Kopfes beim Autofahren wichtig sind.

Twists and Reaches – Drehungen und Streckungen

Die Hauptfunktion dieser Übung besteht darin, die Drehung der Brustwirbelsäule und die Beweglichkeit der Schulter zu verbessern.

Diese hervorragende Übung dient vor allem einer verbesserten Drehung der Brustwirbelsäule, das heißt, des Teils der Wirbelsäule zwischen der Brustmitte und dem unteren Ende des Halses. Wie die meisten dieser Bodenübungen eignet sich auch Twists and Reaches ausgezeichnet dafür, lange Tage am Schreibtisch aufzulockern, da die Übung die Muskeln rund um die Schultern stärkt und dehnt.

1. **Begeben Sie sich in die Ausgangsposition für Liegestütze, mit den Knien auf dem Boden, wie in Abbildung 4.11a gezeigt.**

   Richten Sie sich von den Knien bis zu den Schultern auf und positionieren Sie sich so, dass sich Ihre Schultern direkt über Ihren Handgelenken befinden.

2. **Strecken Sie den linken Arm unter Ihrem Körper zur rechten Seite, während Sie sich von den Knien bis zum Kopf gerade halten, wie in Abbildung 4.11b gezeigt.**

   Die Schulter des Stützarms sollte eingezogen sein, das heißt, die Brust sollte so nah wie möglich am Boden sein, ohne dass der Stützarm gebeugt wird.

3. **Drücken Sie dann den rechten Arm in den Boden und greifen Sie mit dem linken Arm weit nach oben, wie in Abbildung 4.11c gezeigt.**

   In diesem Teil der Bewegung sollte die rechte Schulter nach vorne und zur Seite gezogen sein, das heißt, Sie sollten sich so groß wie möglich machen, indem Sie Ihre Schulter vom Ohr wegdrücken.

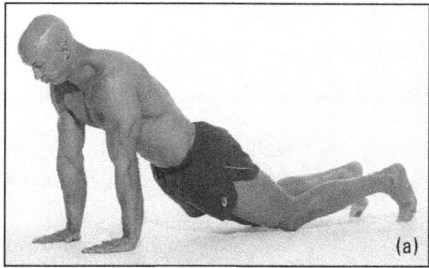
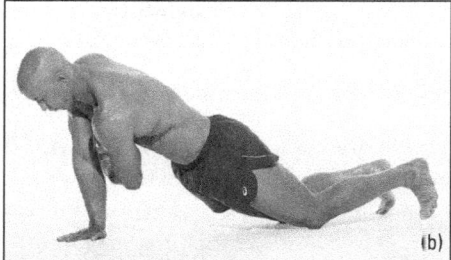
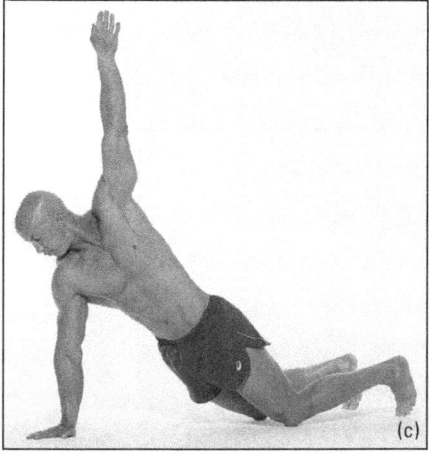

Abbildung 4.11: Twists and Reaches verbessern die Drehung der Brustwirbelsäule und die Schultermobilität.

Sie können diese Übung auch im Vierfüßlerstand durchführen, was etwas einfacher ist. Wenn Sie sich das nächste Mal bei der Arbeit am Schreibtisch unwohl fühlen, machen Sie einfach vier Wiederholungen auf beiden Seiten. Ich bin mir sicher, Sie werden sich besser fühlen!

Y-Cuffs – Y-Manschetten

Diese Übung ist definitiv ein Favorit zur Verbesserung der Schultergesundheit und -beweglichkeit, da sie alle Schulterfunktionen trainiert. Mit anderen Worten: Viele häufig vernachlässigte Funktionen werden mit einer wunderbar einfachen Bewegung trainiert.

1. Legen Sie sich auf den Bauch, die Arme in Y-Position, Daumen nach oben.

2. Machen Sie sich so lang wie möglich, während Sie nach unten schauen, aber mit vom Boden abgehobenem Kopf, wie in Abbildung 4.12a gezeigt.

3. Ziehen Sie die Hände unter Ihren Achseln durch und strecken Sie sie zu den Füßen, bis die Arme gestreckt sind, wie in Abbildung 4.12b gezeigt.

Achten Sie darauf, dass der Rest Ihres Körpers dabei unbewegt bleibt.

78   TEIL II Die Übungen

4. Legen Sie die Hände auf den unteren Rücken und lassen Sie die Ellbogen zum Boden sinken, wie in Abbildung 4.12c gezeigt.

5. Heben Sie die Ellbogen so hoch wie möglich an, wie in Abbildung 4.12d gezeigt.

6. Legen Sie die Hände seitlich ab, wie in Abbildung 4.12b gezeigt, und kehren Sie dann den ersten Teil der Bewegung um, indem Sie die Hände unter den Achseln durch zurück in die Ausgangsposition ziehen.

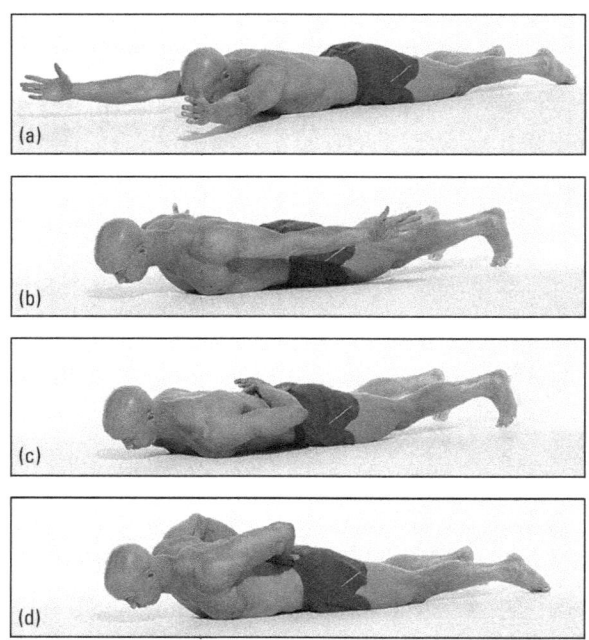

Abbildung 4.12: Die Y-Cuffs-Übung verbessert Ihre Schultergesundheit und -beweglichkeit.

Bemühen Sie sich bei jedem Teil dieser Übung, Ihren gesamten Bewegungsumfang auszuloten, während Sie den Rest Ihres Körpers so lang, gerade und unbewegt wie möglich halten.

Übungen in der Seitenlage

Diese Bewegungsauswahl konzentriert sich auf die Seiten Ihres Körpers und schließt die Innenseiten Ihrer Oberschenkel ein. Auch hier müssen Sie lernen, sich lang und gerade zu machen. In einer seitlichen Plank- oder Liegeposition sollte jemand, der auf Sie herabschaut, eine gerade Linie sehen. Drücken Sie Ihre Hüften nach vorne, indem Sie Ihre Gesäßmuskeln anspannen, heben Sie Ihren Brustkorb leicht an, straffen Sie Ihre Mitte und bringen Sie Ihren Kopf in eine gerade Linie.

Hip Drops– Die Hüften sinken lassen

Der Hauptzweck dieser Bewegung besteht darin, die Seiten Ihres Körpers zu stärken und die seitliche Beugung der Wirbelsäule zu verbessern.

1. **Begeben Sie sich in eine lange, gerade seitliche Plank-Position mit dem oberen Bein vor dem unteren Bein, wie in Abbildung 4.13a gezeigt.**

   Machen Sie sich so gerade wie möglich, indem Sie Ihre Gesäßmuskeln und Bauchmuskeln anspannen, während Sie Ihren Brustkorb leicht anheben. Wenn sich diese Position als zu schwierig erweist, können Sie Ihr unteres Knie auf den Boden legen, um die Position zu halten.

2. **Lassen Sie die Hüfte langsam so tief wie möglich sinken und begeben Sie sich dann wieder in eine gerade und zentrierte Ausgangsposition, wie in Abbildung 4.13b gezeigt.**

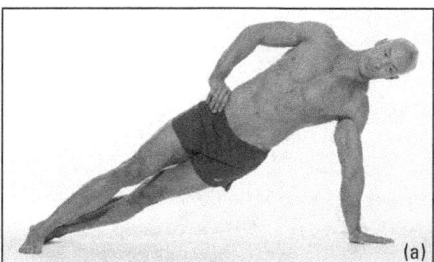 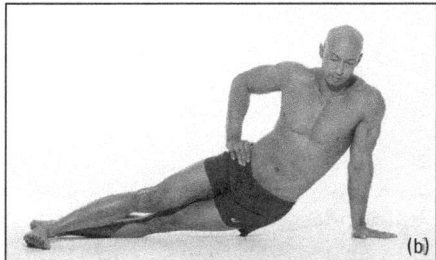

Abbildung 4.13: Ausgangsposition (a) und Endposition (b) für Hip Drops

Moon Walks – ein Mondspaziergang

Die Hauptfunktion der Moon Walks besteht darin, die Abduktion und Adduktion der Hüfte zu trainieren, was dazu beiträgt, die Beine zur Körperachse hin und von ihr weg zu bewegen.

1. **Begeben Sie sich in eine seitliche Plank-Position mit dem oberen Fuß vor dem unteren Fuß, wie in Abbildung 4.14a gezeigt.**

2. **Schieben Sie den unteren Fuß vor den oberen Fuß und dann den oberen Fuß vor den unteren Fuß.**

   Sie gehen im Wesentlichen in einer seitlichen Plank-Position (siehe Abbildung 4.14b).

3. **Gehen Sie vier Schritte vorwärts und dann vier Schritte rückwärts, wie in Abbildung 4.14c gezeigt.**

Sie können diese Übung auch durchführen, indem Sie sich auf den unteren Unterarm stützen, statt auf den ausgestreckten Arm. Den oberen Arm können Sie dann als Stütze verwenden, indem Sie ihn vor dem Bauch auf den Boden legen.

80 TEIL II Die Übungen

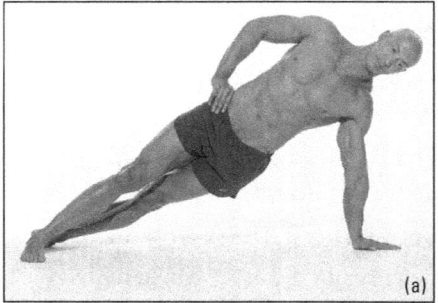
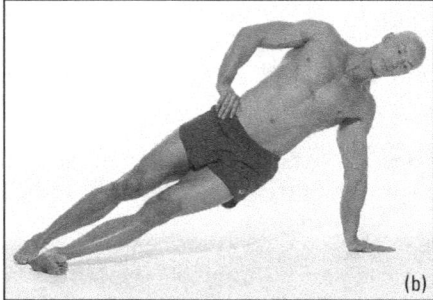
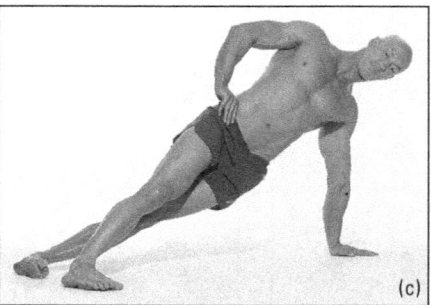

Abbildung 4.14: Begeben Sie sich in eine lange, gerade seitliche Plank-Position mit dem oberen Bein vor dem unteren Bein (a), stellen Sie das untere Bein vor das obere Bein (b) und stellen Sie dann das obere Bein vor das untere Bein (c).

Side Crunches – seitliche Crunches

Die Side Crunches-Übung stärkt die Seiten des Körpers und die Körpermitte durch seitliche Beugung der Wirbelsäule. Es handelt sich um eine kurze Bewegung, die sich anfangs etwas unbeholfen anfühlen kann, haben Sie also etwas Geduld. Die seitliche Stabilität ist ein oft übersehener Teil von Trainingsprogrammen.

1. **Legen Sie sich auf die linke Seite, heben Sie die Beine hoch und legen Sie die rechte Hand auf den Kopf, wie in Abbildung 4.15a gezeigt.**

   Machen Sie sich so gerade wie möglich.

2. **Halten Sie die Beine oben und bewegen Sie sich nicht, sondern heben Sie den rechten Ellbogen und den Kopf mit einer kurzen Bewegung an, wie in Abbildung 4.15b gezeigt.**

Achten Sie bei dieser kurzen Bewegung darauf, dass sie aus der Mitte des Körpers kommt. Vermeiden Sie es, am Kopf zu ziehen.

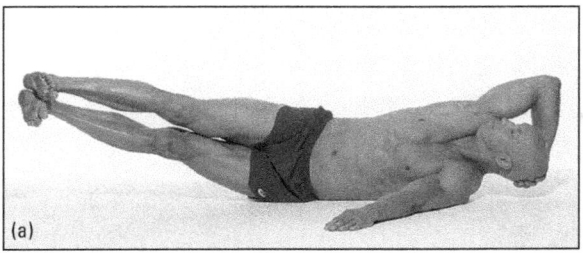
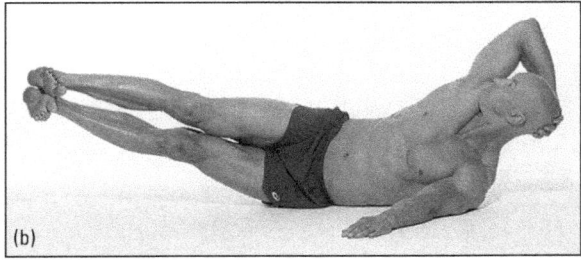

Abbildung 4.15: Ausgangsposition (a) und Endposition (b) für Side Crunches

Side Legs Lift – Seitliches Heben der Beine

Diese Bewegung trainiert die oberen Gesäßmuskeln, während Sie lernen, die Beine von der Mittellinie wegzubewegen, ohne die Hüfte nach außen zu drehen. Wenn Sie lernen, die Hüftdrehung während der Hüftabduktion zu kontrollieren, können Sie seitliche Schritte machen, während Ihre Knie und Zehen geradeaus zeigen, was in der Regel sicherer und effizienter ist, zum Beispiel beim Fangenspielen mit Ihren Kindern.

Halten Sie bei dieser Übung die Knöchel gebeugt und die Zehen nach vorn zum Gesicht gezogen. Ihre Füße sollten die ganze Zeit über parallel bleiben. Das Knie und die Zehen des angehobenen Beins sollten niemals nach oben zeigen!

1. Legen Sie sich auf die linke Seite, mit einer langen geraden Körperposition, wie in Abbildung 4.16a gezeigt.

2. Während Sie die Zehen und das Knie des angehobenen Beins leicht nach unten in Richtung Boden abwinkeln (Innendrehung), heben Sie Ihr rechtes Bein so hoch wie möglich, wie in Abbildung 4.16b gezeigt.

Bei dieser Übung geht es darum, das obere Bein so hoch wie möglich anzuheben, ohne die Zehen nach oben zu drehen. Wenn Sie diese Bewegung richtig ausführen, sollten Sie die Kontraktion in der oberen Gesäßmuskulatur des angehobenen Beins spüren und nicht in Ihrem Hüftbeuger.

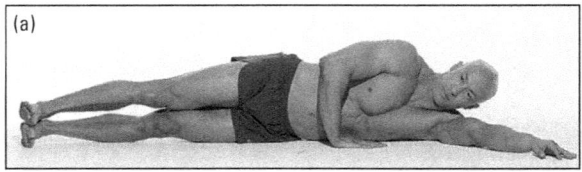
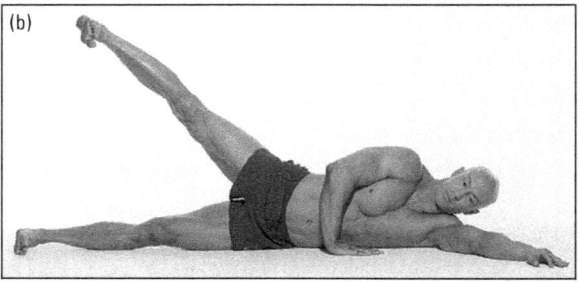

Abbildung 4.16: Ausgangsposition (a) und Endposition (b) für Side Leg Lifts

> **IN DIESEM KAPITEL**
>
> Die Rollübung erlernen
>
> Die Übung vom Liegen zum Knien ausprobieren
>
> Dier Übung vom Knien zum Stehen trainieen
>
> Die Übung vom Liegen zum Storchenstand erlernen

Kapitel 5
Übergänge vom Liegen zum Stehen (Entwicklungsbewegungen)

Die grundlegenden athletischen Fähigkeiten werden schon früh im Leben durch Entwicklungsbewegungen erlernt. Es handelt sich dabei um die Bewegungen, die für den Übergang zwischen den liegenden, knienden und stehenden Positionen erforderlich sind. Die Stabilisierung der Wirbelsäule, die Koordination von Hüfte und Schultern sowie die Kontrolle der seitlichen Gewichtsverlagerung sind die Grundlagen, auf denen die Fortbewegung aufgebaut ist.

Ihre Leistung beim Gehen, Laufen, Werfen, Schlagen und vielen anderen Aktivitäten hängt von der Beherrschung dieser Grundlagen ab. Sie lassen sich am besten verbessern, indem der Lernprozess der Natur nachgeahmt wird, der eine Abfolge von Übergängen zwischen liegenden, knienden und stehenden Positionen darstellt.

In diesem Kapitel erhalten Sie eine einfache schrittweise Anleitung zur Verfeinerung der Fähigkeiten, die Sie ganz zu Beginn Ihres Lebens erlernt haben.

Es ist immer eine gute Idee, mit Ihrem Arzt zu sprechen, bevor Sie mit einem Trainingsprogramm beginnen. Wenn Ihnen eine der Übungen in diesem Kapitel Schmerzen bereitet, sollten Sie sie nicht ausführen. Es ist wichtig, den Unterschied zu erkennen, ob etwas anstrengend oder aber schmerzhaft ist. Keine Übung sollte Schmerzen verursachen. Hören Sie immer auf Ihren Körper.

Die Rolle der Gewichtsverlagerung bei Bewegung und Stabilität

Die Gewichtsverlagerung gehört zu den Dingen, die so grundlegend und alltäglich sind, dass die meisten von uns noch nie darüber nachgedacht oder sich damit beschäftigt haben. Die Kontrolle der Gewichtsverlagerung ist jedoch gerade deshalb so unglaublich wichtig, weil sie ständig im Einsatz ist. Jeder Schritt, den Sie machen, beinhaltet eine seitliche Gewichtsverlagerung, egal ob Sie krabbeln, gehen, joggen oder sprinten. Auch das Werfen eines Balls, das Schwingen eines Schlägers oder das Kicken eines Sacks sind mit seitlichen Gewichtsverlagerungen verbunden. Das Gleichgewicht, das auch für das Leben außerhalb des Trainings wichtig ist, äußert sich in einer verbesserten Kontrolle über die rhythmische Gewichtsverlagerung von einer Seite zur anderen.

Übungen zur Koordinierung der Hüft- und Schulterfunktionen

Um sich sicher und effektiv zu bewegen, müssen Sie Ihre Arme und Beine um eine neutrale Wirbelsäule herum bewegen. Die Bodenübungen in Kapitel 4 sind eine gute Möglichkeit, dies zu lernen. Der nächste Schritt besteht darin, die verbesserten Gelenkfunktionen und die verbesserte Körperhaltung in nützliche Bewegungen zu integrieren, die eine Gewichtsverlagerung beinhalten.

Rollübungen

Das Rollen ist das einfachste Beispiel für eine koordinierte Hüft- und Schulterbewegung, die eine seitliche Gewichtsverlagerung bewirkt, um von einem Ort zum anderen zu gelangen. Mit dieser einfachen Übung lernen Sie, Ihre Arme um eine neutrale Wirbelsäule herum zu bewegen und dabei Ihr Gewicht seitlich zu verlagern, was auch für viel komplexere Bewegungen wie Sprinten und Boxen erforderlich ist.

1. **Legen Sie sich auf den Rücken und strecken Sie den linken Arm über den Kopf und den rechten Arm senkrecht zum Körper aus, wie in Abbildung 5.1a gezeigt.**

2. **Beginnen Sie mit dem Rollen, indem Sie mit dem rechten Arm über den Körper streichen und gleichzeitig die Bauchmuskeln leicht anspannen, wie in Abbildung 5.1b gezeigt.**

    Das Anspannen und Ausstrecken ist notwendig, um die Gewichtsverlagerung einzuleiten, also achten Sie darauf, dass Sie in die Richtung greifen, in die Sie zu rollen versuchen.

3. **Setzen Sie das Rollen fort, bis Sie mit dem Gesicht nach unten auf dem Boden liegen (siehe Abbildung 5.1c). Sobald Sie sich in der Bauchlage befinden, legen Sie beide Hände unter Ihre Schultern.**

KAPITEL 5 Übergänge vom Liegen zum Stehen (Entwicklungsbewegungen)   85

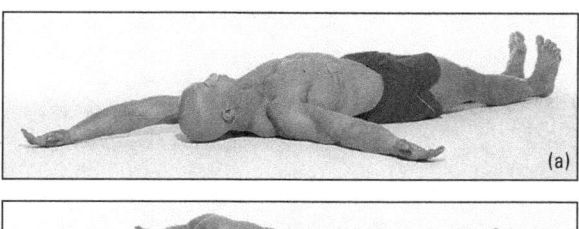
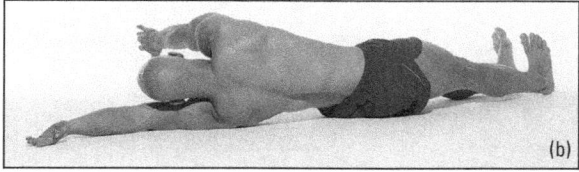
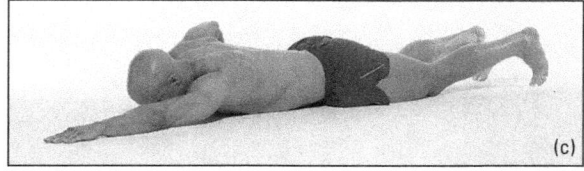

Abbildung 5.1: Die Rollübung

Diese kleine Bewegung bereitet Sie auf die Übergänge zu weiteren Positionen vor, die Sie später lernen werden.

4. **Kehren Sie die Bewegung um, indem Sie den linken Arm über den Kopf hinaus strecken, und stoßen Sie sich dann von der rechten Hand ab, um in die Rückenlage zurückzukehren.**

   Um effizient rollen zu können, müssen Sie Ihren Arm aus dem Weg schaffen, was auch eine gute Möglichkeit ist, die Schulterbeweglichkeit zu verbessern.

Übungen vom Liegen zum Knien

Dies ist eine Ganzkörperbewegung, bei der Sie lernen, nahtlos von der Position in Bauchlage in eine hohe, doppelte Kniestellung überzugehen. So entwickeln Sie nützliche Kraft und verbessern gleichzeitig Ihre Haltung.

1. **Beginnen Sie in der Bauchlage mit den Händen unter den Schultern, wie in Abbildung 5.2a gezeigt.**

   Wenn Sie Schmerzen in den Handgelenken haben, legen Sie die Unterarme auf den Boden und stützen Sie die Ellbogen seitlich ab.

2. **Heben Sie die Hüfte an und schieben Sie sie so weit wie möglich nach hinten in Richtung Ihrer Fersen (siehe Abbildung 5.2b).**

3. **Strecken Sie Ihre Hüften, bis Sie sich in einer aufrechten, doppelt knienden Position befinden (siehe Abbildung 5.2c).**

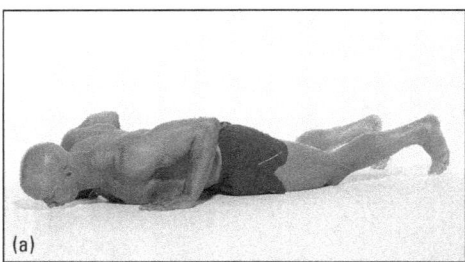
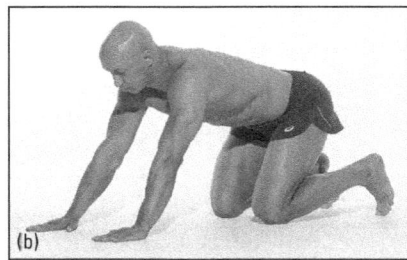
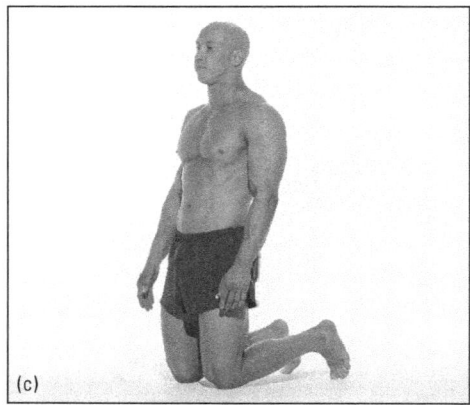

Abbildung 5.2: Die Übung vom Liegen zum Knien

Wenn Sie Knieschmerzen oder Probleme mit Ihren Knien haben, versuchen Sie, ein Kissen unter Ihre Knie zu legen.

4. **Kehren Sie die Bewegung um, indem Sie Ihre Hüften nach hinten schieben, und kehren Sie dann in die Liegeposition zurück, wobei Sie beide Hände unter Ihre Schultern legen.**

   Beginnen Sie die Bewegung, indem Sie die Hüfte nach hinten schieben. So haben Sie viel mehr Kontrolle über die Bewegung und müssen nicht nach vorne auf Ihre Hände fallen.

Übungen vom Knien zum Stehen

Diese Übung eignet sich hervorragend für die Entwicklung von Kraft, Flexibilität und Gleichgewicht, was auch im Leben außerhalb des Trainings sehr wichtig ist. Wie bereits erwähnt, beinhaltet fast alles, was Sie im Leben machen, Schritte. Arbeiten Sie bei dieser Übung daran, große Ausfallschritte zu machen und dabei eine aufrechte Haltung zu bewahren.

1. **Verlagern Sie aus einer aufrechten, doppelten Kniestellung (siehe Abbildung 5.2c) Ihr Gewicht auf die rechte Hüfte und bringen Sie den linken Fuß nach vorn, sodass Sie in eine einfache Kniestellung gelangen, wie in Abbildung 5.3a gezeigt.**

Sie können jede Armhaltung einnehmen, die für Sie bequem ist. In den hier gezeigten Abbildungen befinden sich die Arme in der T-Position.

2. **Verlagern Sie Ihr Gewicht auf das vordere Bein, während Sie sich vom hinteren Bein abstoßen, und nehmen Sie eine stehende Position ein, wie in Abbildung 5.3 gezeigt.**

   Halten Sie Ihre Mitte angespannt, während Sie nach vorne treten. Das hilft, Ihre Wirbelsäule in einer neutralen Position zu halten (das heißt, nicht unnötig gekrümmt), was am sichersten ist.

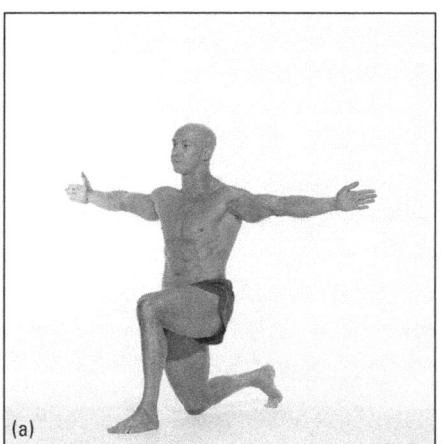 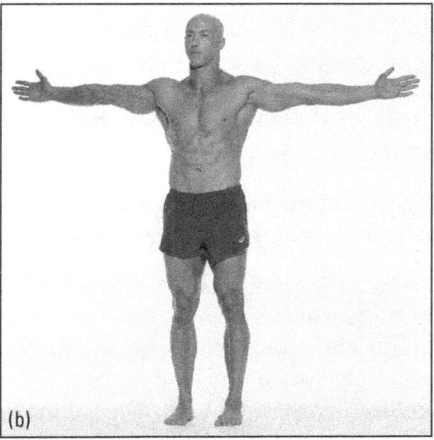

Abbildung 5.3: Verlagern Sie Ihr Gewicht auf Ihre rechte Hüfte und machen Sie einen Schritt nach vorn in eine einfach kniende Position (a), und bewegen Sie sich dann in eine stehende Position, die Arme nach außen (b).

3. **Kehren Sie die Bewegung um, um wieder in die doppelte Knieposition zu gelangen.**

   Behalten Sie auf dem Weg nach unten eine aufrechte Körperhaltung mit angespannter Mitte bei und bemühen Sie sich, große Schritte zu machen.

Übungen vom Liegen in den Storchenstand

Bei dieser Übung werden alle vorherigen Übungen in eine einzige fließende Bewegung zusammengefasst. Wenn Sie sich bei der Ausführung der vorherigen Übungen sicher fühlen, sind Sie bereit, diese Übung zu versuchen. Nehmen Sie sich Zeit und denken Sie daran: Übung macht den Meister!

 Das Ziel dieser Bewegungen ist es, Ihr Gleichgewicht, Ihre Kraft und Ihre Beweglichkeit auf die sinnvollste Weise zu verbessern, damit Sie optimal und verletzungsfrei trainieren können. Dazu ist es notwendig, dass Sie Ihre Haltung in den Vordergrund stellen. Heben Sie bei all diesen Bewegungen Ihren Brustkorb leicht an, während Sie Ihre Mitte straff halten, damit Ihre Wirbelsäule so lang und gerade wie möglich ist. Am Anfang wird es sich wahrscheinlich etwas unangenehm anfühlen, aber es wird bald zur Gewohnheit werden, und das ist genau das, was Sie wollen.

Diese Übung bietet alle Vorteile der vorangegangenen Übungen sowie die zusätzliche Herausforderung einer hohen Step-up-Position, die als Storchenstellung bezeichnet wird (siehe Abbildung 5.4). Die Storchenstellung ist eine einfache Bewegung, die große Auswirkungen auf die sportliche Leistung hat, da sie Ihre Fähigkeit verbessert, große Schritte zu machen und dabei eine gute Körperhaltung beizubehalten.

1. **Befolgen Sie die Anweisungen im Abschnitt »Rollübungen«, um sich abzurollen.**

   Rollen Sie sich aus der Rückenlage nach links in die Bauchlage, sodass Sie mit dem Gesicht nach unten liegen und die Hände unter den Schultern haben.

2. **Schieben Sie Ihre Hüften nach hinten und heben Sie Ihren Körper in eine aufrechte, doppelt kniende Position, wie zuvor in Abbildung 5.2c gezeigt.**

3. **Gehen Sie mit dem linken Bein nach vorne in eine einfach kniende Position (wie in Abbildung 5.3a gezeigt) und stehen Sie dann auf.**

4. **Verlagern Sie Ihr Gewicht nach rechts und heben Sie das linke Knie an, während Sie sich so aufrecht und gerade wie möglich halten.**

   Dies wird als Storchenstand bezeichnet und ist in Abbildung 5.4 gezeigt. Stellen Sie sich vor allem aufrecht und gerade auf ein Bein. Die Höhe Ihres angehobenen Knies ist weniger wichtig als Ihre Körperhaltung. Am Anfang ist es in Ordnung, wenn Sie Ihr Knie nur leicht vom Boden abheben. Wenn sich Ihr Gleichgewicht und Ihre Beweglichkeit verbessern, heben Sie Ihr Knie allmählich höher und höher. Halten Sie diese Position nur so lange, bis Sie die größtmögliche Höhe erreicht haben.

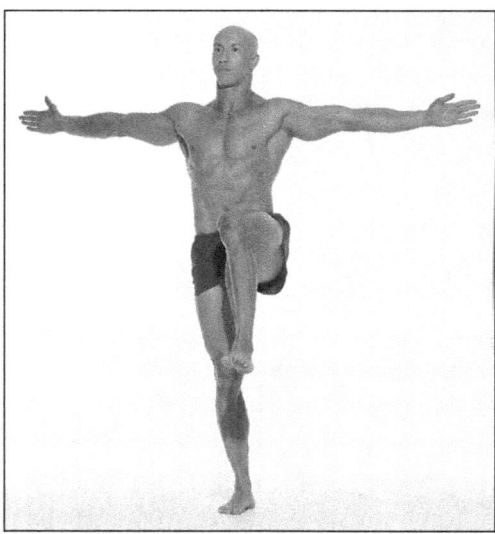

Abbildung 5.4: Die Storchenposition verbessert Gleichgewicht, Haltung und Beweglichkeit in der Hüfte.

5. **Kehren Sie die gesamte Bewegung um und kehren Sie in die Rückenlage zurück.**

Beim Übergang vom einfachen Kniestand in den Storchenstand können Sie die für Sie angenehmste Armhaltung einnehmen. Auf diesen Bildern befinden sich die Arme in der T-Position.

Sie können mehrere Wiederholungen auf der gleichen Seite machen, bevor Sie die Seite wechseln, oder Sie können nach jeder Wiederholung die Seite wechseln.

Um diese Übung zu erleichtern, bewegen Sie Ihre Arme frei. Sie können sich sogar mit einer oder beiden Händen vom vorderen Bein abstoßen, um den Übergang vom einfachen Knien zum Stehen zu erleichtern.

Sobald Sie mit dieser Übung vertraut sind und die Bewegungen automatisch ablaufen, können Sie den Übergang ohne Unterbrechung vollziehen, außer kurz in der Endposition des Storchenstands zu bleiben. Denken Sie jedoch daran, dass es nicht um Schnelligkeit geht. Konzentrieren Sie sich darauf, die Bewegungen so sanft und mühelos wie möglich auszuführen.

IN DIESEM KAPITEL

Mehr über die Vorteile einer starken Mitte erfahren

Die Bauchübungen ausprobieren

Übungen für die seitliche Stabilität kennenlernen

Übungen für den unteren Rücken ausführen

Kapitel 6
Übungen zur Stärkung Ihrer Mitte

Die »Mitte« bezieht sich auf die Muskeln in der Körpermitte, zu denen der Bauch, der untere Rücken, die Hüften und das Becken gehören. Die Stärkung dieser Muskeln verbessert die Körperhaltung, indem die Wirbelsäule stabilisiert wird, sodass Sie die richtige Ausrichtung für eine optimale Kraftaufnahme beibehalten können. Zu den Vorteilen einer stabilen Körpermitte gehören die Vorbeugung von Verletzungen, die Verringerung von Rückenschmerzen, die Verbesserung des Hebens und des Gleichgewichts, der Stabilität und der Körperhaltung sowie eine bessere sportliche Leistung.

Eine starke Mitte bildet auch die Grundlage für die Erzeugung von Kraft und die schmerzfreie Übertragung von Energie zwischen Unter- und Oberkörper.

 Es ist immer eine gute Idee, mit Ihrem Arzt zu sprechen, bevor Sie mit einem Trainingsprogramm beginnen. Wenn Ihnen eine der Übungen in diesem Kapitel Schmerzen bereitet, sollten Sie sie nicht ausführen. Es ist wichtig, den Unterschied zu erkennen, ob etwas anstrengend oder aber schmerzhaft ist. Keine Übung sollte Schmerzen verursachen. Hören Sie immer auf Ihren Körper.

Bauchübungen beherrschen

Diese Übungen konzentrieren sich hauptsächlich auf den *Rectus abdominis*, also die Muskeln, die das »Sixpack« bilden. Sie trainieren damit auch den transversalen Bauchmuskel, die schrägen Bauchmuskeln, die Hüftbeuger und andere unterstützende Muskeln. Diese Bewegungen werden vor allem im Planking und in Rückenlage ausgeführt, und ihre

Hauptfunktion besteht darin, die Kraft zu entwickeln, die erforderlich ist, um unerwünschten Bewegungen in der Körpermitte zu widerstehen.

 Wenn Sie detaillierte Videoanleitungen für viele dieser Übungen haben möchten, besuchen Sie die Instagram-Seite *Mark_Lauren_Bodyweight*. In der Biografie finden Sie einen Link, über den Sie Zugang zu allen kostenlosen Videos in der Abo-App *Mark Lauren On Demand* erhalten.

Bodyrocks – den Körper schaukeln

Bei der Bodyrocks-Übung bewegen Sie sich in einer Plank-Position vorwärts und rückwärts. Probieren Sie es aus, indem Sie diese Schritte befolgen:

1. **Begeben Sie sich in die Ausgangsposition für Push-ups und senken Sie sich auf Ihre Unterarme ab.**

   Man spricht auch von der *Stütz-Position*.

   Ihre Ellbogen sollten sich etwas vor Ihren Schultern befinden, Ihre Hände etwa schulterweit auseinander, wie in Abbildung 6.1a gezeigt.

2. **Von dieser Position aus bewegen Sie Ihren Körper gerade nach vorne und schaukeln nach vorne auf Ihren Zehen, wie in Abbildung 6.1b gezeigt, und kehren dann wieder zurück in die Ausgangsposition.**

3. **Schaukeln Sie weiter vor und zurück, wobei Sie eine perfekt gerade Körperhaltung vom Kopf bis zu den Zehen beibehalten.**

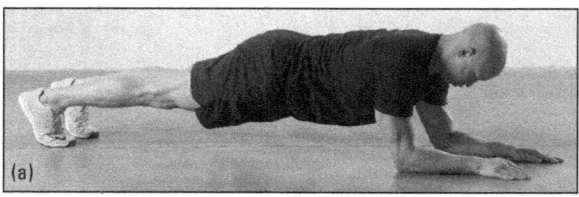

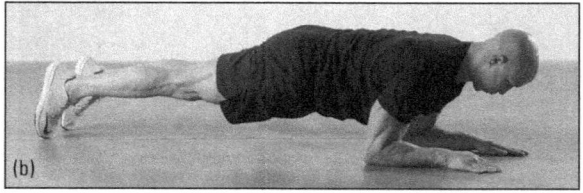

Abbildung 6.1: Nehmen Sie die Stütz-Position auf Ihren Unterarme ein (a) und schaukeln Sie dann vor und zurück, während Sie den Körper ganz gerade halten (b).

Einer der wichtigsten Schritte beim Erlernen richtiger Bewegungen ist, sich lang und gerade zu machen. Um eine ideale Haltung zu erreichen, verwenden Sie die folgende Checkliste: Spannen Sie Ihre Gesäßmuskeln an, spannen Sie Ihre Bauchmuskeln an, heben Sie Ihre Brust leicht an und richten Sie Ihren Kopf so aus, dass Ihre Halswirbelsäule in einer neutralen Position ist.

Bodyrocks mit Streckung

Sobald Sie in der Lage sind, Bodyrocks in guter Form und relativer Leichtigkeit auszuführen, können Sie mit gestreckten Bodyrocks fortfahren.

1. Gehen Sie in die Unterarm-Stütz-Position und schaukeln Sie Ihren Körper so weit wie möglich nach hinten, ohne Ihre Hüften anzuheben, wie in Abbildung 6.2a gezeigt.

2. Bewegen Sie sich nach vorne, verlagern Sie das Gewicht Ihres Oberkörpers auf Ihren rechten Unterarm und strecken Sie Ihren linken Arm so weit wie möglich nach vorne, wie in Abbildung 6.2b gezeigt.

3. Kehren Sie in die Ausgangsposition zurück und wiederholen Sie die Übung mit dem anderen Arm. Halten Sie Ihren Körper während der gesamten Bewegung so lang gestreckt und gerade wie möglich.

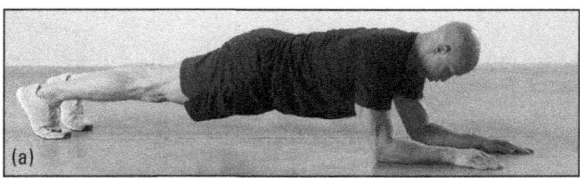

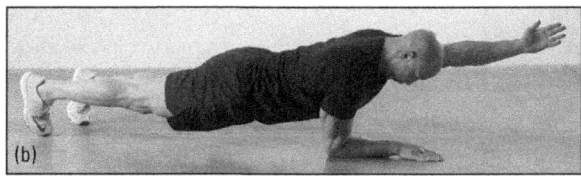

Abbildung 6.2: Beginnen Sie in der Unterarm-Position (a) und schaukeln Sie dann nach vorne, während Sie mit Ihrem linken Arm über Ihren Kopf hinaus greifen (b).

Bodyrocks mit seitlicher Streckung

Diese Variante des Bodyrocks erfordert viel Kraft, um eine ungewollte Rotation zu verhindern. Sie müssen die ersten beiden Bodyrock-Varianten sicher ausführen können, bevor Sie diese Übung ausprobieren.

1. Gehen Sie in die Stütz-Position, Ihre Füße schulterbreit auseinander.

2. Verlagern Sie Ihr Gewicht auf den rechten Unterarm und strecken Sie dann den linken Arm so weit wie möglich nach links, wie in Abbildung 6.3 gezeigt.

3. Kehren Sie in die Ausgangsposition zurück und wechseln Sie dann die Seite.

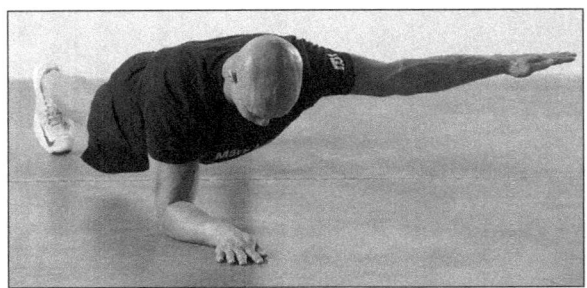

Abbildung 6.3: Greifen Sie mit dem linken Arm sc weit wie möglich nach links. Wechseln Sie dann die Seite.

 Um den vollen Nutzen aus dieser Übung zu ziehen, verlagern Sie Ihr Gewicht leicht in die Richtung, in die Sie greifen. Diese Gewichtsverlagerung weg von Ihrem Schwerpunkt macht diese Übung extrem anspruchsvoll.

Stütz-Streckungen

Diese Übung stärkt Ihre Mitte und Ihre Haltung und verbessert gleichzeitig die Rotationskontrolle.

1. Gehen Sie in die Stütz-Position, Unterarme und Füße schulterbreit auseinander. Greifen Sie dann mit dem linken Arm unter Ihrem Körper nach rechts, wie in Abbildung 6.4a gezeigt.

2. Strecken Sie den linken Arm gerade nach oben, während Sie Ihre Hüften gerade nach unten zum Boden richten, wie in Abbildung 6.4b gezeigt. Öffnen Sie dabei nur Ihre Brust!

3. Kehren Sie in die Stütz-Position zurück und wiederholen Sie die Übung auf der anderen Seite.

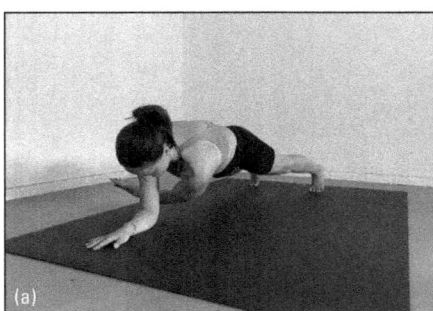 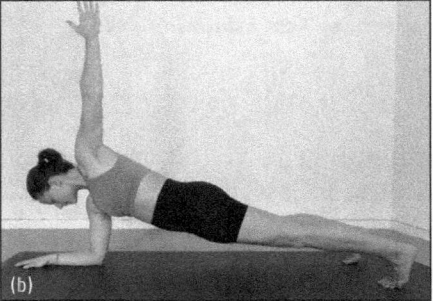

Abbildung 6.4: Diese Übung ist großartig für Ihre Mitte.

Tripoid Scissor Kicks – Dreibein-Scherenkicks

Mit dieser Bewegung lernen Sie, die Drehung zu kontrollieren und ihr zu widerstehen. Der Schlüssel dazu ist, Ihr Becken bei dieser Übung gerade zu halten. Lassen Sie sich Zeit.

1. **Gehen Sie in die Push-up-Position, wobei Ihre Handgelenke direkt unter den Schultern liegen. Stellen Sie Ihre Füße schulterbreit oder weiter auseinander und heben Sie dann den rechten Fuß ein paar Zentimeter vom Boden ab, wie in Abbildung 6.5a gezeigt.**

2. **Während Sie Ihre Zehen und Knie gerade nach unten zeigen lassen, bringen Sie Ihren rechten Fuß zum linken Fuß, wie in Abbildung 6.5b gezeigt. Kehren Sie in die Ausgangsposition zurück und wechseln Sie die Seite.**

   Wichtig ist, dass Sie beim Anheben des Fußes keine ungewollten Bewegungen machen. Halten Sie Ihre Wirbelsäule, einschließlich des Beckens, stabil.

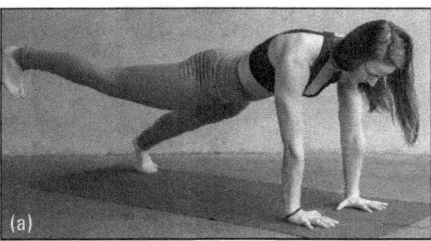 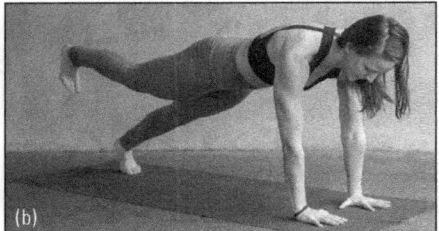

Abbildung 6.5: Bringen Sie Ihr rechtes Bein zu Ihrem linken und dann zurück in die Ausgangsposition.

Je weiter sich Ihre Füße auseinander befinden, desto schwieriger ist die Übung.

 Wenn Sie die Übung auf Ihren Unterarmen durchführen, ist es für Ihre Arme einfacher, aber schwieriger für Ihre Mitte.

Mountain Climbers – Bergsteiger

Diese Übung war eine meiner Lieblingsübungen, als ich ein junger Soldat in einer Spezialeinheit der US Air Force war. Sie ist so einfach wie effektiv. Im Grunde läuft man auf der Stelle, während man sich in der Ausgangsposition eines Push-ups befindet.

1. **Beginnen Sie in einer Push-up-Position und halten Sie dabei Nacken, Wirbelsäule, Steißbein und Beine in einer geraden Linie, wie in Abbildung 6.6a gezeigt.**

   Halten Sie Ihre Arme gerade, mit Ihren Handgelenken direkt unter Ihren Schultern.

2. **Beginnen Sie, auf der Stelle zu laufen, indem Sie Ihre Knie zur Brust ziehen, wie in Abbildung 6.6b gezeigt.**

   Behalten Sie eine lange, gerade Körperhaltung bei und finden Sie einen gleichmäßigen Rhythmus.

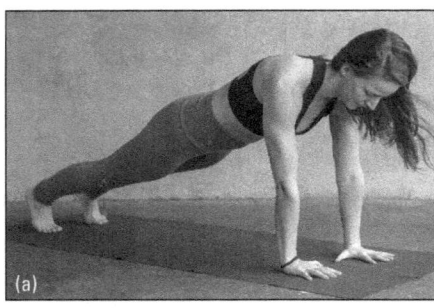
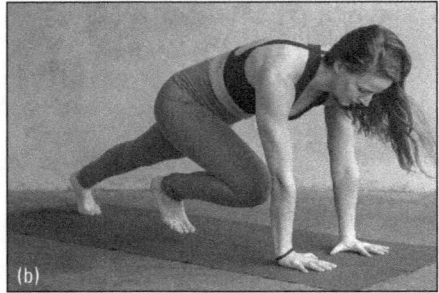

Abbildung 6.6: Gehen Sie in eine hohe Planking-Position (a) und laufen Sie auf der Stelle, wobei Sie Ihre Hüften tief halten (b).

Ihr Gesäß möchte sich vielleicht heben, wenn Sie Ihre Knie zur Brust ziehen. Arbeiten Sie daran, Ihren Körper parallel zum Boden zu halten, auch wenn das zu Beginn bedeutet, dass Sie Ihre Kniebewegung einschränken müssen.

Mountain Climbers Across – Bergsteiger mit Querung

Diese Mountain Climbers-Variante trainiert Ihre Mitte und Ihre Adduktoren, also die Muskeln an der Innenseite Ihrer Oberschenkel.

1. **Gehen Sie in die Push-up-Ausgangsposition und bringen Sie dann Ihr rechtes Knie zum linken Ellbogen, wie in Abbildung 6.7a gezeigt.**

2. **Kehren Sie in die Ausgangsposition zurück und bringen Sie dann Ihr linkes Knie zum rechten Ellbogen, wie in Abbildung 6.7b gezeigt.**

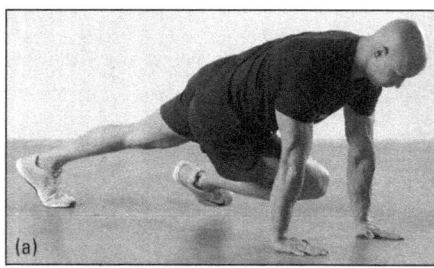
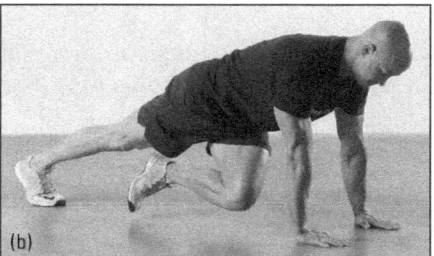

Abbildung 6.7: Bringen Sie aus der Push-up-Position Ihr rechtes Knie an Ihren linken Ellbogen und wechseln Sie dann die Knie.

Diese Bewegung ist nicht dafür vorgesehen, schnell ausgeführt zu werden, wie beim normalen Mountain Climber, bei dem man auf der Stelle läuft. Nehmen Sie sich Zeit und erreichen Sie den vollen Bewegungsumfang, während Sie eine gute Haltung beibehalten.

Mountain Climbers Around – Bergsteiger nach außen

Bei dieser Variante liegt der Schwerpunkt mehr auf den Seiten Ihrer Mitte. Lassen Sie sich auch hier Zeit und bemühen Sie sich, bei jeder Wiederholung einen möglichst großen Bewegungsbereich zu erzielen.

1. Gehen Sie in die Push-up-Ausgangsposition.

2. Verlagern Sie Ihr Gewicht auf die linke Seite Ihres Körpers und bringen Sie dann Ihr rechtes Knie so nah wie möglich an Ihre rechte Schulter, wie in Abbildung 6.8 gezeigt.

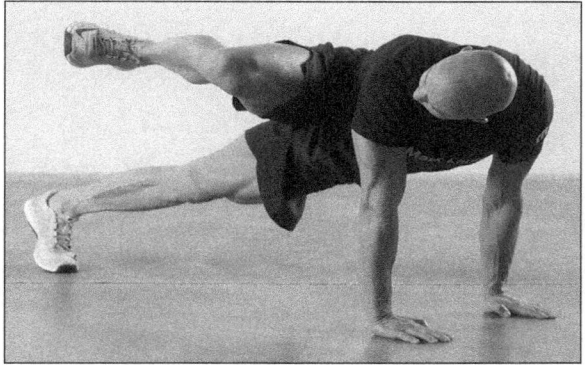

Abbildung 6.8: Bringen Sie aus der Plank-Position Ihr rechtes Knie zur rechten Schulter.

Wenn Sie den Schwierigkeitsgrad erhöhen möchten, versuchen Sie, diese Übung aus der Stütz-Position durchzuführen.

 Wenn Sie Probleme mit Schmerzen im Handgelenk haben, versuchen Sie, Ihre Finger in der Push-up-Position leicht nach außen zu drehen. Es hilft auch, Ihre Hände auf festen Boden zu legen, statt auf eine Matte, wo Ihre Hände in ein weiches Material einsinken, was die Beugung Ihrer Handgelenke verstärkt.

Rollouts – Ausrollen

Dies ist eine hervorragende Übung zur Stärkung Ihrer Körpermitte. Sie benötigen dafür eine Bauchrolle oder irgendetwas, das Sie nach vorne gleiten lässt, wie zum Beispiel Möbelgleiter. Es gibt viel Raum für Kreativität. Sie können auch Zeitschriften verwenden, um auf Teppichen zu gleiten, oder Socken über die Hände ziehen, um auf Fliesen- und Holzböden zu gleiten.

1. Gehen Sie in eine kniende Position mit beiden Knien auf einer gepolsterten Oberfläche und Ihren Händen auf etwas, das gleiten (oder rollen) kann, wie in Abbildung 6.9a gezeigt.

2. Spannen Sie Ihre Bauchmuskeln stark an, ziehen Sie Ihr Steißbein ein und schieben Sie dann Ihre Hände von den Knien weg, während Sie sich vom Kopf bis zum Steißbein gerade halten, wie in Abbildung 6.9b gezeigt.

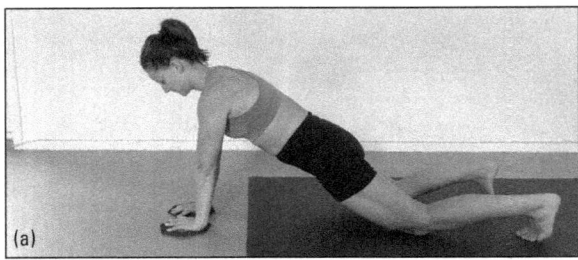

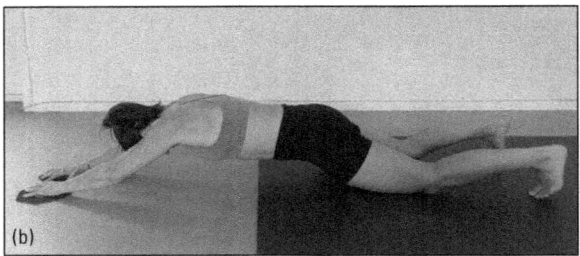

Abbildung 6.9: Gehen Sie in eine kniende Position und stützen Sie Ihre Hände auf etwas ab, mit dem Sie gleiten und sich nach vorne bewegen können.

Während Sie Ihre Hände nach vorne gleiten lassen, halten Sie Ihre Hüften so lange wie möglich vom Boden weg. Für die meisten Menschen ist diese Bewegung eher ein kontrollierter Fall, was in Ordnung ist. Versuchen Sie einfach, das Absenken so gut wie möglich zu kontrollieren. Sobald Ihre Hüften auf dem Boden sind, gleiten Sie Ihre Hände weiter so weit wie möglich nach vorne, um sich zu strecken.

Schummeln Sie sich irgendwie wieder in die Ausgangsposition zurück und beginnen Sie dann erneut.

 Diese Übung belastet Ihre Schultern und Ihren Bauch ziemlich stark. Wärmen Sie sich daher gründlich auf, bevor Sie sie ausführen. Wenn Ihnen die Kraft und Stabilität fehlen, können Sie Bodyrocks als einfachere Version dieser Übung verwenden.

Hanging Leg Lifts – Beinheben im Hängen

Dies ist eine außergewöhnliche Übung für Ihre Mitte, die sich auf Ihre unteren Bauchmuskeln und Hüftbeuger konzentriert, also die Muskeln an der Vorderseite Ihrer Oberschenkel, die dafür verantwortlich sind, Ihre Beine vor Ihnen anzuheben. Sie ist auch hervorragend geeignet, um Ihren Griff zu stärken und die Schultergesundheit zu verbessern.

1. **Suchen Sie sich etwas, an dem Sie sich festhalten können, und hängen Sie Ihren ganzen Körper daran auf, wie in Abbildung 6.10a gezeigt.**

   Das Konstrukt sollte hoch genug sein, damit Ihre Füße beim Hängen nicht den Boden berühren. Wenn Sie nichts so Hohes finden oder erreichen können, können Sie Ihre Knie in der Ausgangsposition auch beugen. Ich habe beispielsweise schon Türrahmen, Klimmstangen, Äste, die Kante einer Veranda und die Querstange einer Schaukel verwendet.

2. **Ziehen Sie im Hängen Ihre Knie zur Brust, bis Ihre Knie mindestens auf Hüfthöhe sind, wie in Abbildung 6.10b gezeigt. Senken Sie sie dann wieder ab, ohne zu schwingen. Nehmen Sie sich die Zeit, sich nach jeder Wiederholung so gerade wie möglich zu machen.**

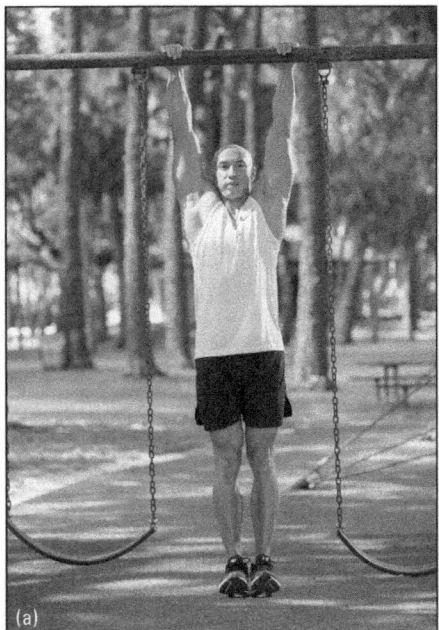 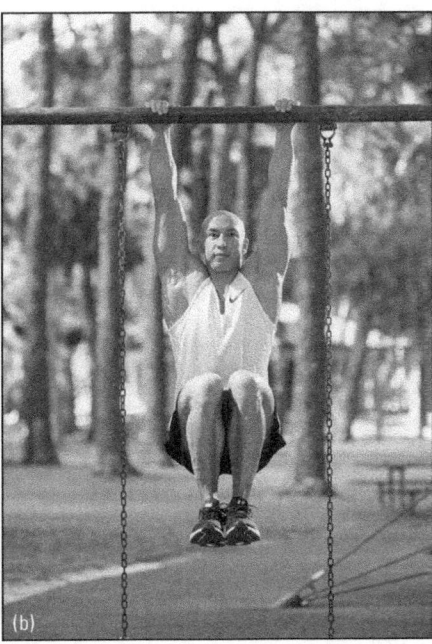

Abbildung 6.10: Ziehen Sie Ihre Knie zur Brust, während Sie an einem stabilen Konstrukt hängen.

Wenn Sie den Schwierigkeitsgrad erhöhen möchten, können Sie die Beine gestreckt lassen und gleichzeitig zur Brust hochziehen, wie in Abbildung 6.11 gezeigt.

Scorpion Kicks – Skorpion-Kicks

Diese unterhaltsame Rumpfbewegung verbessert die Beweglichkeit von Hüfte, Wirbelsäule und Schultern.

1. **Gehen Sie in die Push-up-Ausgangsposition, wobei sich Ihre Schultern direkt über Ihren Händen befinden, wie in Abbildung 6.12a gezeigt.**
2. **Ziehen Sie Ihr rechtes Knie zur Brust, wie in Abbildung 6.12b gezeigt.**

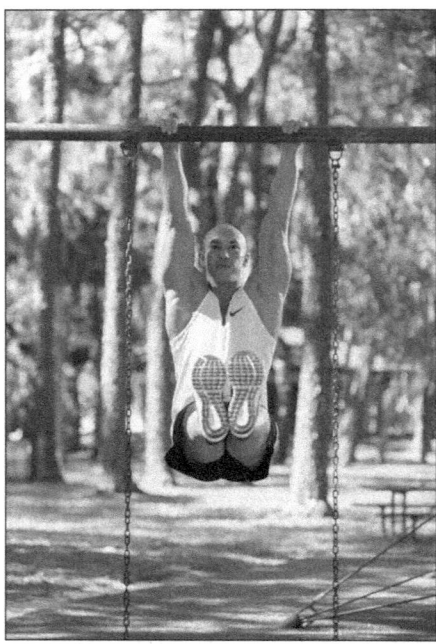

Abbildung 6.11: Halten Sie Ihre Beine gerade, um den Schwierigkeitsgrad zu erhöhen.

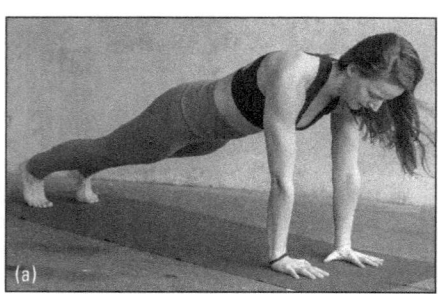 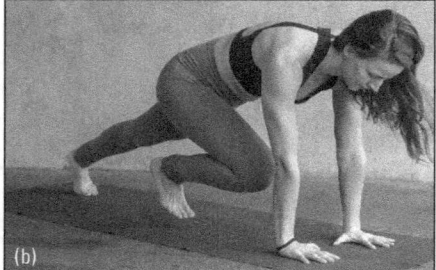
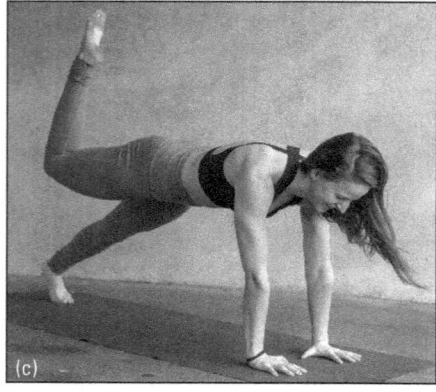 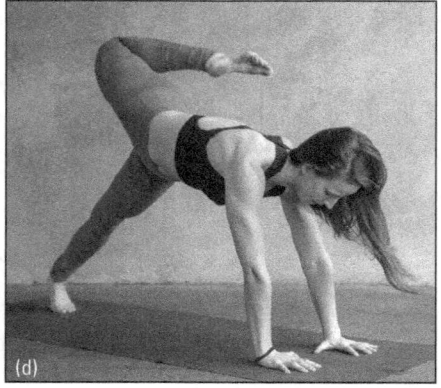

Abbildung 6.12: Der Scorpion Kick verbessert die Beweglichkeit von Hüfte, Wirbelsäule und Schultern.

3. **Heben Sie Ihren rechten Fuß gerade nach oben in die Luft, wie in Abbildung 6.12c gezeigt, und bringen Sie ihn über Ihren Körper so weit wie möglich nach links, wie in Abbildung 6.12d gezeigt.**

   Stellen Sie sich vor, Ihr Fuß wäre ein Skorpionstachel, mit dem Sie Beute auf Ihrer linken Seite stechen.

   Kehren Sie in die Ausgangsposition zurück und wechseln Sie die Seite. Eine einfachere Variante dieser Übung besteht darin, den Fuß gerade nach oben zu strecken, ihn zurückzuholen und dann die Seite zu wechseln.

Parallele Leg Crunches – Crunches bei parallelen Beinen

Der gute alte Crunch! Der Crunch unterscheidet sich von einem Sit-up dadurch, dass die Bewegung sich mehr auf die Bauchmuskeln und weniger auf die Hüftbeuger konzentriert. Bei einem Sit-up werden im unteren Teil der Bewegung die Bauchmuskeln beansprucht, während im oberen Teil der Bewegung die Hüftbeuger beansprucht werden. Der Crunch ist im Grunde die untere Hälfte eines Sit-ups.

1. **Legen Sie sich auf den Rücken, strecken Sie die Arme gerade nach oben und beugen Sie Ihre Hüften, Knie und Knöchel in einem 90-Grad-Winkel, wie in Abbildung 6.13a gezeigt.**

2. **Strecken Sie sich so hoch wie möglich, ohne die Beine zu bewegen, wie in Abbildung 6.13b gezeigt.**

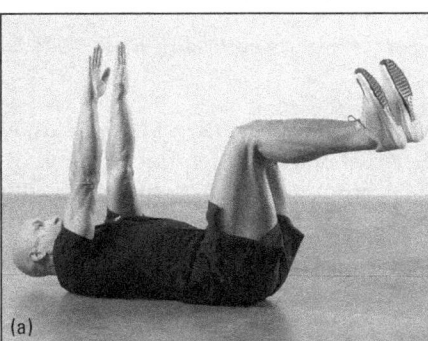 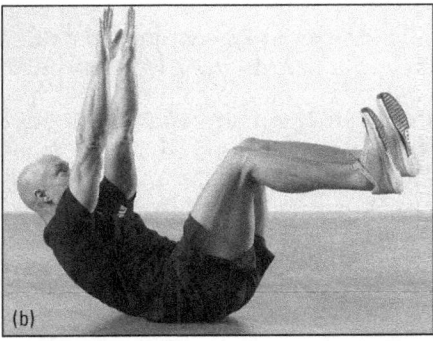

Abbildung 6.13: Führen Sie einen Crunch aus und strecken Sie Ihre Arme gerade nach oben.

Seastar Crunches – Seestern-Crunches

Das ist meine bevorzugte Crunch-Variante, die ich auch verwende, um die Kontrolle über die Hüftdrehung zu verbessern, was für grundlegende Dinge wie Gehen und Laufen wichtig ist, während meine Knie und Zehen in die richtige Richtung zeigen.

1. **Beginnen Sie in der Endposition eines Crunches mit parallelen Beinen, wie in Abbildung 6.14a gezeigt.**

2. Senken Sie sich ab, während Sie Ihre Arme in die Y-Position bringen und Ihr rechtes Bein auf die rechte Seite senken, wie in Abbildung 6.14b gezeigt. Kehren Sie zum oberen Ende der Bewegung zurück und wiederholen Sie die Übung, indem Sie Ihr rechtes Bein auf Ihre rechte Seite senken.

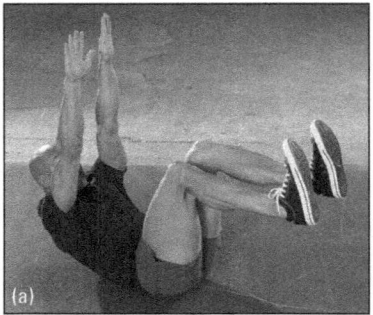
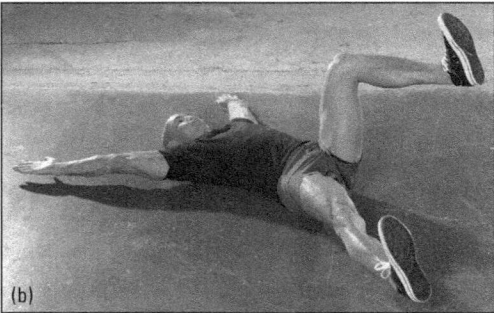

Abbildung 6.14: Bringen Sie Ihre Arme in die Y-Position und strecken Sie ein Bein zur Seite.

Versuchen Sie beim Absenken Ihrer Beine, das Knie und die Zehen des ausgestreckten Beins gerade nach oben zu halten. Sie sollten sich auch so lange wie möglich in der unteren Position halten, während Sie Ihre Bauchmuskeln anspannen.

Sit-ups

Dies ist eine klassische Rumpfübung, die ich beim Militär täglich gemacht habe.

1. Legen Sie sich mit verschränkten Armen und nach oben zeigenden Knien auf den Rücken, wie in Abbildung 6.15a gezeigt.

2. Während Sie Ihre Hüften und Füße auf dem Boden halten, setzen Sie sich auf, bis Ihr Oberkörper vertikal ist, wie in Abbildung 6.15b gezeigt. Nehmen Sie sich in der oberen Position einen kurzen Moment Zeit, um sich durch Anheben der Brust aufzurichten.

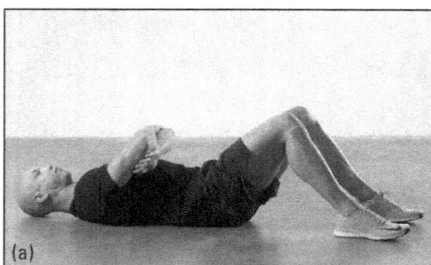
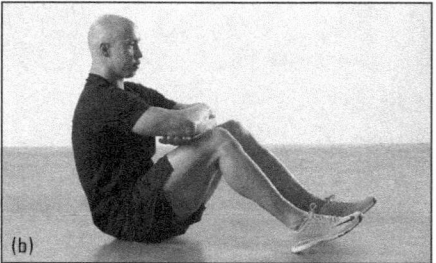

Abbildung 6.15: Ausgangsposition (a) und Endposition (b) für Sit-ups

Diese Übung ist wesentlich einfacher, wenn jemand Ihre Füße auf den Boden drückt. Es funktioniert auch gut, die Füße unter ein Sofa zu schieben, besonders wenn Sie Ihr Gesäß auf einem Teppich polstern können. Das Steißbein kann bei dieser Übung stark beansprucht werden, besonders wenn Sie viele Wiederholungen machen. Beim Militär haben wir Hunderte Sit-ups ohne Hilfe auf Beton gemacht, was eine ziemliche Tortur war.

V-ups

Dies ist eine hervorragende Übung zur Stärkung Ihrer Bauch- und Hüftbeugemuskeln sowie zur Verbesserung von Timing und Koordination.

1. **Legen Sie sich flach auf den Rücken, mit den Armen an den Seiten, wie in Abbildung 6.16a gezeigt.**

2. **Während Sie nur Ihr Gesäß auf dem Boden halten, ziehen Sie Brust und Knie nach oben, bis sie sich fast berühren, wie in Abbildung 6.16b gezeigt.**

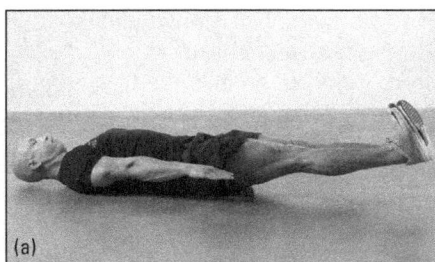
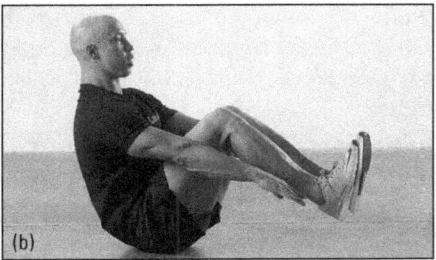

Abbildung 6.16: V-ups stärken Ihre Bauchmuskeln und Hüftbeuger.

Heben Sie Ihre Brust leicht an, um sich am höchsten Punkt der Bewegung aufzurichten. Diese Bewegung erfordert ein wenig Timing und Rhythmus, also seien Sie nicht frustriert, wenn es zunächst nicht so klappt, wie Sie es sich vorstellen. Beginnen Sie mit nur wenigen Wiederholungen auf einmal, um Ermüdung zu vermeiden. So lernen Sie schneller.

Jack Knives – das Klappmesser

Das ist eine schwierige Übung! Sie müssen V-ups bereits relativ leicht ausführen können, bevor Sie diese Übung versuchen, und Sie müssen aufgewärmt sein.

1. **Legen Sie sich auf den Rücken, legen Sie die Füße hoch und strecken Sie die Arme über den Kopf hinaus, wie in Abbildung 6.17a gezeigt.**

2. **Schwingen Sie Ihre Arme kräftig am Kopf vorbei und versuchen Sie, Ihre Zehen zu berühren, wobei Sie Ihre Brust anheben, um Ihren Rücken gerade zu halten, wie in Abbildung 6.17b gezeigt.**

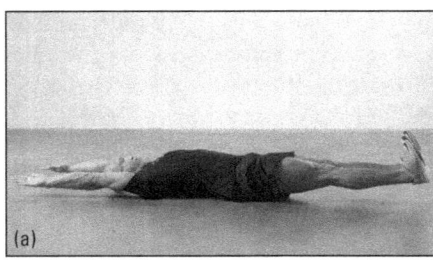
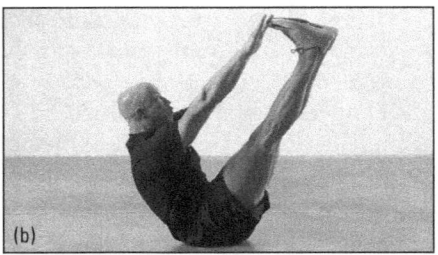

Abbildung 6.17: Nehmen Sie für Jack Knives eine lange, gerade Ausgangsposition ein.

Eine etwas schwierigere Variante dieser Übung besteht darin, die Bewegung mit hängenden Armen zu beginnen. Aus dieser Position können Sie Ihre Arme nicht schwingen, sodass Ihre Muskeln stärker angespannt werden müssen.

Übungen zur seitlichen Stabilität

Diese Übungen stärken die Muskeln, die für die Kontrolle seitlicher Bewegungen und Drehungskräfte verantwortlich sind, was zu einer verbesserten Ausrichtung der Wirbelsäule, einer besseren sportlichen Leistung und einer besseren Widerstandsfähigkeit gegen Verletzungen führt.

Seitlicher Plank

Bei dieser einfachen Übung handelt es sich um eine statische Haltung, die die Seiten Ihres Körpers stärkt.

1. Gehen Sie in die Push-up-Position und senken Sie sich dann auf Ihre Unterarme ab (in die Stütz-Position).

2. Verlagern Sie Ihr Gewicht auf die linke Seite und drehen Sie sich, bis Sie sich in einer seitlichen Planking-Position befinden, wie in Abbildung 6.18 gezeigt.

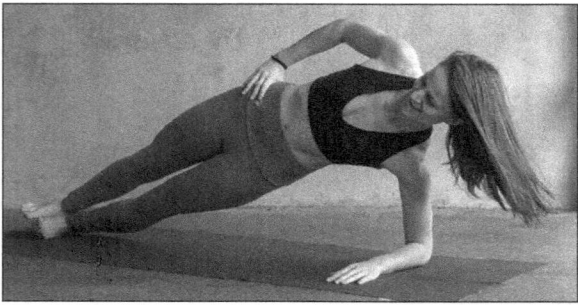

Abbildung 6.18: Halten Sie diese statische Position, während Sie sich lang und gerade machen.

Beginnen Sie mit kurzen, wiederholten Haltephasen von nur 15 Sekunden, damit Sie sich auf die richtige Ausrichtung konzentrieren können. Machen Sie so viele Pausen, wie Sie brauchen. Durch Beständigkeit werden Sie solide Fortschritte machen. Sie müssen sich nicht umbringen. Viel Spaß!

 Eine grundlegende und sehr wichtige Fähigkeit ist, sich lang und gerade aufrichten zu können. Sie sollten dies in allen möglichen Situationen können, weshalb Sie es in Rückenlage, Stütz-Position, seitlichem Planking und so weiter üben. Um sich aufzurichten, verwenden Sie die folgende Checkliste mit Hinweisen: Spannen Sie Ihre Gesäßmuskeln an, spannen Sie Ihre Bauchmuskeln an, heben Sie Ihre Brust und bringen Sie Ihren Kopf in Position, sodass Ihr ganzer Körper von Kopf bis Fuß gerade ist.

Seitliche V-ups

Diese Bewegung ist großartig für die Entwicklung der Seiten Ihres Rumpfes!

1. **Legen Sie sich auf die rechte Seite, strecken Sie Ihre Beine und heben Sie sie leicht vom Boden ab, wie in Abbildung 6.19a gezeigt. Strecken Sie sich aus.**

2. **Drücken Sie Ihren unteren Arm in den Boden und bringen Sie Ihren linken Ellbogen zu Ihren Knien, wie in Abbildung 6.19b gezeigt.**

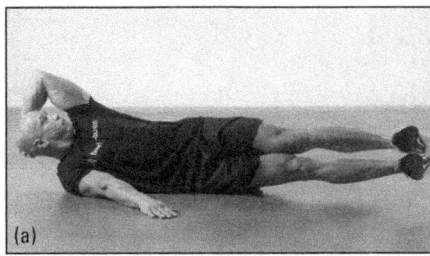 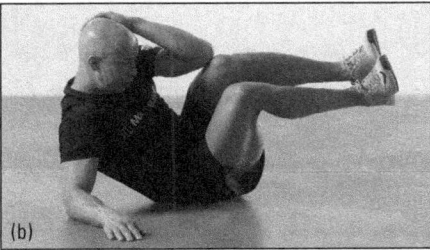

Abbildung 6.19: Die Ausgangsposition (a) und Endposition (b) für seitliche V-ups

Genau wie normale V-ups erfordert diese Übung ein gewisses Timing und Rhythmus. Seien Sie also geduldig mit sich selbst und beginnen Sie mit reichlich leichtem Training.

ITB (Iliotibialband) Leg Lifts – Beinheben für das ILB

Dies ist eine hervorragende Übung für die Beweglichkeit, die die Muskeln an der Innenseite Ihrer Oberschenkel stärkt, die für die Hüftaddukion und die Innenrotation der Hüfte verwendet werden. Ich nutze diese Übung oft zum Aufwärmen, um extrem lästige Verletzungen wie eine Leistenzerrung zu vermeiden.

1. **Legen Sie sich auf die Seite und kreuzen Sie das obere Bein über das untere Bein, wie in Abbildung 6.20a gezeigt.**

Sie können mit Ihrem oberen Arm den Knöchel Ihres oberen Beins greifen, um eine bequeme Position beizubehalten.

2. **Drehen Sie das Knie des unteren Beins vollständig nach oben und heben Sie das Bein dann so hoch wie möglich an, wie in Abbildung 6.20b gezeigt.**

Senken Sie das Bein, während Sie die Innendrehung der Hüfte beibehalten, und wiederholen Sie die Übung.

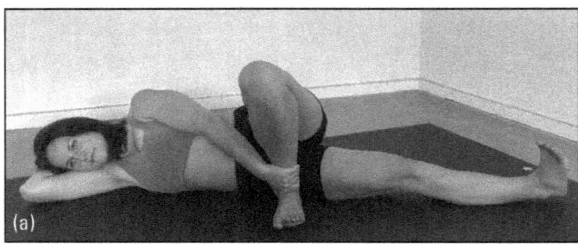

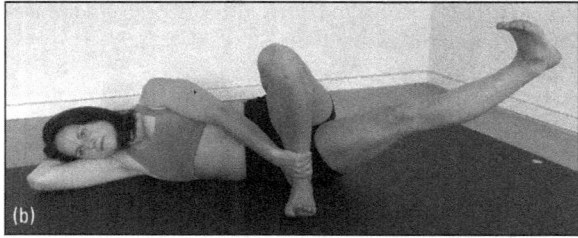

Abbildung 6.20: Ausgangsposition (a) und Endposition (b) für ITB Leg Lifts

ITB-Kickouts

Dies ist eine harte Übung, die ein hohes Maß an Flexibilität erfordert. Der Schwerpunkt dieser Übung liegt auf der Stärkung der Innenseiten Ihrer Oberschenkel.

1. **Gehen Sie in eine Push-up-Position, die Füße hüftbreit auseinander, wie in Abbildung 6.21a gezeigt.**

2. **Rollen Sie sich auf die Innenseite Ihres rechten Fußes und bringen Sie das linke Knie zum rechten Ellbogen. Dann strecken Sie das linke Bein vollständig aus, wie in Abbildung 6.21b gezeigt.**

Versuchen Sie, Ihr linkes Knie so weit wie möglich nach oben zu richten, während Sie das Bein strecken. Das ist superschwer ... geben Sie einfach Ihr Bestes! Kehren Sie in die Ausgangsposition zurück und wechseln Sie die Seite.

Für eine einfachere Variante dieser Übung ziehen Sie Ihr Knie zum gegenüberliegenden Ellbogen, ohne das Bein auszustrecken. Das ist wie bei der Mountain-Climbers-Übung, nur dass Sie sich zusätzlich auf die Innenseite des Standfußes rollen.

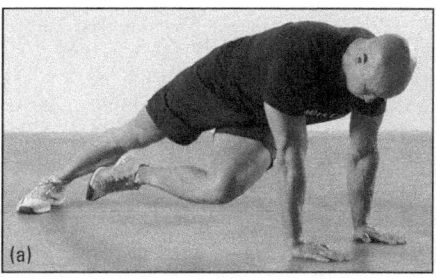 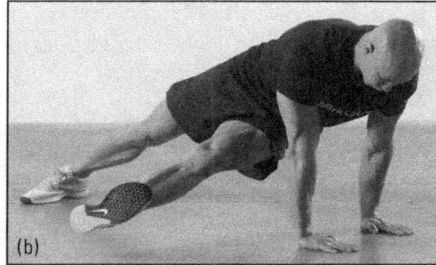

Abbildung 6.21: ITB-Kickouts sind fortgeschrittene Übungen für Ihre Oberschenkel.

Übungen für den unteren Rücken

Ein starker unterer Rücken ist ein wesentlicher Bestandteil eines starken Rumpfes. Obwohl der untere Rücken effektiv mit Squats (Kniebeugen) und Side Lunges (Ausfallschritten) trainiert werden kann, ist es eine gute Idee, ihn mit isolierteren Bewegungen weiter zu stärken. Die Kombination dieser Übungen für den unteren Rücken mit Beinübungen ist eine hervorragende Möglichkeit, Ihre Technik und funktionale Kraft zu verbessern.

Reverse Hypers – umgekehrte Hyperextensions

Wir alle brauchen einen starken Rücken, um Verletzungen und Schmerzen im unteren Rückenbereich zu vermeiden. Diese Übung ist für diesen Zweck unübertroffen.

1. Legen Sie sich auf eine stabile Unterlage, einen Tisch oder eine Parkbank und lassen Sie Ihre Beine herabhängen, wie in Abbildung 6.22a gezeigt.

2. Halten Sie sich mit den Armen an der Unterlage fest und strecken Sie die Beine vollständig aus, wie in Abbildung 6.22b gezeigt.

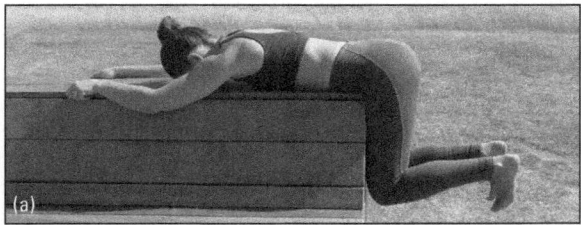

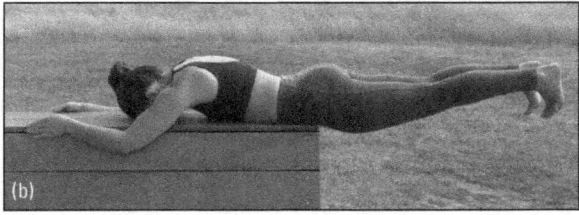

Abbildung 6.22: Ausgangsposition (a) und Endposition (b) für Reverse Hypers

Heben Sie Ihre Beine in einer langsamen, kontrollierten Bewegung an. Schwingen Sie sie nicht. Machen Sie sich – wie immer – so lang und gerade wie möglich.

Sie können diese Übung einfacher gestalten, indem Sie immer nur ein Bein gleichzeitig trainieren. Um Ihre Gesäßmuskulatur stärker zu trainieren, spreizen Sie beim Aufstehen die Beine und halten Sie eine Pause von ein bis drei Sekunden ein, bevor Sie die Beine wieder senken.

Swimmers – Schwimmer

Heute verbringen wir unglaublich viel Zeit damit, mit ausgestreckten Armen auf Stühlen zu sitzen, so wie ich es jetzt tue, während ich dies schreibe. Um zu viele Stunden im Sitzen zu unterbrechen, nutzen Sie Schwimmübungen, um sich aufzuwecken und alle ruhenden Muskeln Ihres Gesäßes zu aktivieren.

1. **Legen Sie sich flach auf den Bauch und strecken Sie die Arme über den Kopf hinaus, wie in Abbildung 6.23a gezeigt.**
2. **Heben Sie Ihr rechtes Bein und Ihren linken Arm an, wie in Abbildung 6.23b gezeigt, und wechseln dann die Seiten.**

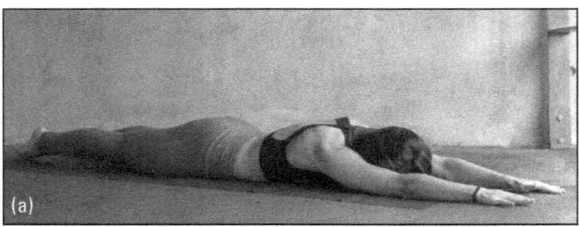

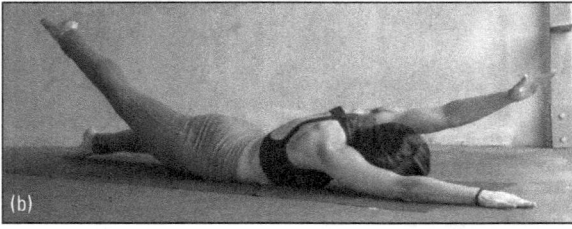

Abbildung 6.23: Heben Sie das rechte Bein und den linken Arm an und wechseln Sie dann.

Machen Sie sich keine Sorgen, wenn Ihr Bewegungsradius bei dieser Übung sehr eingeschränkt ist. Oft sehen die Leute schon nach einem einzigen Durchgang Fortschritte. Bei regelmäßiger Übung werden Sie aufrechter sitzen, stehen und gehen.

Skydivers – Fallschirmspringer

Skydivers öffnen Ihren Brustkorb und stärken Ihren Rücken, während sie gleichzeitig Ihre Gesäßmuskulatur stark beanspruchen.

1. Legen Sie sich auf den Bauch, die Beine weiter als schulterbreit gespreizt, die Arme in der T-Position, wie in Abbildung 6.24a gezeigt. Kopf, Arme und Füße sollten vom Boden abgehoben sein.

2. Schließen Sie die Beine, ohne den Oberkörper zu bewegen, wie in Abbildung 6.24b gezeigt. Fahren Sie fort, indem Sie Ihre Beine rhythmisch öffnen und schließen.

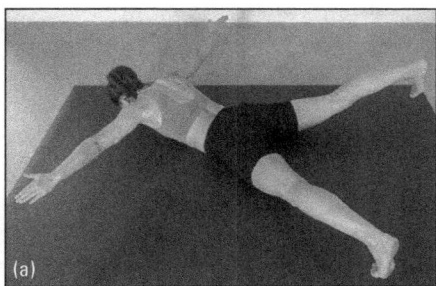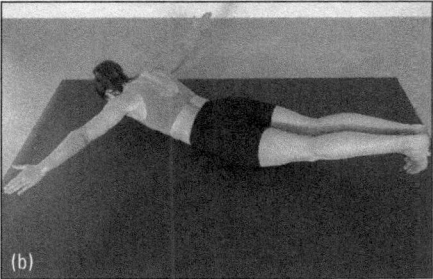

Abbildung 6.24: Ausgangsposition (a) und Endposition (b) für Skydivers

Sie können diese Übung auch durchführen, indem Sie Ihre Arme an den Seiten halten (einfacher) oder indem Sie Ihre Arme in der Y-Position halten (schwieriger).

> **IN DIESEM KAPITEL**
>
> Mehr über die Vorteile starker Beine und Hüften erfahren
>
> Die Hüftbeugeübungen ausprobieren
>
> Ausfallschritt-Übungen absolvieren
>
> An knienden Übergängen arbeiten
>
> Step-ups meistern

Kapitel 7
Übungen zum Krafttraining für Beine und Hüfte

Die Bein- und Hüftübungen in diesem Kapitel vermitteln Ihnen die Kraft, Flexibilität, Gleichgewicht und Koordination, die Sie brauchen, um voller Selbstvertrauen durchs Leben zu gehen. Wenn Sie sie richtig ausführen, entwickeln diese Bewegungen Stabilität und Beweglichkeit in Ihrem gesamten Körper. Klassische Übungen wie Squats (Kniebeugen) und Lunges (Ausfallschritte) werden so vermittelt, dass Sie die verbesserte Leistung aus Ihrem Training bestmöglich auf das alltägliche Leben und den Sport übertragen können.

 Es ist immer eine gute Idee, vor Beginn eines Trainingsprogramms Ihren Arzt zu konsultieren. Wenn eine der Übungen in diesem Kapitel Schmerzen verursacht, hören Sie damit auf. Es ist wichtig, den Unterschied zu erkennen, ob etwas lediglich anstrengend oder aber schmerzhaft ist. Keine Übung sollte Schmerzen verursachen. Hören Sie immer auf Ihren Körper.

Hüftbeugeübungen ausprobieren

Sportliche Leistung, Verletzungsresistenz und allgemeine Ästhetik hängen stark von der Stärke und Gesundheit Ihrer Hüften ab. Die wichtigste Art und Weise, wie Ihr Körper Kraft absorbiert, überträgt und erzeugt, ist das Hüftbeugen, bei dem die Hüfte gebeugt wird, während die Wirbelsäule gerade bleibt. Beispiele für das Hüftbeugen sind Hocken, Beugen, Ausfallschritte und Springen.

Wenn Sie einen starken, gesunden Körper entwickeln möchten, mit dem Sie sich im Alltag und beim Sport effektiv bewegen können, müssen Sie das Beugen der Hüfte erlernen und dabei ein paar Grundregeln beachten, die Sie auf alle Übungen in diesem Kapitel anwenden sollten:

- ✔ **Halten Sie Ihre Füße parallel.** Das heißt, Ihre Zehen sollten immer geradeaus zeigen, nicht nach außen oder innen.

- ✔ **Richten Sie Ihre Knie gerade nach vorne.** Ihre Knie sollten in die gleiche Richtung wie Ihre Zehen zeigen, also gerade nach vorne. Sie müssen lernen, die Hüftrotation zu kontrollieren!

- ✔ **Bewegen Sie Ihre Hüften nach hinten.** Beginnen Sie Hüftbeugebewegungen, indem Sie Ihre Hüften nach hinten drücken, als würden Sie jemanden anrempeln, der zu dicht hinter Ihnen steht.

- ✔ **Heben Sie Ihre Brust.** Spannen Sie Ihre Körpermitte an und heben Sie Ihre Brust leicht an.

Sie werden diese Coaching-Hinweise in diesem Kapitel immer wieder lesen, da sie für alle Übungen gelten. Wenn Sie Ihre Knie und Zehen gerade nach vorne richten, Ihre Hüften nach hinten drücken und eine gerade Wirbelsäule beibehalten, entwickeln Sie durch Ihr Training Haltungsgewohnheiten, die Sie effizienter und verletzungsresistenter machen, auch wenn Sie gerade nicht trainieren.

Deadlifts – Kreuzheben

Deadlifts mit dem eigenen Körpergewicht sind eine Bewegung, die Ihnen beibringt, sich mit optimaler Technik nach vorne zu beugen. Dazu müssen Sie Ihre Hüfte nach hinten drücken und Ihren Rücken gerade halten, was etwas Übung erfordert. Es ist hilfreich, für diese Übung einen Spiegel zu haben, damit Sie sehen können, was Ihr Rücken macht.

1. **Gehen Sie in die Ausgangsposition, wie in Abbildung 7.1a gezeigt, mit den Füßen hüftbreit auseinander und den Armen über dem Kopf in der Stromlinienposition, als würden Sie in ein Schwimmbecken eintauchen.**

2. **Schieben Sie Ihre Hüften nach hinten und beugen Sie sich mit leicht gebeugten Knien nach vorne, wie in Abbildung 7.1b gezeigt.**

   Halten Sie Ihren Bauch angespannt und Ihren Rücken gerade. Gehen Sie nur so weit nach unten, wie Sie können, während Sie die Wirbelsäule gerade halten. Ihre Füße sollten parallel bleiben und Ihre Knie sollten nach vorne zeigen.

Wenn Sie Probleme haben, Ihren Rücken gerade zu halten, legen Sie in der unteren Position eines Deadlifts Ihre Hände auf Ihre Knie. Dann strecken Sie Ihren Rücken. Sobald Ihr Rücken gerade ist, nehmen Sie Ihre Hände von Ihren Knien und beenden Sie die Wiederholung.

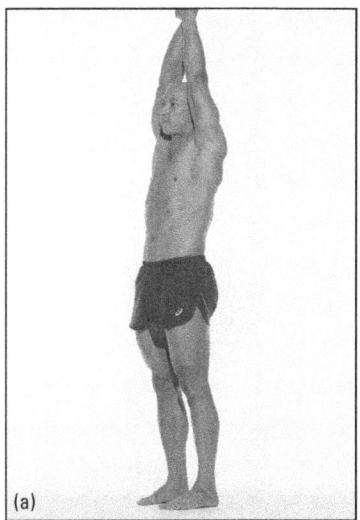 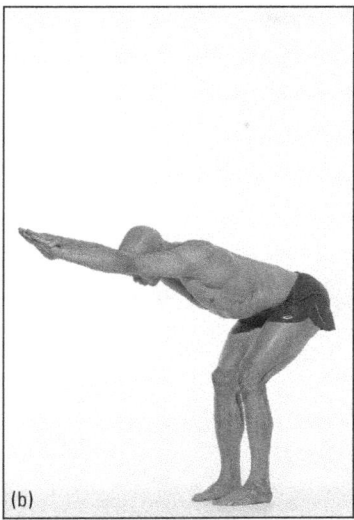

Abbildung 7.1: Deadlifts sind eine Beugeübung mit gebeugten Knien.

 Stehen Sie für alle Ausgangs- und Endpositionen in diesem Abschnitt so gerade wie möglich. Ihre Füße sollten parallel sein, Ihre Gesäßmuskeln angespannt, Ihre Körpermitte angespannt und Ihre Brust herausgestreckt sein. Achten Sie nach jeder Wiederholung darauf, dass Sie gerade stehen!

Einbeinige Deadlifts

Diese Übung erfolgt genau wie normale Deadlifts, außer dass Sie sie auf jeweils nur einem Bein machen, um Kraft und Gleichgewicht weiter zu verbessern.

1. Beginnen Sie mit hüftbreit auseinander stehenden und parallelen Füßen. Bringen Sie Ihre Arme über den Kopf in die Stromlinienposition.

2. Verlagern Sie Ihr Gewicht auf das linke Bein und heben Sie dann Ihren rechten Fuß hinter sich an, wie in Abbildung 7.2a gezeigt.

3. Schieben Sie Ihre Hüfte gerade nach hinten, während Sie Ihr rechtes Bein nach hinten heben, und beugen Sie sich mit dem Oberkörper nach vorne, während Sie Ihre Wirbelsäule lang und gerade halten, wie in Abbildung 7.2b gezeigt.

4. Die Zehen Ihres Standfußes sollten geradeaus zeigen. Kehren Sie in eine stehende Position zurück und wechseln Sie dann die Seite.

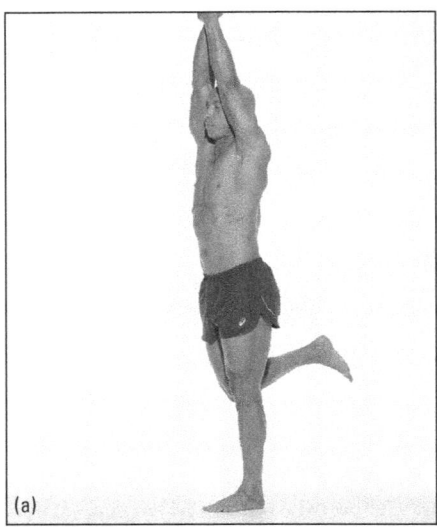 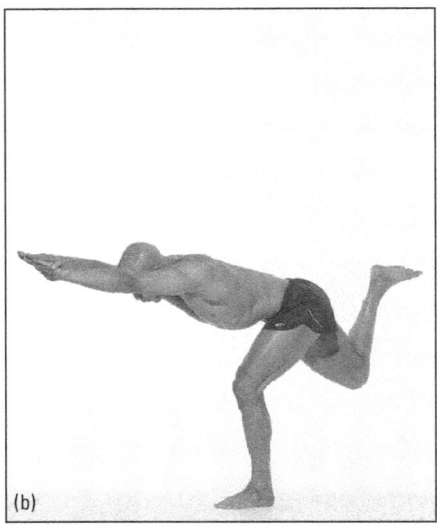

Abbildung 7.2: Stehen Sie auf einem Bein, die Arme über dem Kopf (a), drücken Sie dann Ihre Hüften nach hinten und beugen Sie sich nach vorne (b).

Rumänische Deadlifts

Dies ist eine außergewöhnliche Übung, die Ihren gesamten Körper vom Kopf bis zu den Füßen dehnt und stärkt, insbesondere die Oberschenkelrückseite.

1. **Stehen Sie mit den Füßen hüftbreit auseinander, die Arme über dem Kopf, wie in Abbildung 7.3a gezeigt.**

2. **Drücken Sie mit gestreckten Beinen die Hüfte nach hinten und beugen Sie sich dabei mit gerader Wirbelsäule nach vorne, wie in Abbildung 7.3b gezeigt.**

3. **Beugen Sie sich nach vorne, bis Sie eine Dehnung in Ihren Kniesehnen spüren. Beugen Sie sich nur so weit wie möglich, ohne den Rücken zu krümmen! Das bedeutet, dass Sie Ihre Wirbelsäule in einer neutralen Position halten.**

Bevor Sie die Bewegung umkehren, nehmen Sie sich einen Moment Zeit, um sich möglichst lang und gerade zu machen und dabei die Körpermitte angespannt zu halten.

Wenn Sie sich nur leicht nach vorne beugen können, bevor Sie spüren, wie Ihre Kniesehne angespannt wird, machen Sie sich keine Gedanken. Machen Sie einfach so weit weiter, wie Sie können, ohne Ihren Rücken zu krümmen. Mit genügend Wiederholungen wird Ihr gesamter Hintern stärker und flexibler.

Einbeinige rumänische Deadlifts

Wie der Name schon sagt, handelt es sich hierbei um die einbeinige Version der rumänischen Deadlifts. Sie stellt eine zusätzliche Herausforderung für Ihr Gleichgewicht und Ihre Kraft dar. Bevor Sie diese Version ausprobieren, ist es ratsam, zunächst die normalen Deadlifts auf zwei Beinen zu beherrschen.

KAPITEL 7 Übungen zum Krafttraining für Beine und Hüfte   115

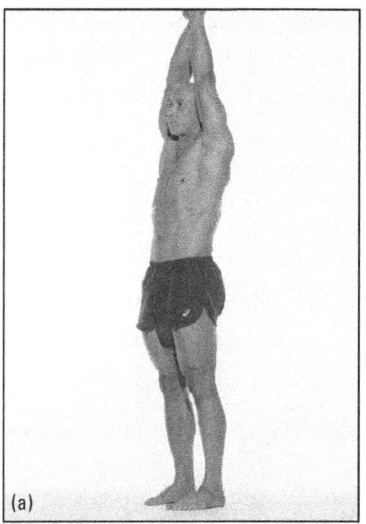
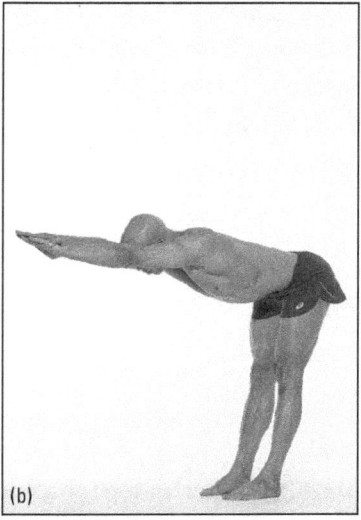

Abbildung 7.3: Schieben Sie Ihre Hüften nach hinten und beugen Sie sich nach vorne, während Sie Ihre Beine und Ihren Rücken gerade halten.

1. Gehen Sie in eine stehende Position, wie in Abbildung 7.4a gezeigt, mit den Armen in der Stromlinienposition und dem rechten Fuß leicht über dem Boden.

2. Die Zehen des Standfußes zeigen gerade nach vorne. Bringen Sie das rechte Bein nach hinten und beugen Sie dabei den Oberkörper nach vorne, wie in Abbildung 7.4b gezeigt.

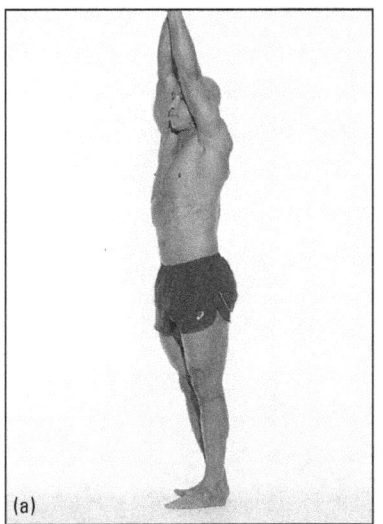
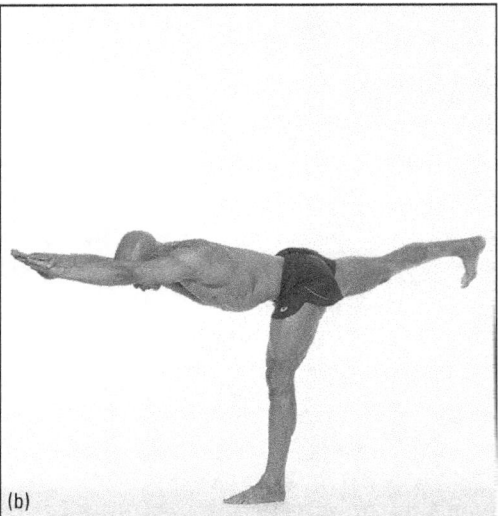

Abbildung 7.4: Beugen Sie sich nach vorne, während Sie Ihr rechtes Bein nach hinten anheben.

Das Knie des angehobenen Beins sollte gerade nach unten zeigen, und Ihr Körper sollte von der Ferse des angehobenen Beins bis zum Kopf eine gerade Linie bilden. Kehren Sie die Bewegung um, sobald Sie eine gute Dehnung in der Kniesehne des Stützbeins spüren. Wechseln Sie nach der Wiederholung das Bein.

Machen Sie sich während der gesamten Bewegung so lang wie möglich. Heben Sie das angehobene Bein hinter sich so hoch wie möglich, während Sie Ihre Arme und Beine vollständig strecken.

Schmale Kniebeugen

Diese Kniebeugenvariante ist ideal, um die Beweglichkeit des Fußgelenks zu verbessern, die Hüftdrehung zu kontrollieren und die Haltung zu korrigieren. Wichtig ist vor allem, die Zehen und Knie gerade zu halten und die Brust nach oben zu drücken, insbesondere in der unteren Position.

1. **Nehmen Sie eine stehende Position ein, die Füße hüftbreit auseinander, die Arme nach vorne ausgestreckt, wie in Abbildung 7.5a gezeigt.**

2. **Schieben Sie Ihre Hüften nach hinten und beugen Sie Ihre Knie, als ob Sie auf einem Stuhl sitzen würden, wie in Abbildung 7.5b gezeigt.**

   Wenn Sie sich zurücklehnen, heben Sie Ihre Brust an und halten Sie Ihre Zehen und Knie gerade nach vorne gerichtet. Bemühen Sie sich, so tief wie möglich zu gehen und dabei die richtige Ausrichtung beizubehalten. Stehen Sie dann gerade, bevor Sie die Übung wiederholen.

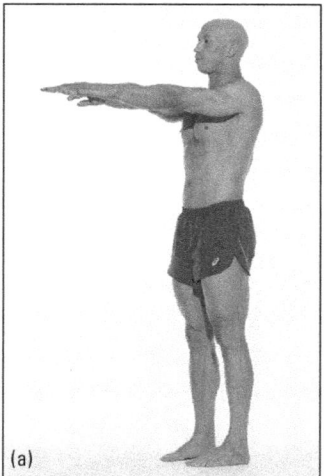
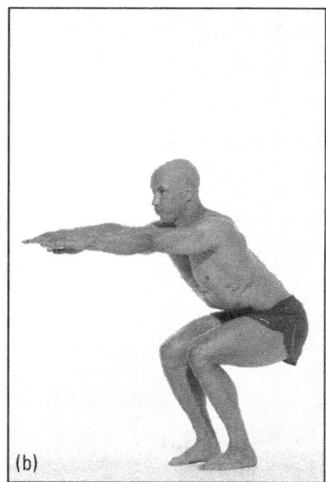

Abbildung 7.5: Schieben Sie Ihre Hüften nach hinten und unten, als ob Sie sich auf einen Stuhl setzen würden.

Wenn Sie diese Bewegung zum ersten Mal machen, ist es keine schlechte Idee, dabei auf einem richtigen Stuhl zu sitzen. Wenn Sie auf einem Stuhl sitzen, drücken Sie Ihre Hüften nach hinten. Wenn Menschen zum ersten Mal Kniebeugen machen, senken sie oft ihre Hüften gerade nach unten, was die Knie und Knöchel in eine gefährdete Position bringt.

Breite Kniebeugen

Bei dieser Kniebeugenvariante stehen die Füße etwas weiter als schulterbreit auseinander. Dadurch werden die Beweglichkeit der Hüfte und die Aktivierung des Gesäßes stärker betont.

1. **Nehmen Sie eine stehende Position ein, die Füße schulterbreit auseinander, die Arme nach vorne ausgestreckt, wie in Abbildung 7.6a gezeigt. Positionieren Sie Ihre Füße so, dass Ihre Zehen gerade nach vorne zeigen.**

2. **Schieben Sie Ihre Hüften nach hinten und senken Sie sie nach unten, während Sie Ihre Brust anheben und Ihre Knie gerade nach vorne zeigen lassen, wie in Abbildung 7.6b gezeigt.**

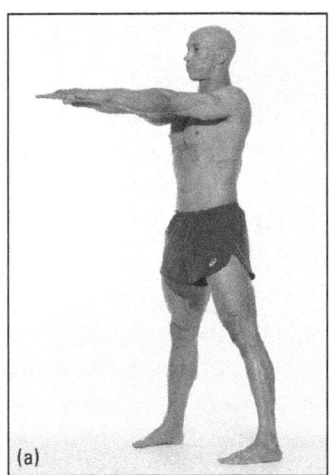 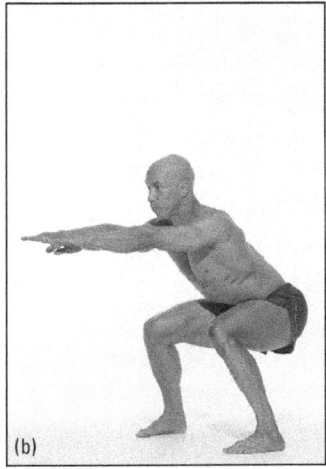

Abbildung 7.6: Drücken Sie Ihre Hüften nach hinten und unten, während Sie Ihren Rücken gerade halten.

Kniebeugen mit Armen in T-Position

Squats mit den Armen in T-Position stärken den oberen Rücken, öffnen die Brust und fordern die Beweglichkeit des Fußgelenks. Dabei ist vor allem wichtig, die Ausrichtung beizubehalten, auch wenn dies bedeutet, dass Sie einen relativ kurzen Bewegungsbereich nutzen.

1. **Nehmen Sie eine stehende Position ein, die Füße schulterbreit auseinander, die Arme in der T-Position, wie in Abbildung 7.7a gezeigt. Strecken Sie Ihre Arme und Fingerspitzen vollständig aus.**

2. **Schieben Sie Ihre Hüften nach hinten, beugen Sie Ihre Knie und lehnen Sie sich zurück, während Sie Ihre Brust anheben und Ihre Zehen und Knie gerade nach vorne zeigen lassen, wie in Abbildung 7.7b gezeigt.**

   Gehen Sie so tief wie möglich nach unten und behalten Sie dabei die richtige Form bei. Kehren Sie dann die Bewegung um.

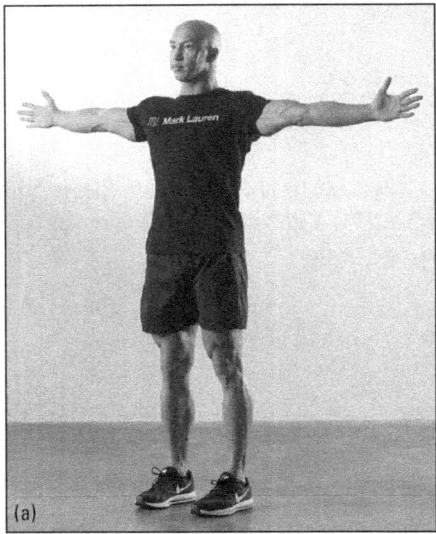 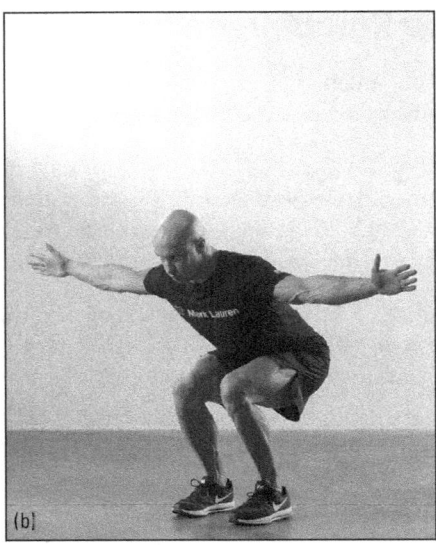

Abbildung 7.7: Drücken Sie Ihre Hüften nach hinten und unten, während Sie Ihre Brust anheben.

Stehen Sie nach jeder Wiederholung aufrecht, überprüfen Sie die Position Ihrer Füße und Arme und wiederholen Sie die Übung.

 Sie können alle Übungen mit Squats, Beugen und Ausfallschritten schwieriger oder einfacher gestalten, indem Sie die Armpositionen variieren. Es lohnt sich, mit verschiedenen Optionen zu experimentieren. In der Reihenfolge zunehmender Schwierigkeit sind die wichtigsten Armpositionen wie folgt: Arme nach vorne, Arme in T-Position, Hände hinter dem Kopf und Arme in Stromlinienform.

Overhead Squats – Squats mit den Armen über dem Kopf

Diese Kniebeugen-Variante erfordert eine Menge Beweglichkeit in Knöchel, Hüfte und Schulter. Aber keine Sorge – tun Sie einfach, was Sie können, und verbessern Sie Ihren Bewegungsradius nach und nach durch konsequentes Üben.

1. **Nehmen Sie eine stehende Position ein, die Füße schulterbreit auseinander, die Arme in der Y-Position. Halten Sie ein Handtuch oder einen Besen etwas weiter als schulterbreit über dem Kopf, wie in Abbildung 7.8a gezeigt.**

2. Gehen Sie in die Hocke und versuchen Sie dabei, das Handtuch genau über der Mitte Ihrer Füße zu halten, wie in Abbildung 7.8b gezeigt. Stehen Sie nach jeder Wiederholung auf.

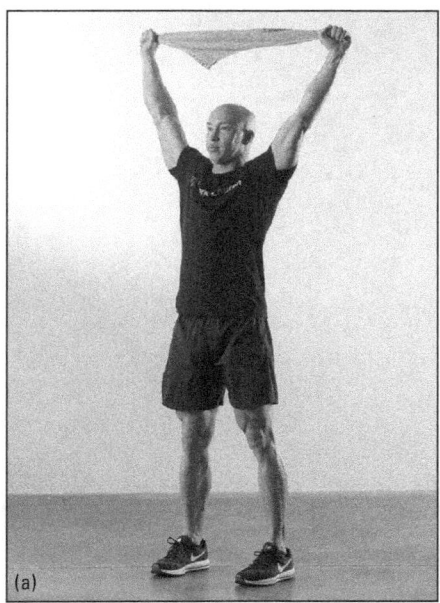 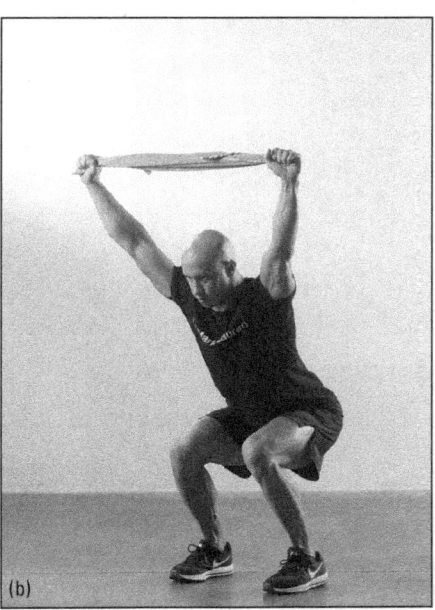

Abbildung 7.8: Gehen Sie in die Hocke und halten Sie dabei die Arme über dem Kopf ausgestreckt.

Um diese Kniebeugenvariante etwas einfacher zu machen, können Sie in der unteren Position Ihre Knie nach außen drehen. Es hilft auch, gut aufgewärmt zu sein!

Squats zu Deadlifts

Diese Bewegung ist ein T-Arm-Squat mit einem Übergang vom Squat in die untere Position eines rumänischen Deadlifts, wobei sich Ihre Arme in Stromlinienposition befinden. Durch diesen Übergang wird Ihr gesamter Körper gestärkt und gestreckt, während Sie wertvolle Haltungsgewohnheiten entwickeln.

1. Gehen Sie in die Ausgangsposition eines T-Arm-Squats, die Füße parallel und hüftbreit auseinander, wie in Abbildung 7.9a gezeigt.
2. Schieben Sie Ihre Hüften nach hinten und unten, während Sie Ihre Brust hoch halten. Dann gehen Sie in den unteren T-Arm-Squat, wie in Abbildung 7.9b gezeigt.
3. Strecken Sie Ihre Beine und greifen Sie über Ihren Kopf hinaus, während Sie Ihren Rücken gerade halten. Gehen Sie in die untere Position eines rumänischen Deadlifts, wie in Abbildung 7.9c gezeigt.

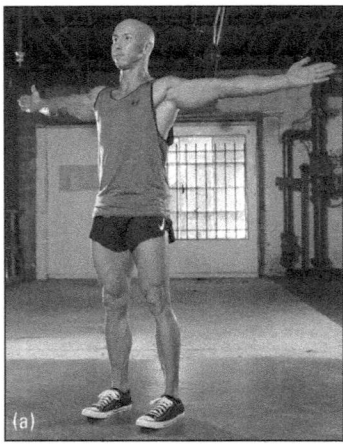
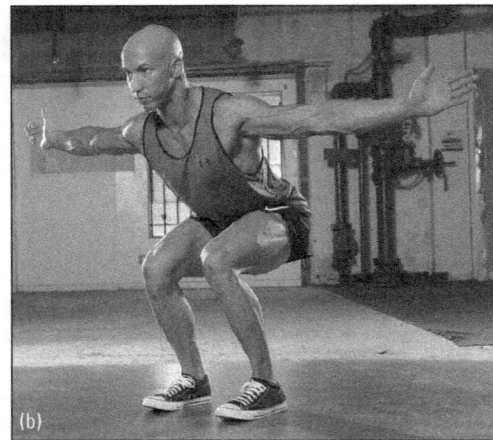
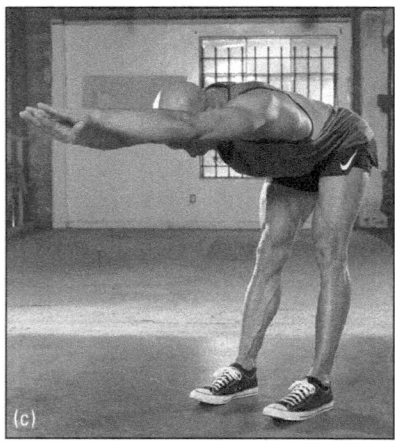

Abbildung 7.9: Strecken Sie Ihre Beine, beugen Sie sich nach vorne und erreichen Sie die Stromlinienposition.

4. **Kehren Sie in die untere Position eines T-Arm-Squats zurück und stehen Sie dann gerade auf, um die Wiederholung abzuschließen.**

 Wie bei allen Übungen ist es für einen optimalen Nutzen aus dieser Übung vor allem wichtig, jederzeit in der richtigen Ausrichtung zu bleiben und sich zu bemühen, jeden letzten Millimeter aus Ihrem Bewegungsbereich herauszuholen.

Deadlifts zu Squats

Diese Übung ist das Gegenteil der Squats zu den Deadlifts. Dieses Hüftbeugemuster ist im Alltag sehr verbreitet. Wenn sich Menschen auf einen Stuhl setzen, gehen sie oft nicht wirklich in die Hocke. Stattdessen beugen sie sich zuerst und gehen dann in die Hocke. Achten Sie darauf, wie Sie sich nach dem Ausprobieren dieser Übung auf einen Stuhl oder eine Couch setzen, um zu beobachten, ob Sie die Ähnlichkeit erkennen können.

KAPITEL 7 Übungen zum Krafttraining für Beine und Hüfte   121

1. Gehen Sie in die Ausgangsposition eines rumänischen Deadlifts, wie in Abbildung 7.10a gezeigt.

2. Schieben Sie Ihre Hüften nach hinten und beugen Sie sich mit geradem Rücken nach vorne, bis Sie eine starke Dehnung in Ihren Kniesehnen spüren, wie in Abbildung 7.10b gezeigt.

3. Übergang zum unteren Ende eines T-Arm-Squats, wie in Abbildung 7.10c gezeigt.

4. Kehren Sie in die untere Position eines rumänischen Deadlifts zurück, wobei sich Ihre Arme in der Stromlinienposition befinden, und stehen Sie dann gerade auf, um die Wiederholung abzuschließen.

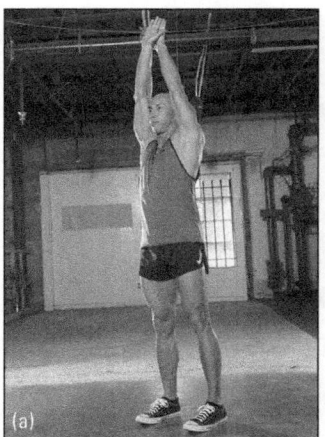
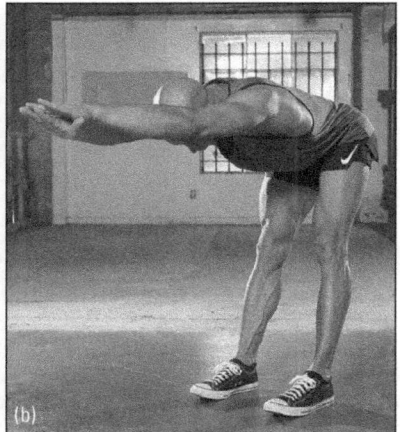
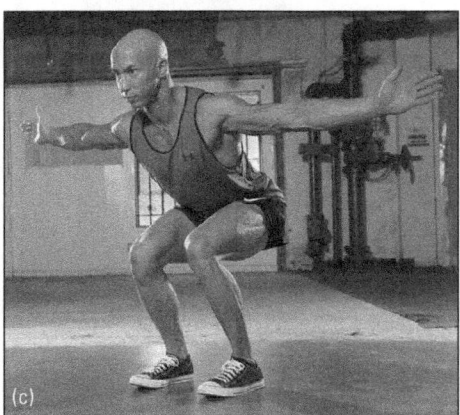

Abbildung 7.10: Strecken Sie Ihre Fingerspitzen vollständig aus, als würden Blitze aus ihnen herausschießen.

 Denken Sie daran, beim Übergang zwischen dem optimierten rumänischen Deadlift und dem T-Arm-Squat die Arme gerade zu halten.

Einbeinige Kniebeugen

Diese Bewegung ähnelt am meisten dem schmalen Squat, aber Sie gehen dabei mit nur einem Bein in die Hocke.

1. **Stellen Sie sich vor einen Stuhl, wie in Abbildung 7.11a gezeigt, heben Sie Ihren rechten Fuß vor sich und stellen Sie sich mit ausgestreckten Armen nach vorne auf Ihr linkes Bein, im Zombie-Stil.**

2. **Senken Sie Ihren Körper langsam ab, indem Sie Ihr linkes Knie beugen und Ihre Hüfte nach hinten drücken.**

3. **Setzen Sie sich mit geradem Rücken kontrolliert auf den Stuhl, ohne »umzufallen«, siehe Abbildung 7.11b.**

   Sobald sich Ihr Gesäß auf dem Stuhl befindet, kippen Sie Ihren Oberkörper leicht nach hinten und nutzen Sie dann die Vorwärtsbewegung Ihres Oberkörpers zum Aufstehen.

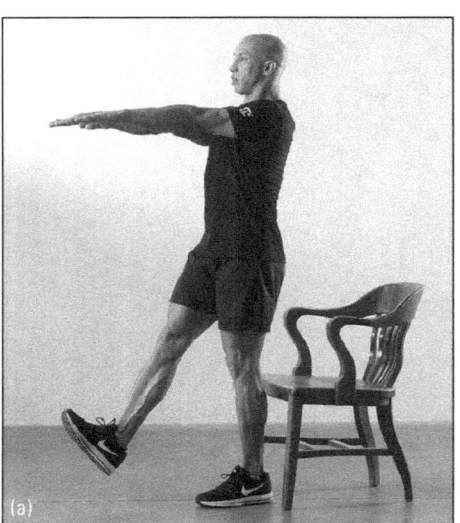 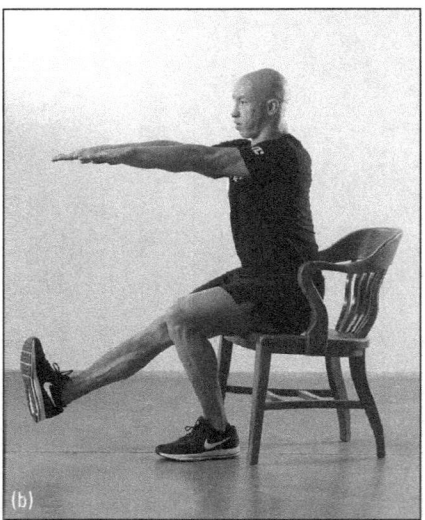

Abbildung 7.11: Die Ausgangsposition für den einbeinigen Squat vor einem Stuhl

Um diese Übung zu erleichtern, stellen Sie sich vor einen Türrahmen und stellen Sie einen Stuhl hinter sich, sodass Sie Ihre Hände zur Unterstützung auf die Innenseite des Türrahmens legen können.

Squat Thrusts

Dies ist eine athletische Bewegung, für die Timing, Kraft und Flexibilität erforderlich sind.

1. **Gehen Sie in eine hockende Position, wobei Ihre Füße hüft- bis schulterbreit auseinander und parallel stehen. Ihre Knie sollten gerade nach vorne zeigen, Ihre Hüften nach hinten und Ihre Brust nach oben, wie in Abbildung 7.12a gezeigt.**

2. Legen Sie Ihre Hände vor Ihren Füßen auf den Boden, wie in Abbildung 7.12b gezeigt.

3. Springen Sie mit den Füßen zurück in die Ausgangsposition eines Push-ups, wie in Abbildung 7.12c gezeigt.

4. Springen Sie mit einer fließenden Bewegung wieder in die hockende Position, wobei Ihre Füße und Knie gerade nach vorne zeigen, die Hüften nach hinten und die Brust nach oben.

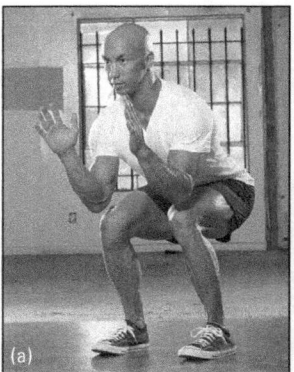
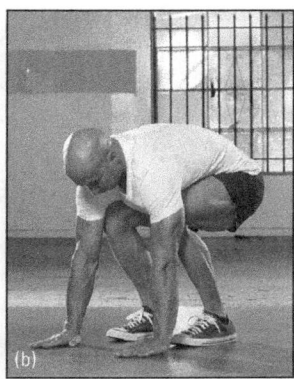
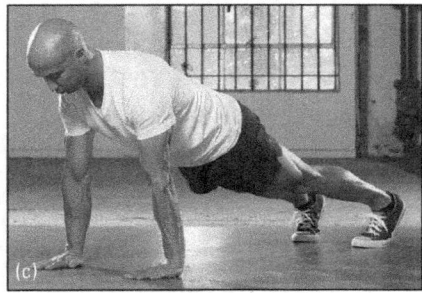

Abbildung 7.12: Für den Squat Thrust sind Timing, Kraft und Flexibilität erforderlich.

Der Squat sollte wie eine sportliche Ausgangsposition aussehen und sich auch so anfühlen, aus der Sie sofort springen, sprinten oder einen Ball fangen könnten.

Bulgarische Squats

Diese Beinübung stärkt Ihre Oberschenkel und Hüften erheblich und dehnt gleichzeitig Ihre Hüftbeuger, die durch langes Sitzen verspannt sein können.

1. Legen Sie Ihr rechtes Bein auf einen Gegenstand in Kniehöhe, beispielsweise einen Stuhl oder einen Couchtisch, der sich etwa einen normalen Schritt hinter Ihnen befindet.

2. **Bringen Sie Ihre Arme über den Kopf in die Stromlinienposition, wie in Abbildung 7.13a gezeigt, und spannen Sie Ihre Bauchmuskeln an, als ob Sie erwarten würden, jemand könnte Ihnen in den Bauch boxen.**

3. **Senken Sie Ihre Hüften so weit wie möglich nach hinten und unten, während Sie Ihren Oberkörper aufrecht und Ihre Mitte angespannt halten, wie in Abbildung 7.13b gezeigt.**

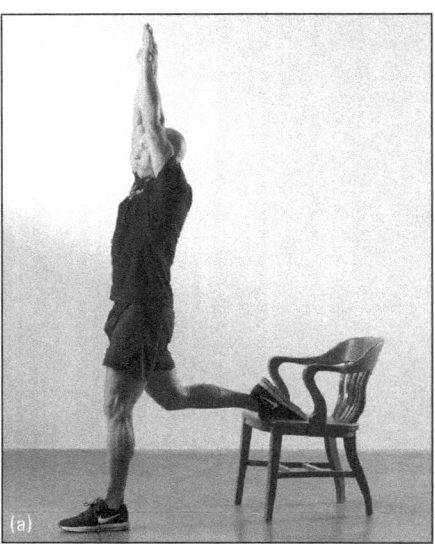 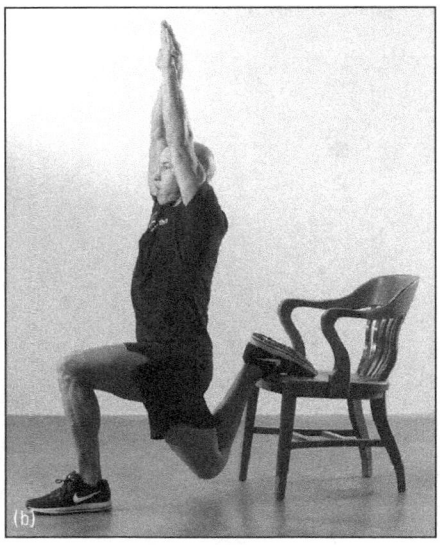

Abbildung 7.13: Bei bulgarischen Split Squats senken Sie Ihre Hüften nach hinten und unten.

Für mehr Bequemlichkeit können Sie ein Kissen auf den Stuhl legen und Ihren Fuß darauf stellen. Arbeiten Sie an Ihrem Gleichgewicht und halten Sie sich an nichts fest. Dies ist eine großartige Übung, die beide Beine trainiert, aber achten Sie darauf, dass Sie sich hauptsächlich mit dem Fuß abdrücken, der auf dem Boden steht. Dies ist auch eine optimale Vorbereitung auf einbeinige Kniebeugen.

 Sie können diese Übung einfacher gestalten, indem Sie Ihre Arme in der Zombie-Position nach vorne halten. Auch das Platzieren Ihrer Arme in der T-Position oder Ihre Hände hinter dem Kopf sind gute Möglichkeiten. Verwenden Sie sie abwechselnd!

Dynamische Kniebeugen

Dies ist eine lustige Übung, die Ihr Gesäß richtig in Schwung bringt und stärkt. Bleiben Sie entspannt und finden Sie einen guten Rhythmus.

1. **Beginnen Sie in einer stehenden Position, die Füße hüftbreit auseinander, die Hände an den Seiten, wie in Abbildung 7.14a gezeigt.**

2. Bewegen Sie mit einem kleinen Sprung die Füße weiter als schulterbreit auseinander und drücken Sie sofort Ihre Hüften nach hinten und versuchen Sie, mit den Händen den Boden zwischen Ihren Beinen zu berühren. Halten Sie Ihren Rücken gerade, wie in Abbildung 7.14b gezeigt.

3. Kehren Sie mit einem weiteren kleinen Sprung wieder in die Ausgangsposition zurück.

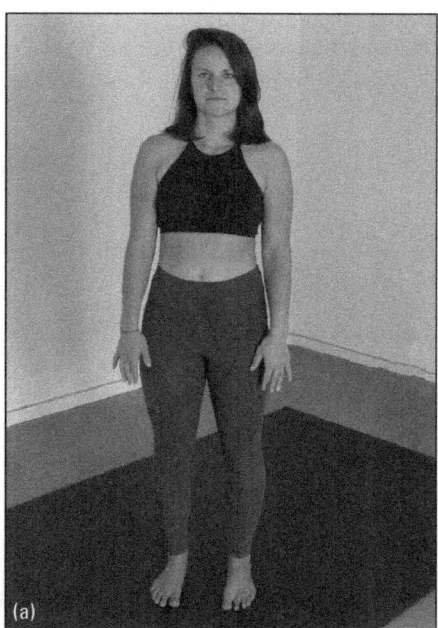
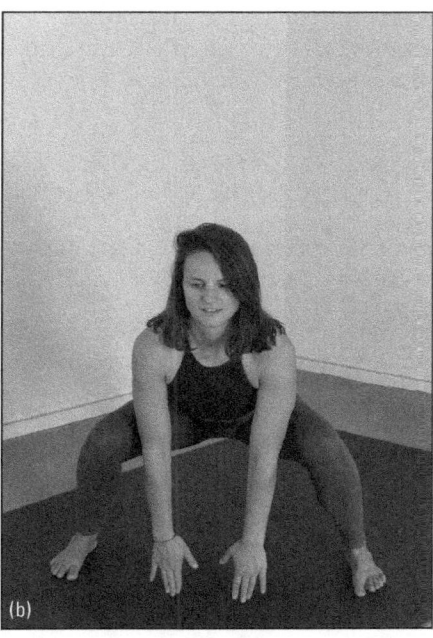

Abbildung 7.14: Ausgangsposition (a) und Endposition (b) für dynamische Squats

Der Rhythmus dieser Übung ähnelt dem eines Hampelmanns. Bleiben Sie entspannt und leichtfüßig, während Sie in die Ausgangs- und Endpositionen hinein- und wieder herausspringen. Achten Sie darauf, dass Ihre Zehen und Knie in die gleiche Richtung zeigen (geradeaus).

Die Lunges-Übungen (Ausfallschritte)

Lunges (Ausfallschritte) sind im Grunde riesige Schritte (Ausfallschritte), die in alle Richtungen ausgeführt werden können – vorwärts, rückwärts und seitwärts. Bei allen Ausfallschritten kommt es zu einer einbeinigen Hüftbeugung sowie zu einer seitlichen Gewichtsverlagerung, weshalb sie ein hervorragendes Mittel zur Verbesserung von Kraft und Gleichgewicht sind. Keine andere Übungsreihe macht Sie sicherer auf den Beinen als Ausfallschritte.

Wie bei allen Übungen bestimmt die Genauigkeit Ihrer Technik die Sicherheit der Bewegung. Stellen Sie sicher, dass Sie richtig aufgewärmt sind und sich auf Ihre Form konzentrieren. Ihre Zehen und Knie sollten in die gleiche Richtung zeigen, was bei Ausfallschritten entweder geradeaus oder gerade nach unten ist.

Ausfallschritte nach hinten

Mit dem Lunges nach hinten lernen Sie Ausfallschrittbewegungen am besten, denn wenn Sie nach hinten treten, wird Ihre Hüfte automatisch nach hinten und von Ihren Füßen weg gezogen, wodurch Sie eine bessere Ausrichtung erreichen und die Kraft sicher aufnehmen können.

1. **Stehen Sie mit den Füßen hüftbreit auseinander, die Arme in der Stromlinienposition, wie in Abbildung 7.15a gezeigt.**

2. **Machen Sie einen großen Schritt nach hinten und senken Sie Ihre Hüfte, bis Ihr hinteres Knie fast den Boden berührt, wie in Abbildung 7.15b gezeigt.**

   Halten Sie Ihre Körpermitte angespannt und Ihren Oberkörper aufrecht! Kehren Sie in die Ausgangsposition zurück und wechseln Sie die Seite.

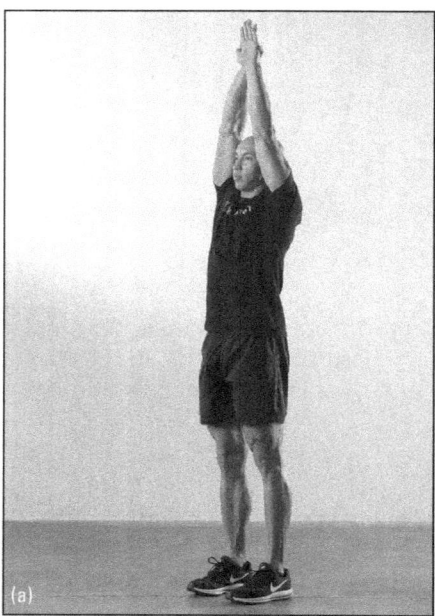 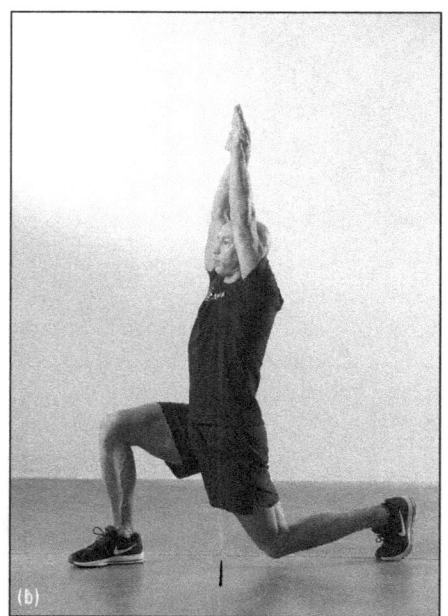

Abbildung 7.15: Stehen Sie mit den Armen in der Stromlinienposition (a) und treten Sie dann mit aufrechtem Oberkörper nach hinten (b).

Sie können diese Übung erleichtern, indem Sie Ihre Arme nach vorne oder in der T-Position bringen.

Bevor Sie in die unterste Position eines Ausfallschritts sinken, insbesondere in eine lange Ausfallschrittposition, spannen Sie Ihre Bauchmuskeln an, als ob Sie gleich einen Schlag in den Magen bekommen würden. Das hilft dabei, Ihre Wirbelsäule in einer neutralen Position zu halten. Die meisten Menschen haben verspannte Hüftbeuger, was dazu führt, dass sie in tiefen Ausfallschrittpositionen den Rücken durchbiegen. Um die Flexibilität Ihrer Hüftbeuger zu verbessern und eine bessere Haltung beizubehalten, spannen Sie Ihre Bauchmuskeln an.

Ausfallschritte nach vorne

Sobald Sie Lunges nach hinten mit guter Form beherrschen, sind Sie bereit, mit Lunges nach vorne fortzufahren.

1. **Nehmen Sie eine stehende Position ein, die Füße hüftbreit auseinander. Sie können jede beliebige Armposition verwenden.**
2. **Machen Sie einen großen Schritt nach vorne und senken Sie Ihre Hüfte gerade nach unten, sobald der vordere Fuß den Boden berührt. Halten Sie die Körpermitte angespannt und den Oberkörper aufrecht, wie in Abbildung 7.16 gezeigt.**
3. **Drücken Sie sich mit dem vorderen Bein ab und kehren Sie in die Ausgangsposition zurück.**

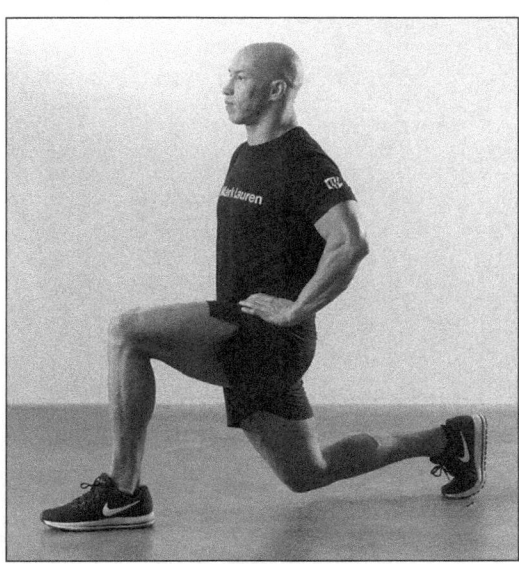

Abbildung 7.16: Machen Sie einen großen Schritt nach vorne und halten Sie dabei Ihren Oberkörper aufrecht.

Für die korrekte Ausführung dieser Übung ist es vor allem wichtig, die Hüfte gerade nach unten zu senken, sobald der vordere Fuß den Boden berührt. Vermeiden Sie, dass bei der Vorwärtsbewegung Ihres Schrittes Ihr Knie über Ihren vorderen Fuß hinaus gelangt. In der Endposition sollte sich das vordere Knie direkt über dem vorderen Fuß befinden.

Seitliche Ausfallschritte

Seitliche Lunges sind der nächste Schritt in der Abfolge der Ausfallschrittübungen.

1. **Stehen Sie aufrecht, die Füße geradeaus und hüftbreit auseinander, wie in Abbildung 7.17a gezeigt. Halten Sie Ihre Arme gerade vor Ihrem Körper.**

2. **Machen Sie mit dem rechten Fuß einen weiten Schritt nach rechts, wie in Abbildung 7.17b gezeigt.**

   Sobald Ihr rechter Fuß den Boden berührt, verlagern Sie Ihr Gewicht darauf und drücken Sie Ihre Hüfte nach hinten, während Sie Ihre Brust heben. Ihre Zehen und das Knie Ihres rechten Beins sollten geradeaus nach vorne zeigen. Drücken Sie Ihr rechtes Bein ab, um in die Ausgangsposition zurückzukehren, und wechseln Sie dann die Seite.

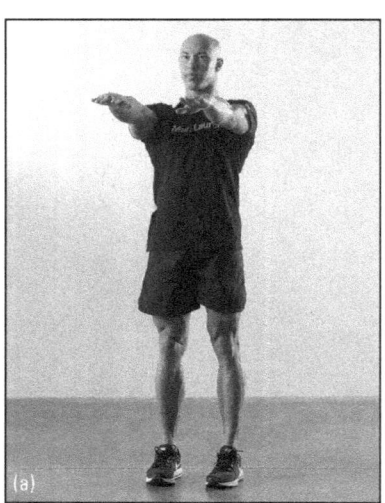 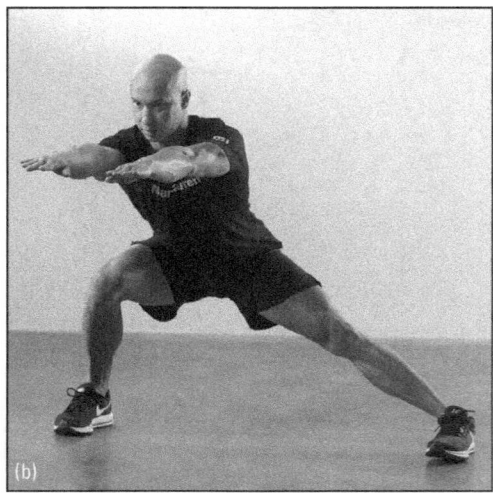

Abbildung 7.17: Schieben Sie Ihre Hüften nach hinten und heben Sie Ihre Brust an.

 Um diese Übung einfacher zu machen, führen Sie diese Bewegung ohne Schritte aus. Beginnen Sie mit deutlich mehr als schulterbreit auseinander stehenden Füßen. Verlagern Sie Ihr Gewicht auf Ihr rechtes Bein, indem Sie Ihre Hüfte nach hinten drücken, Ihr rechtes Bein beugen und Ihr linkes Bein strecken. Verlagern Sie Ihr Gewicht auf die gleiche Weise nach links und wechseln Sie dann weiter von einer Seite zur anderen.

Saxon Lunges

Dies ist eine unglaubliche Beweglichkeitsübung, für die viel Kraft und Stabilität erforderlich ist. Sie können diese Bewegung erleichtern, indem Sie das hintere Knie auf den Boden legen.

1. Treten Sie aus dem Stand, die Arme in Stromlinienposition, in einen tiefen Ausfallschritt nach hinten, wie in Abbildung 7.18a gezeigt.

2. Während Sie Ihr hinteres Knie gerade nach unten zum Boden zeigen lassen und Ihre Arme gerade halten, beugen Sie sich zur Seite des vorderen Beins, wie in Abbildung 7.18b gezeigt.

3. Beugen Sie sich nun zur gegenüberliegenden Seite, wie in Abbildung 7.18c gezeigt, halten Sie dabei Ihre Ellbogen gerade, den Kopf in einer Linie mit der Wirbelsäule und die Bauchmuskeln angespannt.

4. Kehren Sie in die Mitte zurück und stehen Sie dann gerade, bevor Sie die Seite wechseln.

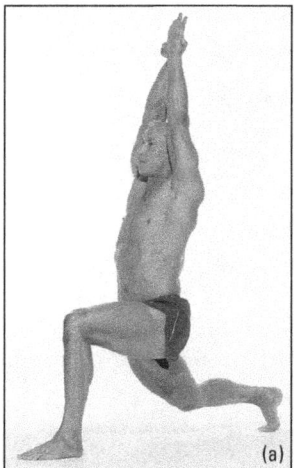 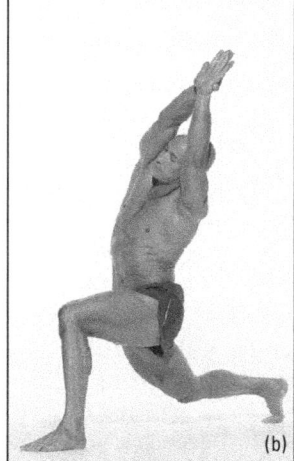 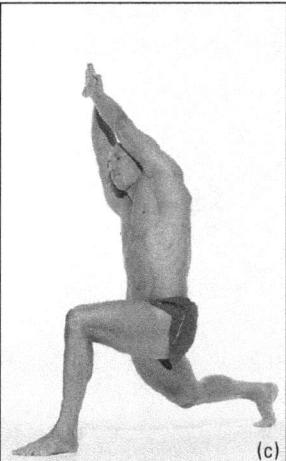

Abbildung 7.18: Sie können die Übung erleichtern, indem Sie Ihr hinteres Knie auf dem Boden absetzen.

Um diese Übung etwas einfacher zu machen, neigen Sie sich leicht zur Seite des vorderen Beins, bevor Sie in die Ausgangsposition zurückkehren.

Ausfallschritte mit Drehungen

Diese Bewegung ähnelt den Saxon Lunges, außer dass Sie sich in der unteren Phase des Ausfallschritts drehen, statt sich zu neigen. Auch diese Übung können Sie sich erleichtern, indem Sie Ihr hinteres Knie auf dem Boden absetzen.

1. Machen Sie einen Ausfallschritt nach hinten, die Arme in Stromlinienposition, wie in Abbildung 7.19a gezeigt. Spannen Sie Ihre Bauchmuskeln an, um ein Durchbiegen Ihres Rückens zu vermeiden.

2. Drehen Sie sich zur Seite des vorderen Beins, wie in Abbildung 7.19b gezeigt, indem Sie Ihr linkes Schulterblatt nach hinten ziehen.

3. Kehren Sie in die Mitte zurück und stehen Sie dann auf. Wechseln Sie die Seite.

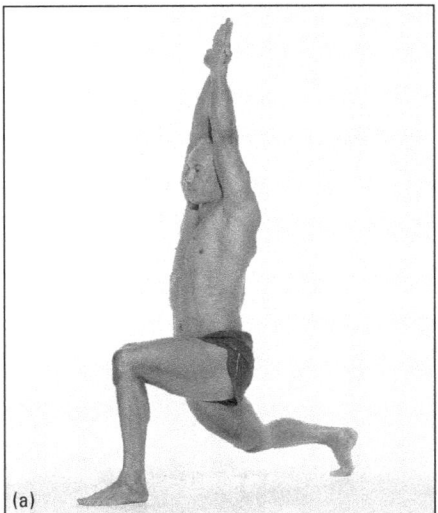 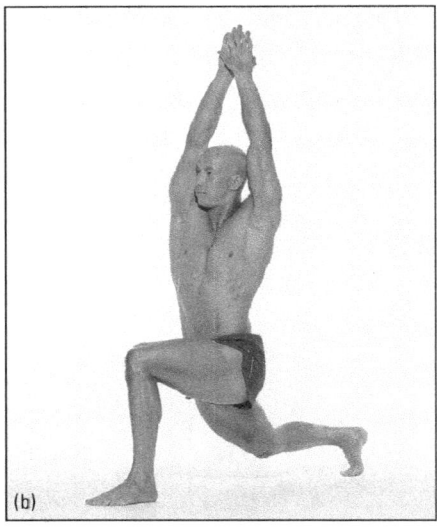

Abbildung 7.19: Machen Sie einen stromlinienförmigen Lunge nach hinten (a) und drehen Sie sich dann zur Seite des vorderen Beins (b).

Sie können die Übung etwas schwieriger gestalten, indem Sie sich zu beiden Seiten drehen, während Sie die untere Position eines Ausfallschritts halten.

Squats zu Lunges – Kniebeugen zu Ausfallschritten

Der Übergang von Kniebeugen zu Ausfallschritten ist eine hervorragende Möglichkeit, die Kraft, das Gleichgewicht und die Haltung zu entwickeln, die für schwierigere Übungen wie einbeinige Kniebeugen erforderlich sind.

1. Stehen Sie aufrecht mit den Füßen hüftbreit auseinander und den Zehen nach vorne, wie in Abbildung 7.20a gezeigt. Halten Sie Ihre Arme gerade vor Ihrem Körper.

2. Schieben Sie Ihre Hüfte nach hinten und sinken Sie in die Kniebeuge, wie in Abbildung 7.20b gezeigt. Halten Sie Ihre Brust hoch und die Knie gerade nach vorne gerichtet.

3. Verlagern Sie Ihr Gewicht auf Ihr linkes Bein und machen Sie dann mit dem rechten Bein einen Schritt zurück in die untere Position eines Ausfallschritts.

KAPITEL 7 Übungen zum Krafttraining für Beine und Hüfte   131

Ihr hinteres Knie sollte auf dem Boden abgesetzt sein, wie in Abbildung 7.20c gezeigt.

4. **Halten Sie Ihre Hüften tief und Ihre Brust herausgestreckt, gehen Sie wieder in die untere Squats-Position und stehen Sie dann auf.**

Für die nächste Wiederholung treten Sie mit dem linken Bein zurück.

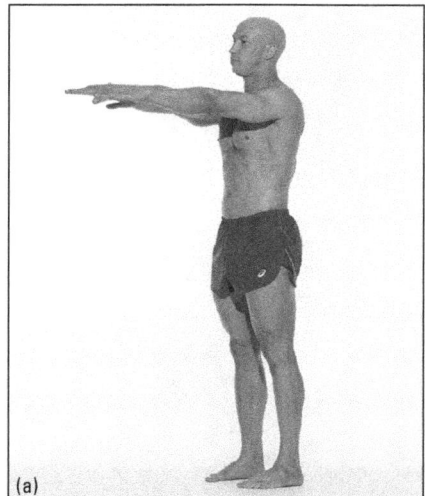
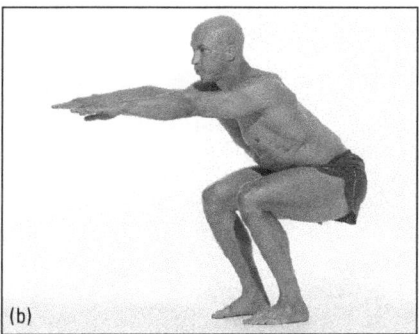
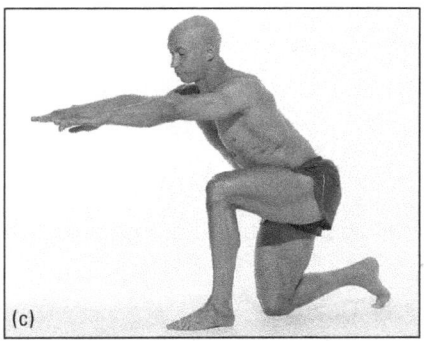

Abbildung 7.20: Probieren Sie verschiedene Armpositionen aus, um den Schwierigkeitsgrad dieser Bewegung zu variieren.

Lunges zu Squats – Ausfallschritte zu Kniebeugen

Dies ist das Gegenteil der Übung mit den Squats zu den Lunges.

1. **Stehen Sie aufrecht mit den Füßen hüftbreit auseinander und den Zehen nach vorne, wie in Abbildung 7.21a gezeigt. Halten Sie Ihre Arme gerade nach vorne ausgestreckt.**
2. **Treten Sie mit dem rechten Bein zurück in eine kniende Position, wie in Abbildung 7.21b gezeigt.**
3. **Verlagern Sie Ihr Gewicht vollständig auf Ihr linkes Bein, drücken Sie Ihre Hüfte nach hinten und gehen Sie in die Hocke, während Sie Ihre Hüfte tief und Ihre Brust hoch halten, wie in Abbildung 7.21c gezeigt.**
4. **Stehen Sie gerade und treten Sie dann mit dem linken Bein nach hinten.**

132   TEIL II Die Übungen

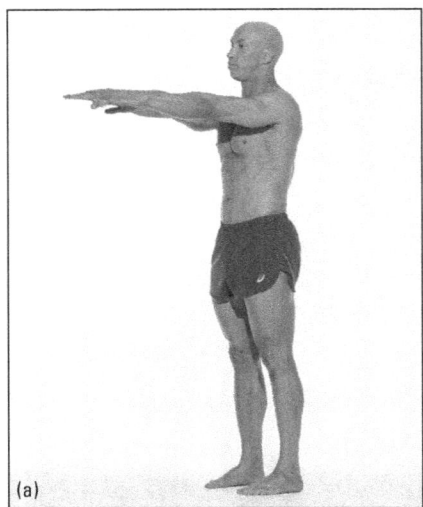
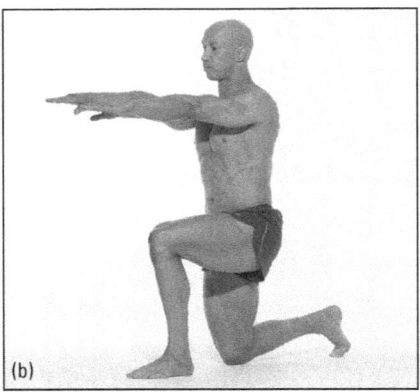
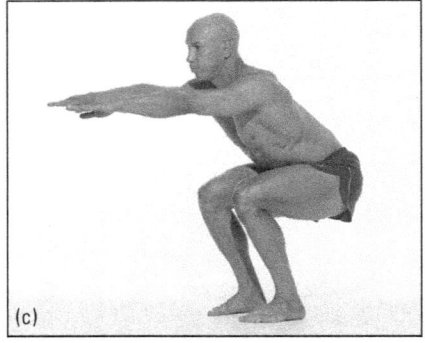

Abbildung 7.21: Diese Übung ist eine gute Möglichkeit, die kontrollierte Gewichtsverlagerung zu verbessern.

 Der Übergang von einer einfachen knienden Position in eine tiefe hockende Position ist eine gute Möglichkeit, die kontrollierte Gewichtsverlagerung sowie die Haltungsgewohnheiten zu verbessern, die für eine gute Hocktechnik erforderlich sind. Halten Sie beim Übergang von einer einfach knienden Position in die Hockposition Ihre Hüften tief und Ihre Brust hoch.

Iron Mikes

Wenn Sie alle vorherigen Ausfallschrittübungen beherrschen, sind Sie bereit für Iron Mikes. Diese Übung entwickelt ernsthafte Kraft und sollte nur durchgeführt werden, wenn Sie frisch, aber aufgewärmt sind. Am besten halten Sie die Gesamtzahl der Wiederholungen gering und machen Pausen.

1. **Gehen Sie in die untere Position eines Ausfallschritts, mit dem linken Bein nach vorne, dem Oberkörper aufrecht und dem vorderen Knie direkt über (nicht vor) dem vorderen Knöchel, wie in Abbildung 7.22a gezeigt.**

2. **Springen Sie aus dieser Position nach oben und wechseln Sie sofort die Position Ihrer Beine, wie in Abbildung 7.22b gezeigt, sodass Sie in der Tiefe eines Ausfallschritts mit dem rechten Bein nach vorne landen, wie in Abbildung 7.22c gezeigt.**

3. **Halten Sie Ihren Oberkörper aufrecht und achten Sie darauf, dass sich Ihr vorderes Knie beim Landen direkt über Ihrem vorderen Knöchel befindet.**

   Sobald Sie den Boden berühren, gehen Sie sofort in die tiefste Position des nächsten Ausfallschritts und wiederholen Sie die Übung.

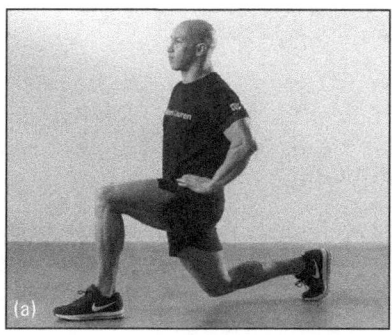
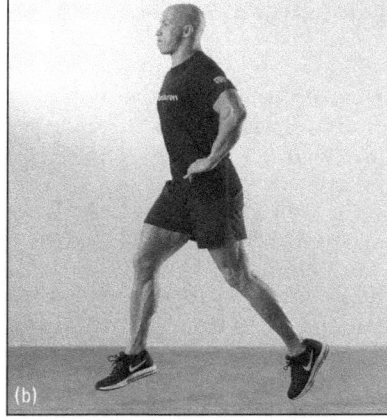
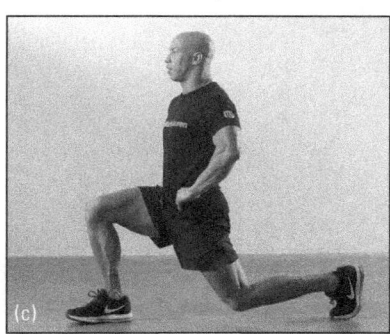

Abbildung 7.22: Gehen Sie in die unterste Position eines Ausfallschritts (a), springen Sie, wechseln Sie die Beine (b) und landen Sie dann mit dem anderen Bein nach vorne (c).

Bei korrekter Ausführung, mit aufrechtem Oberkörper und den Hüften im richtigen Verhältnis zum vorderen Fuß nach hinten, entwickelt diese Bewegung auf sichere Weise ein hohes Maß an Gleichgewicht, Geschwindigkeit, Koordination, Ausdauer und Kraft. Dabei ist vor allem wichtig, den vorderen Fuß weit genug vor den Hüften zu platzieren, damit die vordere Ferse fest auf dem Boden stehen kann.

 Iron Mikes haben einen hohen Impact. Stärke und richtige Positionierung sind wichtig, um die Kraft sicher aufzunehmen. Versuchen Sie diese Übung nur, wenn Ihnen regelmäßige Ausfallschritte leichtfallen. Und stellen Sie immer sicher, dass Sie aufgewärmt, aber nicht ermüdet sind!

Kniende Übergänge

Kniende Übergänge sind im Grunde genommen Ausfallschritte, die von unten nach oben ausgeführt werden. Die Verbesserung dieser Übergänge hilft Ihnen dabei, nützliche Haltungsgewohnheiten zu entwickeln und Ihre Gewichtsverlagerung dort zu kontrollieren, wo es am wichtigsten ist.

Lange kniende Übergänge

Bei der langen Knieübung wird ein relativ großer Schritt verwendet, um zwischen einer knienden und einer stehenden Position zu wechseln. Halten Sie wie bei normalen Ausfallschritten Ihre Körpermitte angespannt und Ihren Oberkörper aufrecht.

1. Gehen Sie in die kniende Position, wie in Abbildung 7.23a gezeigt.

2. Verlagern Sie Ihr Gewicht auf Ihre rechte Hüfte und treten Sie mit dem linken Bein nach vorne, während Sie Ihre Arme in die T-Position bringen. Platzieren Sie Ihren linken Fuß weit genug vor Ihrem hinteren Knie, sodass an Knöcheln, Knien und Hüften 90-Grad-Winkel entstehen, wie in Abbildung 7.23b gezeigt.

3. Verlagern Sie Ihr Gewicht auf das linke Bein und stehen Sie mit den Armen in der T-Position, wie in Abbildung 7.23c gezeigt.

4. Kehren Sie die Bewegung um, um wieder in die kniende Position zu gelangen. Wechseln Sie dann die Seite.

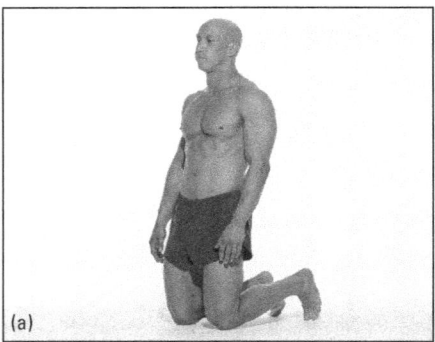
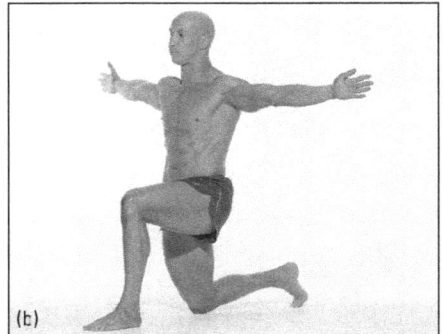
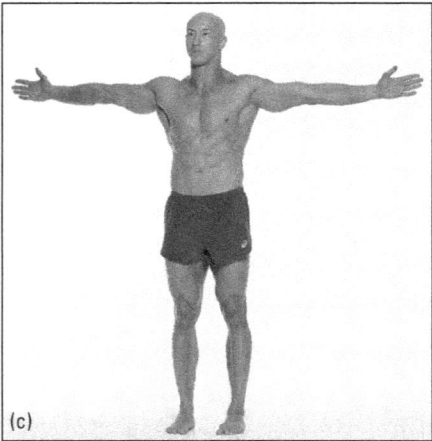

Abbildung 7.23: Achten Sie darauf, dass Ihre Körpermitte angespannt ist und Ihr Oberkörper aufrecht bleibt.

Wie bei allen knienden Übungen können Sie auch diese mit unterschiedlichen Armpositionen durchführen. Die Arme nach vorne zu halten, macht die Übung einfacher. Die Verwendung der Stromlinienposition macht die Übung schwieriger.

Kurze kniende Übergänge

Bei dieser Bewegung wird eine der Hocke ähnliche Position verwendet, um zwischen knieender und stehender Position zu wechseln. Sie ist etwas schwieriger als der lange kniende Übergang, daher ist es am besten, wenn Sie diesen beherrschen, bevor Sie diese Übung ausprobieren.

1. Gehen Sie in die kniende Position, wie in Abbildung 7.24a gezeigt.
2. Stellen Sie Ihren linken Fuß flach auf den Boden neben Ihrem rechten Knie, wie in Abbildung 7.24b gezeigt. Sie müssen Ihre Hüfte nach hinten drücken, um Ihren Fuß flach auf den Boden stellen zu können. Heben Sie Ihre Brust und führen Sie einen großen Armschwung aus, um Ihre Hände hinter Ihren Kopf zu legen.
3. Stehen Sie aufrecht, die Füße hüftbreit auseinander und die Zehen gerade nach vorne, wie in Abbildung 7.24c gezeigt.
4. Kehren Sie die Bewegung um, um wieder in eine gestreckte doppelt kniende Position zu gelangen, und wechseln Sie dann die Seite.

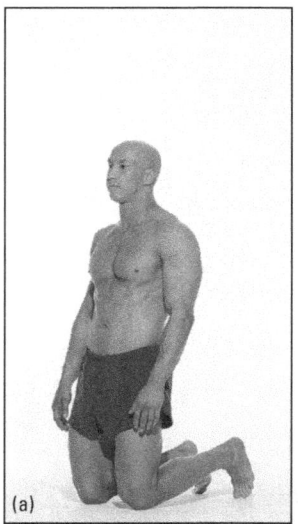 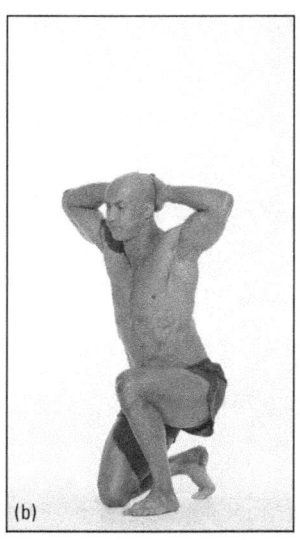 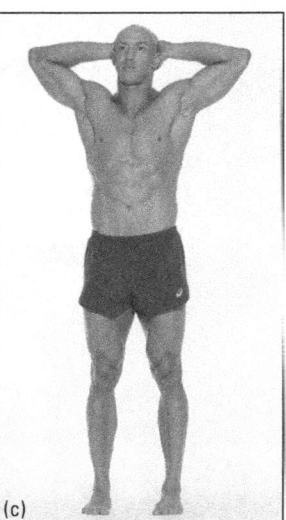

Abbildung 7.24: Die erweiterte Übung in der doppelt knienden Position

Beim Übergang von der doppelt knienden Position in die kurze kniende Position müssen Sie Ihre Hüfte nach hinten drücken, um Ihren vorderen Fuß flach auf den Boden stellen zu können. Sobald Ihre Ferse auf dem Boden steht, heben Sie Ihre Brust und führen Sie einen Armschwung aus, um Ihre Arme in Position zu bringen. Auch hier können Sie verschiedene Armpositionen verwenden, um den Schwerpunkt und den Schwierigkeitsgrad zu variieren.

Seitliche kniende Übergänge

Dieser Übergang ist etwas komplexer, aber es lohnt sich, ihn zu lernen. Mit dieser Bewegung entwickeln Sie die Hüftbeweglichkeit und -koordination, die für eine bessere seitliche Bewegung (von Seite zu Seite) erforderlich ist.

1. Gehen Sie in die kniende Position, wie in Abbildung 7.25a gezeigt.

2. Verlagern Sie Ihr Gewicht auf die rechte Hüfte und strecken Sie Ihr linkes Bein nach links, wie in Abbildung 7.25b gezeigt. Die Zehen Ihres linken Fußes sollten geradeaus zeigen.

3. Schieben Sie Ihre Hüften nach hinten und legen Sie Ihre Hände vor Ihrem rechten Knie auf den Boden, wie in Abbildung 7.25c gezeigt.

4. Verlagern Sie Ihr Gewicht auf das linke Bein, indem Sie das rechte Bein strecken und das linke beugen, bis Sie die in Abbildung 7.25d gezeigte Position erreichen.

5. Stehen Sie aufrecht, wie in Abbildung 7.25e gezeigt, indem Sie Ihr linkes Bein strecken und Ihren rechten Fuß zu Ihrem linken Fuß ziehen.

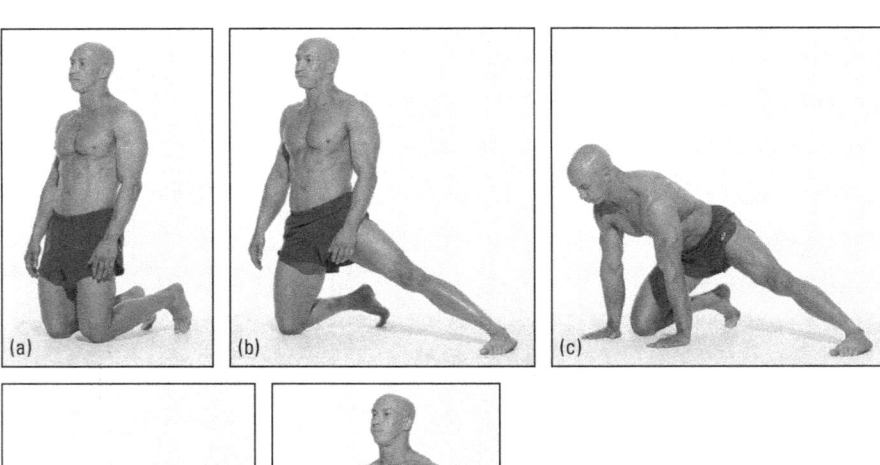

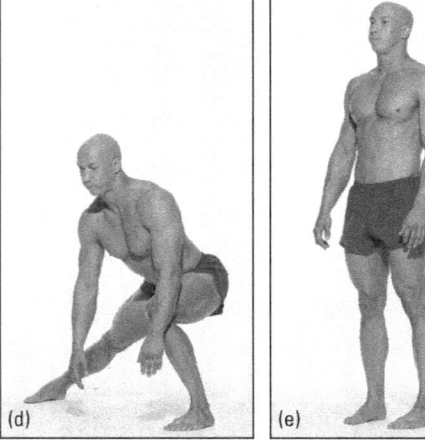

Abbildung 7.25: Diese Übung hilft beim Aufbau der Hüftbeweglichkeit und der seitlichen Koordination.

Nachdem Sie aufgestanden sind, kehren Sie die Bewegung um, um wieder in die kniende Position zu gelangen. Am Anfang wird es für Sie einfacher sein, immer nur eine Seite auf einmal zu üben. Sobald Sie diese Übung besser beherrschen, können Sie nach jeder Wiederholung die Seiten wechseln.

 Wenn Sie ausführliche Video-Tutorials zu dieser und vielen anderen Übungen sehen möchten, gehen Sie auf die Instagram-Seite *Mark_Lauren_Bodyweight*. In der Biografie finden Sie einen Link, über den Sie auf alle kostenlosen Videos in der Abo-App *Mark Lauren On Demand* zugreifen können.

Boden-Squats

Der Boden-Squat ähnelt der Squat-zu-Lunge-Übung, außer dass Sie aus einer Squat-Position statt aus einer stehenden Position beginnen. Diese Übung hilft Ihnen, eine bessere Kontrolle über Ihre Hüften zu erlangen, die buchstäblich im Mittelpunkt von allem stehen, was Sie tun!

1. Beginnen Sie in einer doppelt knienden Position, wie in Abbildung 7.26a gezeigt.
2. Machen Sie mit dem linken Bein einen Schritt nach vorne in eine kniende Position, wie in Abbildung 7.26b gezeigt. Heben Sie Ihre Arme gerade nach vorne und drücken Sie Ihre Hüften leicht nach hinten.
3. Verlagern Sie Ihr Gewicht auf das linke Bein. Halten Sie dabei Ihre Hüfte tief und Ihre Brust hoch und gehen Sie in die Hocke, wie in Abbildung 7.26c gezeigt.
4. Kehren Sie die Bewegung um, um wieder in die kniende Position zu gelangen, und wechseln Sie dann die Seite.

Beim Übergang von der knienden Position in die Hocke sollte sich nur das hintere Bein bewegen. Achten Sie darauf, dass alle anderen Körperteile ruhig bleiben. Die Höhe Ihrer Hüfte sollte sich nicht ändern.

Kosaken-Squats

Diese unglaubliche Übung verbessert Ihre Fähigkeit, sich seitlich zu bewegen, während sie alle Muskeln Ihrer Beine und Hüften stärkt und dehnt. Es ist eine schwierige Übung, aber keine Sorge. Sie können auch eine einfachere Variante ausprobieren, mit der Sie sich langsam steigern können.

1. Beginnen Sie in einer doppelt knienden Position, wie in Abbildung 7.27a gezeigt.
2. Machen Sie mit dem rechten Bein einen Schritt nach vorne und gehen Sie in eine lange, kniende Position mit nach vorne erhobenen Armen, wie in Abbildung 7.27b gezeigt.

138 TEIL II Die Übungen

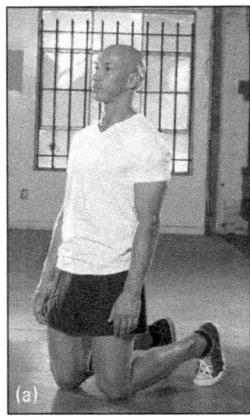
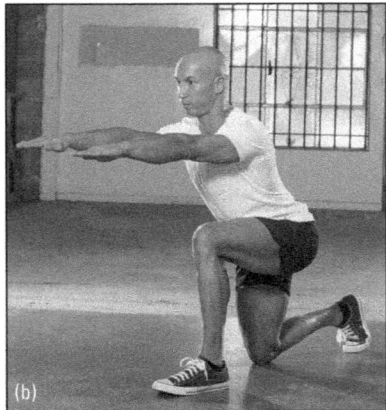
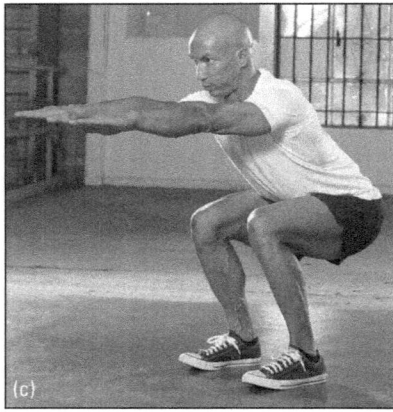

Abbildung 7.26: Arbeiten Sie daran, alle anderen Teile Ihres Körpers während dieser Bewegung ruhig zu halten.

3. Drehen Sie sich nach links und nehmen Sie eine seitliche Ausfallschrittposition ein, wie in Abbildung 7.27c gezeigt.

4. Lassen Sie Ihre Hüfte so weit wie möglich nach unten sinken, während Sie Ihren rechten Fuß flach auf dem Boden halten. Heben Sie Ihre Brust und strecken Sie Ihr linkes Bein vollständig, während Sie die Zehen und das Knie Ihres linken Beins gerade nach oben drehen, wie in Abbildung 7.27d gezeigt. Kehren Sie die Bewegung um, um wieder in die kniende Position zu gelangen. Wechseln Sie dann die Seite.

Wenn Schritt 4 zu schwierig ist, halten Sie bei Schritt 3 an und führen Sie die Bewegung in umgekehrter Reihenfolge aus, um wieder in die kniende Position zu gelangen, bevor Sie die Seite wechseln.

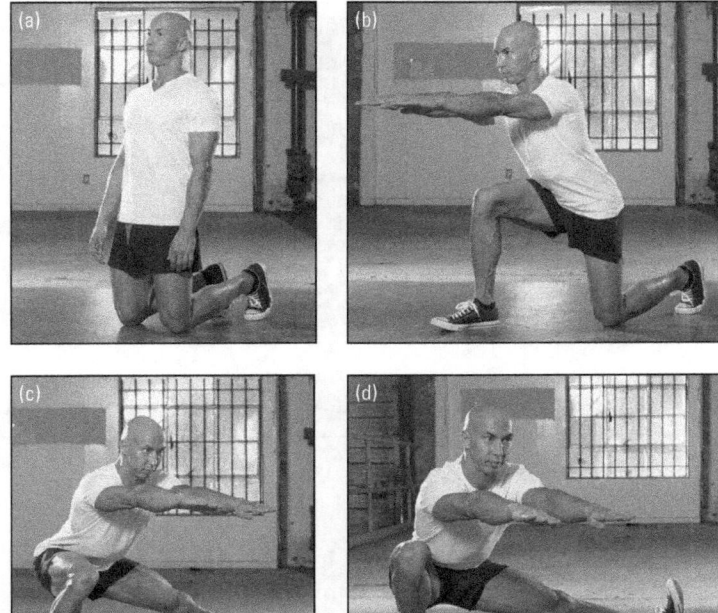

Abbildung 7.27: Diese Übung stärkt alle Muskeln Ihrer Beine und Hüften.

Kraft aufbauen mit Step-ups

Step-ups sind relativ einfache Übungen, die sich hervorragend zur Verbesserung der Leistung im alltäglichen Leben eignen, da sie eine gleichzeitige Hüftbeugung und Hüftstreckung sowie eine kontrollierte Gewichtsverlagerung (Gleichgewicht) beinhalten. In dieser Hinsicht ähneln sie Ausfallschritten, mit der Ausnahme, dass bei Step-ups nur der Fuß der gestreckten Hüfte den Boden berührt. Ausfallschritte und Step-ups ergänzen sich gut.

Storchenhaltung

Dies ist die Grundlage und der Ausgangspunkt für alle Step-up-Bewegungen. Unabhängig von Ihrer Fitness ist es eine gute Idee, diese einfache Bewegung regelmäßig zu wiederholen.

1. Nehmen Sie eine stehende Position ein, die Füße hüftbreit auseinander, wobei die Zehen gerade nach vorne zeigen, wie in Abbildung 7.28a gezeigt. Bringen Sie Ihre Arme in die T-Position.

2. Heben Sie Ihr linkes Knie so hoch wie möglich, während Sie so gerade wie möglich stehen, wie in Abbildung 7.28b gezeigt.

3. Das Standbein bleibt gestreckt. Spannen Sie die Bauchmuskeln an und heben Sie die Brust leicht an. Wechseln Sie nach jeder Wiederholung die Seite.

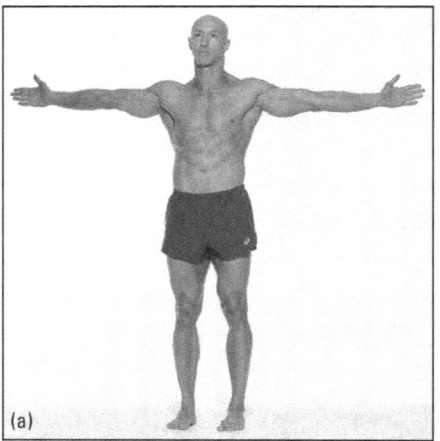 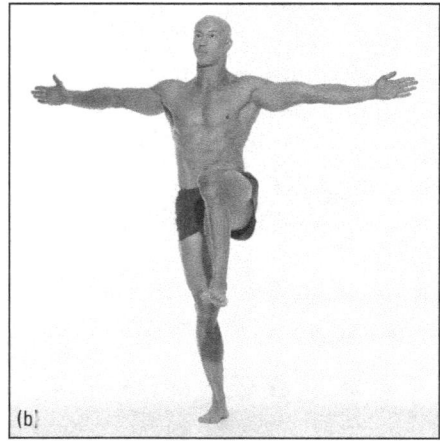

Abbildung 7.28: Stehen Sie mit den Armen in einer T-Position (a) und heben Sie dann Ihr linkes Knie so hoch wie möglich (b).

Machen Sie sich in den Standpositionen so groß wie möglich. Strecken Sie Ihre Hüften vollständig, heben Sie Ihre Brust und spannen Sie Ihre Bauchmuskeln an, als ob Sie jeden Moment einen Schlag in den Magen erwarten würden. Heben Sie Ihr Knie so hoch wie möglich, während Sie das Standbein vollständig strecken, sodass Sie so gerade wie möglich sind. Sie sollten eine starke Spannung in Ihrem Gesäß spüren. Ziehen Sie außerdem die Zehen des angehobenen Fußes nach oben, als ob Sie auf der Stelle marschieren würden.

Gate Swings – das Tor schwingt

Diese Übung baut auf der Storchenhaltung mit einer Außendrehung der Hüfte am oberen Ende der Bewegung auf, die häufig erforderlich ist, wenn wir über Objekte steigen.

1. Stehen Sie mit den Armen in einer T-Position, wie in Abbildung 7.29a gezeigt.

2. Während Sie Ihr Standbein und Ihren Oberkörper gerade halten, heben Sie Ihr linkes Knie so hoch wie möglich, wie in Abbildung 7.29b gezeigt.

3. Drehen Sie aus der oberen Position Ihr linkes Knie nach außen, wie in Abbildung 7.29c gezeigt, während Sie Ihr rechtes Schulterblatt nach hinten ziehen, um Bewegungen Ihres Oberkörpers zu verhindern. Bringen Sie Ihr linkes Knie zurück in die Mitte und senken Sie dann Ihr Bein, um eine Wiederholung abzuschließen.

Konzentrieren Sie sich wie beim Storchenstand darauf, Ihren Körper so gerade wie möglich zu halten. Heben Sie Ihr Knie so hoch wie möglich, während Sie Ihren Oberkörper gerade halten.

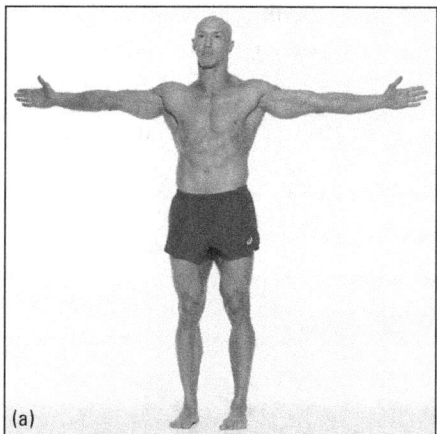
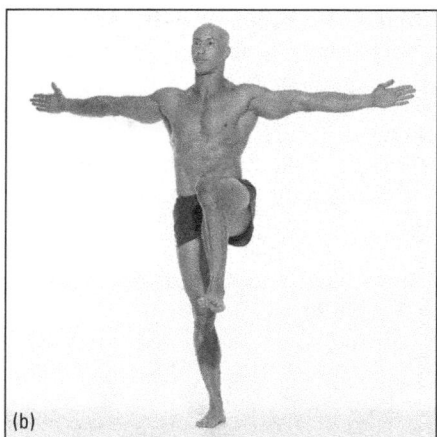
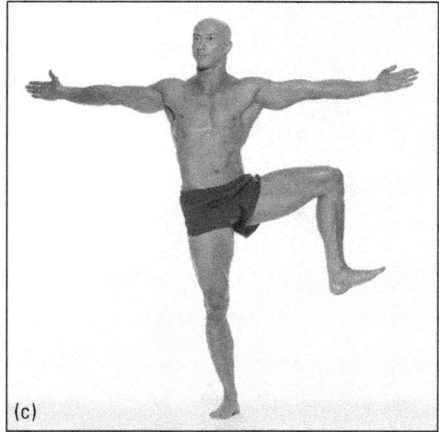

Abbildung 7.29: Diese Übung baut auf der Storchenhaltung mit einer externen Hüftdrehung auf.

Cross Steps – Querschritte

Diese Übung baut ebenfalls auf der Storchenhaltung auf, fügt aber einen Schritt über die Mittellinie Ihres Körpers hinzu, was wir üblicherweise tun, wenn wir die Richtung ändern. Ein Beispiel hierfür ist das Abbiegen nach links, indem Sie beim Gehen mit dem rechten Fuß über die Mittellinie Ihres Körpers treten.

 Es geht nicht nur darum, Kalorien zu verbrennen und Muskeln aufzubauen. Sie können auch nützliche sportliche Fähigkeiten entwickeln, die Ihre Leistung verbessern und Verletzungen vorbeugen. Dies erreichen Sie, indem Sie Ihre begrenzte Zeit und Energie auf die am häufigsten verwendeten sportlichen Fähigkeiten konzentrieren. Wenn Sie die grundlegenden Bausteine sportlicher Fähigkeiten verbessern, erreichen Sie viel mit wenig.

1. **Stehen Sie mit den Armen in der T-Position, wie in Abbildung 7.30a gezeigt.**

2. Nehmen Sie eine gute Storchenhaltung ein, indem Sie Ihr linkes Bein so hoch wie möglich heben und dabei Ihren Oberkörper aufrecht halten, wie in Abbildung 7.30b gezeigt.

3. Machen Sie mit dem linken Fuß einen Schritt über Ihren rechten Fuß, wie in Abbildung 7.30b. Wenn Sie den linken Fuß über den stützenden rechten Fuß bewegen, ziehen Sie Ihr linkes Schulterblatt nach hinten, wie in Abbildung 7.30c gezeigt.

4. Positionieren Sie in der unteren Position Ihren angehobenen Fuß so, als ob er Ihr Körpergewicht tragen würde. Heben Sie Ihr linkes Knie an, um wieder in die Storchenhaltung zu gelangen, und kehren Sie dann in die Ausgangsposition zurück.

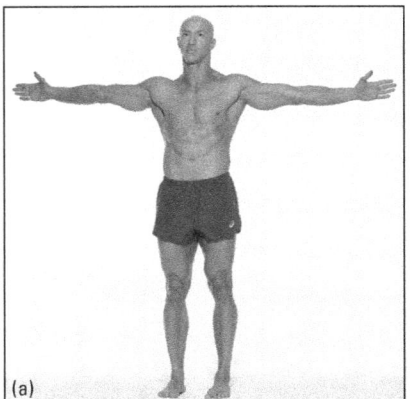
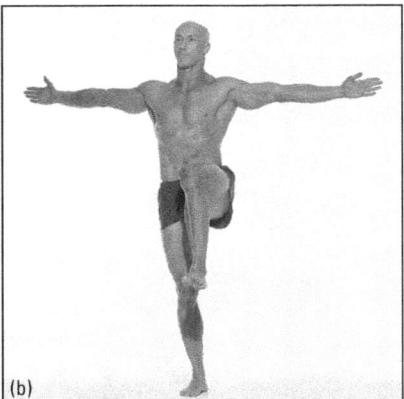
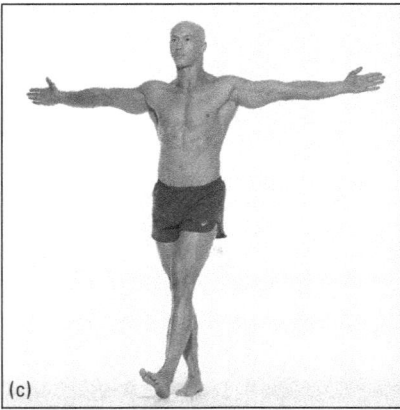

Abbildung 7.30: Die Cross-Steps-Übung baut auf dem Storchenstand auf und fügt einen Schritt über die Mittellinie Ihres Körpers hinzu.

Diese Übung lindert häufig Beschwerden im unteren Rückenbereich, da sie eine seitliche Neigung des Beckens beinhaltet, die in den meisten Trainingsprogrammen nicht berücksichtigt wird. Achten Sie bei dieser Bewegung darauf, wie sich Ihr Becken bewegt. Die linke Seite Ihres Beckens sollte sich leicht heben, wenn Sie Ihr linkes Bein anheben, und sie sollte sich senken, wenn Sie Ihr linkes Bein senken, um es über Ihren rechten Fuß zu bewegen.

High-knee Marches – marschieren mit hohen Knien

Diese Bewegung verbessert die Haltung, die Hüftbeweglichkeit und die Koordination.

1. **Marschieren Sie auf der Stelle. Stehen Sie gerade, halten Sie die Füße parallel und finden Sie ein gleichmäßiges Tempo.**
2. **Heben Sie die Knie hoch, wie in Abbildung 7.31 gezeigt, und schwingen Sie die Arme kräftig, während Sie Ihre Ellbogen um 90 Grad gebeugt halten.**

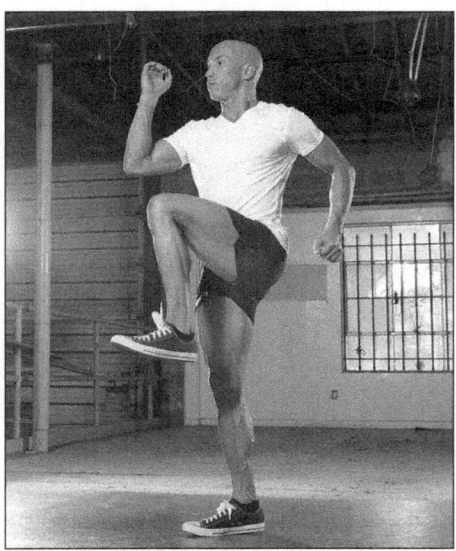

Abbildung 7.31: Auf der Stelle marschieren mit guter Haltung

Strecken Sie bei jedem Schritt das Standbein vollständig aus, während Sie Ihre Brust leicht anheben und Ihre Bauchmuskeln angespannt halten. Ziehen Sie Ihre Knie hoch und schwingen Sie Ihre Arme mit um 90 Grad gebeugten Ellbogen. Dieses grundlegende Bewegungsmuster lässt sich, wenn es richtig ausgeführt wird, sehr gut auf Aktivitäten im alltäglichen Leben übertragen.

High-knee Runs – mit hohen Knien laufen

Der Unterschied zwischen dem Marschieren mit hohen Knien und dem Laufen mit hohen Knien besteht darin, dass beim Marschieren immer ein Fuß den Boden berührt. Beim Laufen hebt sich der aufgesetzte Fuß, während der angehobene Fuß herunterkommt. Das ist natürlich auch einer der Hauptunterschiede zwischen normalem Gehen und Laufen. Beim Laufen gibt es eine »Flugphase«.

1. **Strecken Sie das Bein, das den Boden berührt, vollständig aus und strecken Sie gleichzeitig den gegenüberliegenden Arm nach hinten, um das Knie des anderen Beins so hoch wie möglich zu bringen, wie in Abbildung 7.32 gezeigt.**

2. Spannen Sie Ihre Körpermitte an und lehnen Sie sich leicht nach vorne. Konzentrieren Sie sich mehr auf das Hochziehen der Knie und weniger auf die Geschwindigkeit. Wenn Ihr angehobenes Knie nach unten geht, sollte Ihr anderes Knie bereits nach oben kommen.

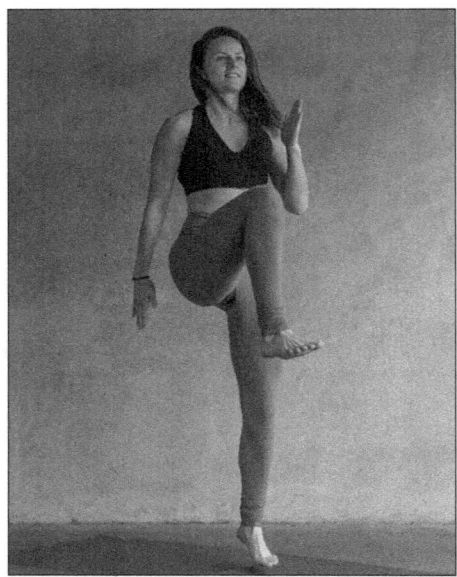

Abbildung 7.32: Laufen auf der Stelle mit hochgezogenen Knien und starkem Armschwung

Konzentrieren Sie sich auf Ihre Haltung, wobei Sie Ihre Brust leicht anheben und gleichzeitig Ihre Körpermitte angespannt halten. Richten Sie sich auf und lehnen Sie sich leicht nach vorne. Schwingen Sie Ihre Arme kräftig und ziehen Sie Ihre Knie hoch.

High-knee Skips – mit hohen Knien hüpfen

Sie hüpfen auf der Stelle. Wenn Sie zu den wenigen gehören, die das bereits können, ist das wunderbar. Aber für diejenigen unter uns, die es nicht können, kann es Übung erfordern.

1. Beginnen Sie mit lockerem Laufen auf der Stelle. Halten Sie Ihre Knie zunächst tief.

2. Machen Sie nach ein paar Schritten auf jeder Seite bei jedem Schritt eine Pause von einer Sekunde, sodass Sie jedes Knie kurz anheben. Lernen Sie den Rhythmus dafür.

3. Fügen Sie als Nächstes jedem Schritt einen kleinen Sprung auf einem Bein hinzu, wie in Abbildung 7.33 gezeigt. Jetzt sollten Sie auf der Stelle hüpfen!

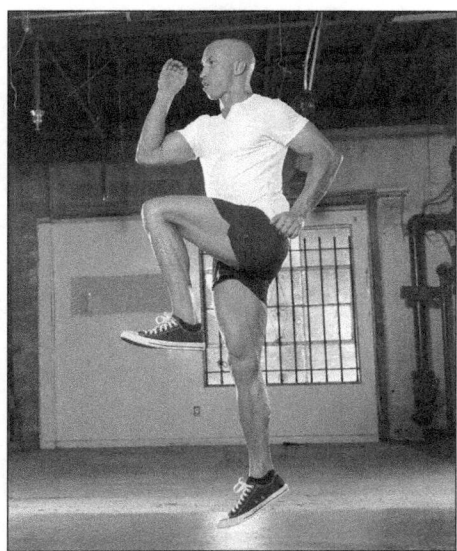

Abbildung 7.33: Auf der Stelle hüpfen mit hochgezogenen Knien

Mit zunehmender Verbesserung können Sie Ihre Knie höher heben und Ihre Arme stärker schwingen. Wenn Sie den High-knee Skip nicht ausführen können, verwenden Sie stattdessen den High-knee Run oder den High-knee March.

> **IN DIESEM KAPITEL**
>
> Die ideale Ausrichtung beibehalten
>
> Vertikale Drückübungen absolvieren
>
> Inline-Push-Übungen ausprobieren

Kapitel 8
Drücken zur Stärkung von Brust, Schultern und Trizeps

In diesem Kapitel erfahren Sie alles über die Übungen, mit denen Sie Ihre Brust, Schultern und Trizeps trainieren können, indem Sie gegen eine Kraft drücken, sei es Ihr eigenes Körpergewicht oder andere Gegenstände in Ihrer Umgebung. Das Kapitel beginnt mit einer Erklärung, wie Sie die ideale Ausrichtung beibehalten. Dann geht es zum praktischen Teil über – den eigentlichen Übungen!

 Es ist immer eine gute Idee, vor Beginn eines Trainingsprogramms Ihren Arzt zu konsultieren. Wenn eine der Übungen in diesem Kapitel Schmerzen verursacht, hören Sie damit auf. Es ist wichtig, den Unterschied zwischen anstrengend und schmerzhaft zu erkennen. Keine Übung sollte Schmerzen verursachen. Hören Sie immer auf Ihren Körper.

Die ideale Ausrichtung unter Belastung beibehalten

Abgesehen davon, dass Sie Ihre Brust-, Schulter- und Trizepsmuskeln trainieren, stärken und stabilisieren Drückbewegungen bei Bodyweight-Übungen Ihren Rumpf ungefähr so gut wie Rumpfübungen selbst. Und das liegt daran, dass im wirklichen Leben, wenn Sie beim Drücken von etwas, wie einer Tür oder sogar einem Auto, Kraft überwinden müssen, Ihr *vorderer* Rumpf (die Vorderseite Ihres Rumpfes) aktiviert werden muss, um die Ausrichtung beizubehalten, die für eine effektive Energieübertragung erforderlich ist.

Denken Sie bei den Übungen nicht nur an die Gelenke, die sich bewegen, sondern achten Sie auch auf den Rest Ihres Körpers, damit Sie in allen Körperteilen, die sich nicht bewegen sollen, möglichst gerade bleiben.

Vertikale Drückübungen

Dabei handelt es sich um Drückbewegungen mit den Armen senkrecht zum Oberkörper, wie zum Beispiel Liegestütze. Der Fokus liegt bei dieser Armposition eher auf Brust und Trizeps und weniger auf den Schultern.

Genauere Anleitungen zum Einsatz dieser Übungen in einem Trainingsplan finden Sie im 13-Wochen-Programm in Kapitel 12. Auf der Website marklauren .com finden Sie außerdem viele weitere Trainingsprogramme für unterschiedliche Fitnessniveaus sowie Video-Tutorials. Verwenden Sie den Promo-Code STRONG15, um 15 % auf Jahres-Abonnements zu erhalten.

Klassische Push-ups – Liegestütze

Der Schlüssel zur richtigen Ausführung von Push-ups liegt darin, den vollen Bewegungsumfang zu erreichen und gleichzeitig vom Kopf bis zu den Fersen eine gerade Körperhaltung beizubehalten.

1. Legen Sie sich auf den Bauch, die Füße zusammen, die Hände direkt unter den Schultern, wie in Abbildung 8.1a gezeigt.

2. Drücken Sie sich vom Boden hoch, bis Ihre Arme vollständig ausgestreckt und Ihre Schultern leicht nach vorne gezogen sind, sodass Sie spüren, wie sich Ihre Schulterblätter voneinander wegziehen, wie in Abbildung 8.1b gezeigt.

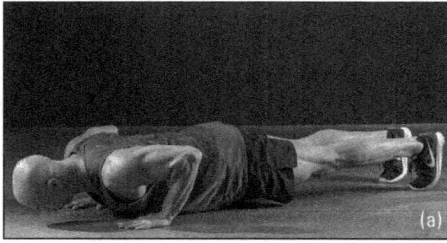 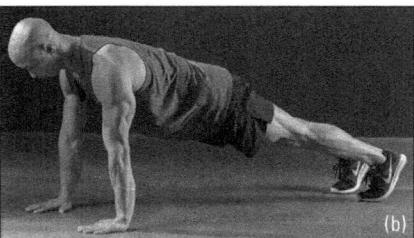

Abbildung 8.1: Legen Sie sich auf den Bauch (a) und drücken Sie sich dann ganz nach oben (b).

Während der gesamten Bewegung sollte Ihr Körper eine gerade Linie bilden. Von den Fersen bis zum Nacken sollte nichts gebeugt sein. Achten Sie besonders darauf, dass Ihr Becken nicht zum Boden sinkt oder Ihr Gesäß in die Luft ragt. Eine schwache Form bedeutet einen schwachen Rumpf. Halten Sie Ihre Mitte angespannt!

Sie können den Schwierigkeitsgrad dieser Übung anpassen, indem Sie Ihre Hände oder Füße auf einer stabilen Unterlage hochlagern. Wenn Sie Ihre Hände hochlagern, wie in Abbildung 8.2 gezeigt, wird die Übung leichter. Sie können auch Push-ups machen, während Ihre Knie auf dem Boden bleiben. Wenn Sie Ihre Füße hochlagern, wie in Abbildung 8.3 gezeigt, wird die Übung schwieriger.

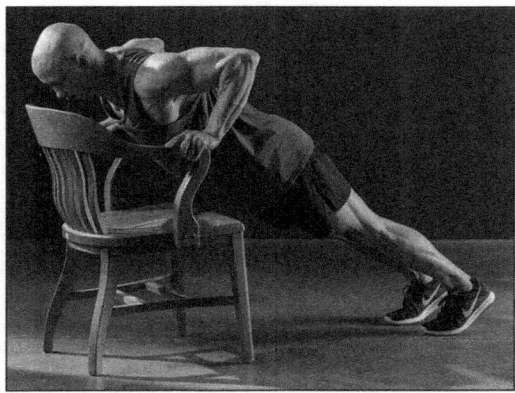

Abbildung 8.2: Erhöhen Sie die Abstützung Ihrer Hände, um die Push-ups zu erleichtern.

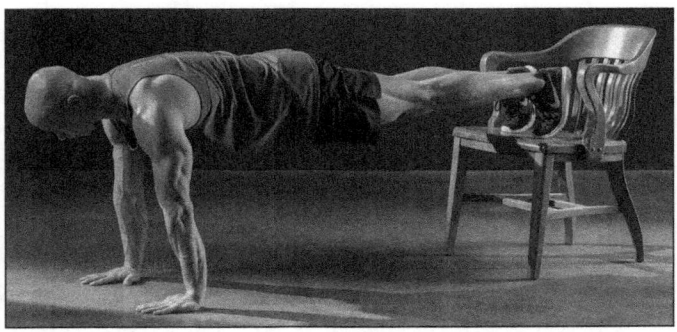

Abbildung 8.3: Erhöhen Sie Abstützung Ihrer Füße, um die Liegestützen schwieriger zu machen.

 Die beste Methode, schwierige Übungen zu meistern, besteht darin, sich auf eine kontrollierte Negativbewegung zu konzentrieren. Das bedeutet, dass Sie das Absenken über einen Zeitraum von etwa drei bis fünf Sekunden kontrollieren. Bei schwierigen Drückübungen schummeln Sie sich einfach in die oberste Position, bringen sich in eine gute Ausrichtung und versuchen dann, das Absenken so gut wie möglich zu kontrollieren und abzubremsen. Schummeln Sie sich wieder nach oben und wiederholen Sie das Ganze.

Versetzte Push-ups

Dies ist eine Push-up-Variante mit asymmetrischer Handhaltung, wodurch es schwieriger wird, den Körper in einer geraden Linie zu halten. Eine Person, die direkt über Ihnen steht, sollte eine gerade Linie von Ihrem Kopf bis zu Ihren Fersen sehen.

1. **Dies wird wie ein klassischer Push-up ausgeführt, außer dass eine Hand etwas weiter vorne als in der normalen Position und die andere etwas weiter hinten ist, wie in Abbildung 8.4a gezeigt.**

2. Senken Sie sich vollständig auf den Boden ab, wie in Abbildung 8.4b gezeigt, und drücken Sie sich dann wieder nach oben.

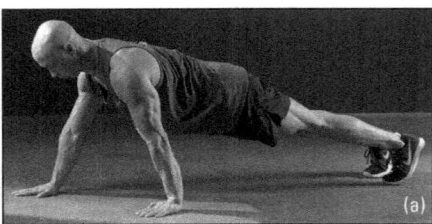 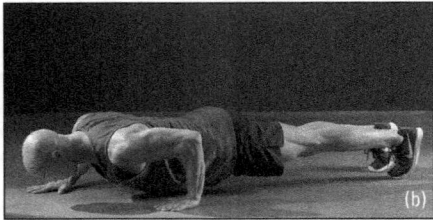

Abbildung 8.4: Die Ausgangsposition (a) und Endposition (b) für versetzte Liegestützen

Wechseln Sie bei jedem zweiten Satz die Handposition. Dies ist eine großartige Übung, um Ihre Muskeln mit unterschiedlichen Reizen zu stimulieren.

Archer Push-ups – Bogenschützen-Liegestütze

Diese Liegestütze ähneln einem Bogenschützen, der einen Bogen spannt, daher der Name. Dies ist eine der schwierigeren Push-up-Varianten, daher empfehle ich, dass Sie in der Lage sind, normale Push-ups mit auf Kniehöhe gehobenen Füßen zu beherrschen, bevor Sie diese versuchen.

1. Gehen Sie in die Push-up-Position, wobei Ihre Füße hüftbreit auseinander stehen und Ihre Hände weiter als schulterbreit auseinander sind, wie in Abbildung 8.5a gezeigt. Positionieren Sie Ihre Hände so, dass Ihre Finger zu den Seiten zeigen.

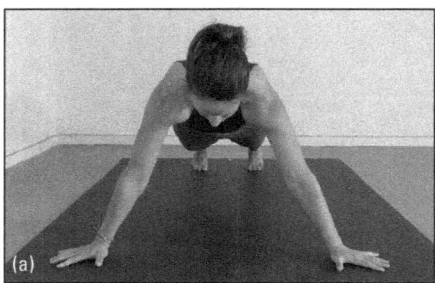 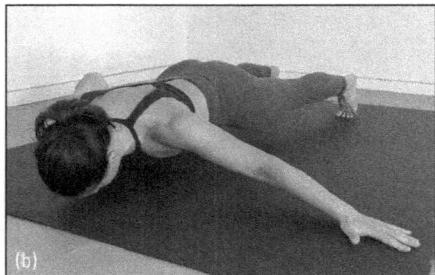

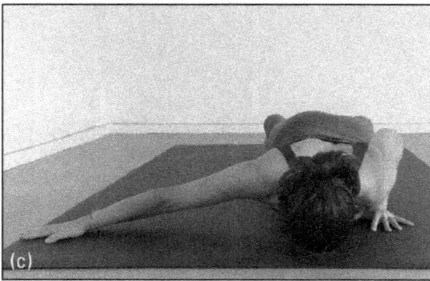

Abbildung 8.5: Senken Sie sich vollständig auf die rechte Seite und dann vollständig auf die linke Seite.

KAPITEL 8 Drücken zur Stärkung von Brust, Schultern und Trizeps 151

2. **Während Sie Ihren Körper gerade halten, senken Sie sich auf Ihre rechte Hand, wie in Abbildung 8.5b gezeigt, und kehren Sie dann in die Ausgangsposition zurück.**

3. **Senken Sie sich auf die linke Seite, wie in Abbildung 8.5c gezeigt, um die Wiederholung abzuschließen.**

Sie können diese Übung einfacher machen, indem Sie Ihre Knie auf dem Boden ablegen. Eine gute Möglichkeit, bei schwierigen Übungen Kraft aufzubauen, besteht darin, viele Sätze mit wenigen Wiederholungen und vielen Pausen zu machen. Vermeiden Sie es, sich so zu ermüden, dass Sie die richtige Form nicht mehr beibehalten können.

Contra Presses – Gegendrücken

Dies sind hervorragende einarmige Push-up-Varianten, die Ihnen viele Möglichkeiten bieten, den Schwierigkeitsgrad zu variieren. Nach der Beschreibung der Standardvariante finden Sie Möglichkeiten, die Bewegung einfacher zu gestalten.

1. **Legen Sie sich in der Ausgangsposition eines Push-ups auf den Bauch und greifen Sie mit der linken Hand die Innenseite Ihres linken Oberschenkels, wie in Abbildung 8.6a gezeigt.**

2. **Halten Sie eine gerade Linie vom Kopf bis zur rechten Ferse und drücken Sie sich vom Boden ab, wie in Abbildung 8.6b gezeigt.**

3. **Senken Sie sich vollständig ab, um die Wiederholung abzuschließen.**

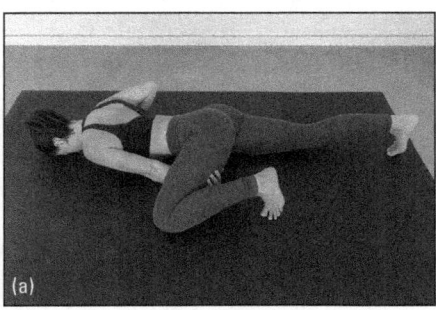 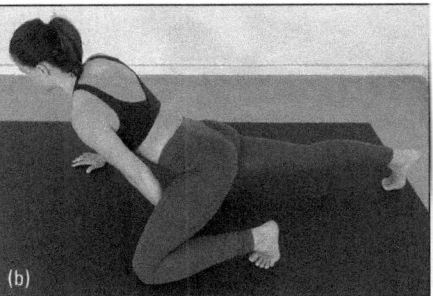

Abbildung 8.6: Das Gegendrücken hat viele Variationen.

Es gibt mehrere Möglichkeiten, diese Übung zu erleichtern:

✔ Das Knie des ausgestreckten Beines auf den Boden legen.

✔ Die Innenseite des Oberschenkels loslassen und sich mit beiden Armen nach oben drücken.

✔ Beide Arme verwenden, um sich hochzudrücken, und beide Knie auf dem Boden zu lassen.

Tripoid Push-ups – Dreibeinige Liegestütze

Diese Übung ähnelt einarmigen Push-ups, da es nur drei Kontaktpunkte mit dem Boden gibt, wodurch Widerstand und Kontrolle der Drehung erforderlich werden. Bei einarmigen Liegestützen haben Sie mit einer Hand und beiden Füßen Kontakt mit dem Boden. Bei dreibeinigen Push-ups haben beide Hände und ein Fuß Kontakt mit dem Boden. Der Vorteil dieser Variante besteht darin, dass der Schwierigkeitsgrad dreibeiniger Liegestütze leichter skaliert werden kann.

1. Gehen Sie in eine Push-up-Position, wobei Ihre Hände und Füße schulterbreit auseinander stehen. Spannen Sie Ihre Gesäßmuskeln an und spannen Sie Ihre Körpermitte an. Heben Sie Ihr linkes Bein vom Boden und halten Sie das Knie und die Zehen des angehobenen Beins gerade nach unten gerichtet, wie in Abbildung 8.7a gezeigt.

2. Senken Sie sich auf den Boden, während Sie Ihren Körper gerade halten, wie in Abbildung 8.7b gezeigt. Bewegen Sie sich wieder nach oben.

   Machen Sie zwei Wiederholungen mit dem erhöhten linken Bein und dann zwei Wiederholungen mit dem erhöhten rechten Bein.

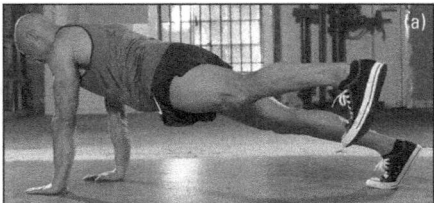 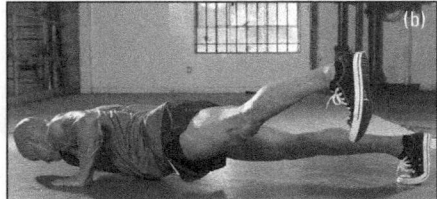

Abbildung 8.7: Bringen Sie Ihre Füße näher zusammen, um diese Übung etwas einfacher zu machen.

Diese Übung wird schwieriger, je weiter Ihre Füße auseinander stehen, und sie wird einfacher, wenn Ihre Füße näher beieinander stehen. Wenn diese Übung zu schwierig ist, versuchen Sie, sich wieder in die Ausgangsposition hochzuarbeiten und konzentrieren Sie sich darauf, den Weg nach unten mit einer geraden Körperhaltung zu kontrollieren.

Dips

Dips sind eine unglaubliche Übung zum Aufbau der unteren Brust, der Vorderseite Ihrer Schultern und Ihres Trizeps.

1. Suchen Sie zwei stabile Griffflächen, die einen Meter voneinander entfernt sind oder aufgestellt werden können. Die beiden Flächen sollten gleich hoch sein und mindestens hüfthoch.

2. Legen Sie eine Handfläche auf jede Grifffläche, strecken Sie die Arme gerade nach außen aus, beugen Sie die Knie und halten Sie Ihren Körper zwischen den Oberflächen, wie in Abbildung 8.8a gezeigt.

KAPITEL 8 Drücken zur Stärkung von Brust, Schultern und Trizeps 153

3. Senken Sie sich so weit wie möglich ab, wobei Ihre Knie in der Luft über dem Boden schweben, wie in Abbildung 8.8b gezeigt, und drücken Sie sich dann wieder nach oben.

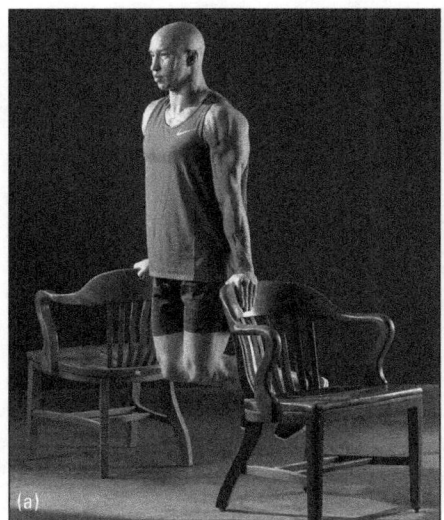 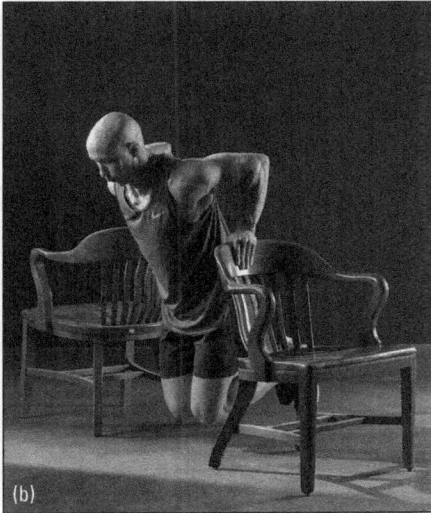

Abbildung 8.8: Die Ausgangsposition (a) und Endposition (b) für Dips

Sie können sich selbst unterstützen, indem Sie Ihre Beine verwenden, um sich vom Boden abzustoßen. Und genau wie bei Push-up-Varianten können Sie sich selbst bis nach oben schummeln und versuchen, den Weg nach unten so gut wie möglich zu kontrollieren.

Dips im Sitzen

Diese Dips-Variante ist deutlich einfacher als normale Dips und trainiert dabei die gleichen Muskeln. Abgesehen davon, dass sie einfacher ist, dehnt diese Variante auch die Vorderseite Ihrer Schultern stärker, was sie zu einer perfekten Dehnübung nach langem Schreiben oder nach dem Daddeln auf dem Smartphone macht.

1. Suchen Sie sich eine horizontale Grifffläche zwischen Knie- und Hüfthöhe. Je niedriger die Grifffläche ist, desto schwieriger wird diese Übung, aber sie darf nicht unter Kniehöhe liegen. Ein Tisch, ein Stuhl, ein Futon oder eine Sofa-Armlehne reicht aus.

2. Mit dem Rücken zur Grifffläche legen Sie Ihre Handflächen auf den Rand der Grifffläche hinter sich, wobei Ihre Knöchel nach vorne zeigen, wie in Abbildung 8.9a gezeigt.

3. Senken Sie Ihren Körper gerade nach unten und beugen Sie dabei nur die Ellbogen und Schultern, bis Ihre Oberarme parallel zum Boden sind, wie in Abbildung 8.9b gezeigt oder bis Sie eine leichte Dehnung in Ihren Schultern spüren. Drücken Sie sich wieder nach oben, bis Ihre Arme wieder gerade sind.

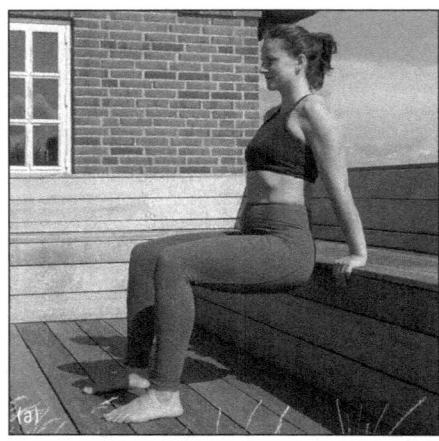
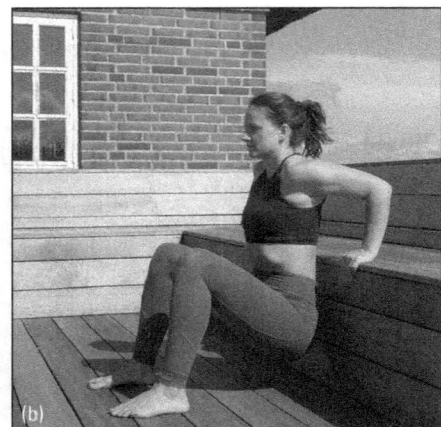
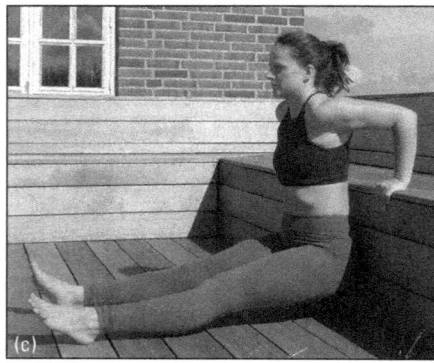

Abbildung 8.9: In der Endposition sind die Oberarme parallel zum Boden.

Sie können die Übung etwas erschweren, indem Sie Ihre Beine strecken, wie in Abbildung 8.9c gezeigt. Um die Bewegung noch schwieriger zu machen, legen Sie Ihre Füße auf irgendetwas ungefähr in etwa Kniehöhe, zum Beispiel einen Stuhl.

Springende Push-ups

Diese Übung baut explosive Kraft auf. Sie erfolgt genau wie ein klassischer Push-up, aber Sie drücken sich so stark und schnell nach oben, dass Ihre Hände am höchsten Punkt der Bewegung vom Boden abheben, wenn Ihre Arme gestreckt sind (siehe Abbildung 8.10). Wenn Sie wieder auf den Boden zurückkehren, lassen Sie Ihre Hände nicht auf den Boden fallen. Landen Sie stattdessen mit weichen Händen, Handgelenken und Ellbogen, um die Kraft abzufangen, und spannen Sie dann Ihre Arme und Schultern für die nächste explosive Wiederholung an.

Um diese Übung einfacher zu machen, können Sie sie auch auf den Knien durchführen. Sie können Ihre Hände auch auf einer stabilen, hüfthohen Oberfläche wie einer Arbeitsplatte platzieren.

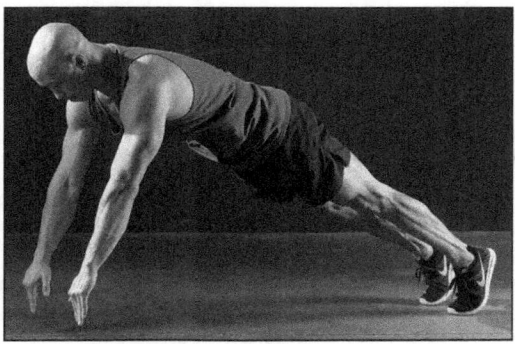

Abbildung 8.10: Eine explosive Push-up-Variante

Halbe Planks

Wärmen Sie sich vor dieser Übung ausreichend auf. Bei dieser Push-up-Variante wird die Vorderseite Ihrer Schultern stark beansprucht.

1. Legen Sie sich flach auf den Bauch, die Zehen zeigen gerade nach hinten auf den Boden. Legen Sie Ihre Hände mit den Handflächen nach unten in die Nähe Ihrer unteren Rippen, sodass Ihre Finger nach hinten zu Ihren Zehen zeigen, wie in Abbildung 8.11a gezeigt.

2. Drücken Sie sich nach oben, bis Ihre Arme gerade sind, wie in Abbildung 8.11b gezeigt. Spannen Sie Ihre Gesäßmuskeln an und ziehen Sie Ihren Bauchnabel in Richtung Wirbelsäule, um Ihren Rücken vollkommen gerade zu machen. Senken Sie sich kontrolliert ab.

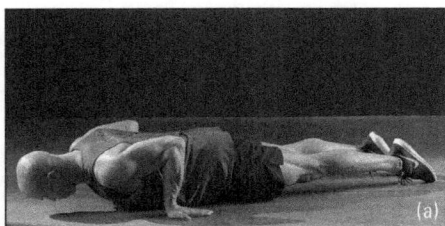 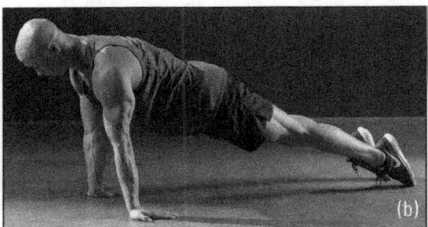

Abbildung 8.11: Die Ausgangs- (a) und Endposition (b) der halben Planks

Um diese Übung schwieriger zu machen, legen Sie die Hände näher an die Taille. Eine kleine Änderung der Position Ihrer Hände macht einen großen Unterschied im Schwierigkeitsgrad.

Einarmige Push-ups

Diese Übung ist wirklich schwer perfekt auszuführen, da sie enorme Kraft erfordert, um eine gerade Körperhaltung beizubehalten. Wahrscheinlich ist sie deshalb keine natürliche Weiterentwicklung aus der Beherrschung vieler anderer Liegestütz-Varianten.

Ich habe viele Leute gesehen, die 80 perfekte Liegestützen ohne Unterbrechung geschafft haben, und trotzdem nicht die Kraft und Koordination hatten, um einen einzigen richtigen einarmigen Push-up zu machen.

1. Gehen Sie in die Push-up-Position, wobei Ihre Füße etwas weiter als schulterbreit auseinander stehen und Ihre Hände so nah beieinander liegen, dass sich Ihre Daumen berühren können. Legen Sie nun Ihre rechte Hand auf Ihren unteren Rücken, wie in Abbildung 8.12a gezeigt.

2. Spannen Sie Ihre Körpermitte an und senken Sie sich auf den Boden, während Sie Ihre Hüften und Schultern auf einer Höhe halten (siehe Abbildung 8.12b).

3. Um wieder in die Ausgangsposition zu gelangen, drücken Sie sich mit gerader und gestreckter Körperhaltung wieder nach oben (sehr schwer) oder drehen Sie sich nach oben (einfacher).

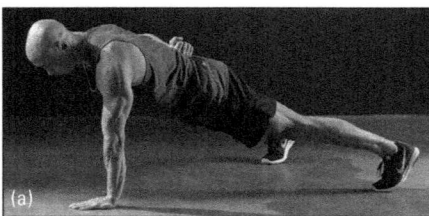
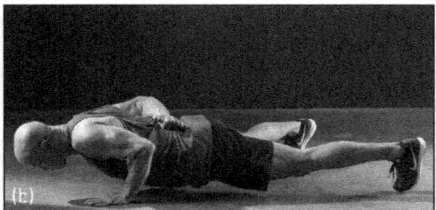
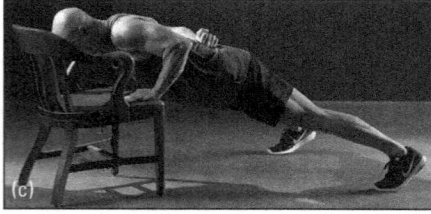

Abbildung 8.12: Einarmige Push-ups erfordern enorme Kraft.

Um diese Übung viel einfacher zu machen, legen Sie Ihre Hände auf eine stabile Arbeitsplatte. Wenn Sie stärker werden, legen Sie Ihre Hände auf immer niedrigere Flächen, wie zum Beispiel den Stuhl in Abbildung 8.12c. Wenn Sie einen Stuhl verwenden, lehnen Sie ihn an eine Wand, damit er nicht verrutscht.

Inline-Push-Übungen

Bei diesen Drückübungen befinden sich Ihre Hände auf einer Linie mit Ihrem Oberkörper (denken Sie an einen Handstand). Dadurch werden Ihre Schultern, Trizeps und Trapezmuskeln stärker beansprucht, weniger Ihre Brust.

Military Presses – Schulterdrücken

Dies ist ein Klassiker, den ich während meiner Ausbildung im Spezialeinsatzkommando der US Air Force häufig gemacht habe.

1. **Nehmen Sie eine stehende Position ein, die Fersen zusammen, und platzieren Sie die Hände vor den Füßen, wie in Abbildung 8.13a gezeigt.**

2. **Zählen Sie fünf Handlängen von Ihren Füßen weg und platzieren Sie Ihre Hände etwas weiter als schulterbreit auf dem Boden, wie in Abbildung 8.13b gezeigt. Drücken Sie Ihre Brust nach unten in Richtung Ihrer Füße und versuchen Sie, Ihre Beine zu strecken.**

3. **Halten Sie alles außer Ihren Armen in einer festen Position, Ihren Rücken gerade und Ihr Gesäß in der Luft. Beugen Sie Ihre Arme am Ellbogen, bis die Oberseite Ihres Kopfes fast den Boden zwischen Ihren Händen berührt, wie in Abbildung 8.13c gezeigt. Drücken Sie sich dann zurück in die Ausgangsposition.**

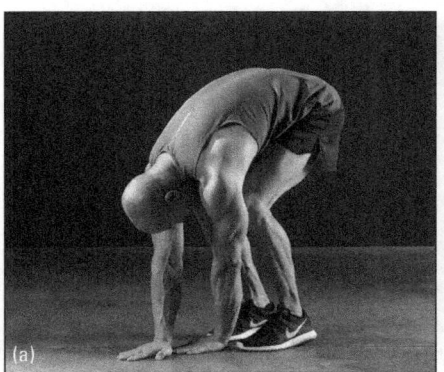
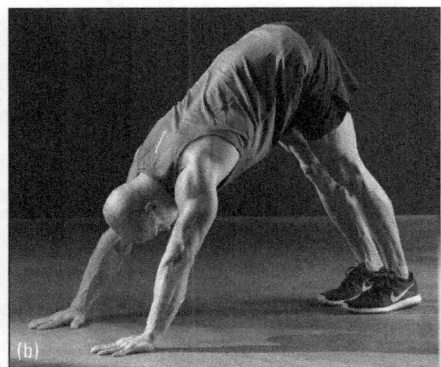
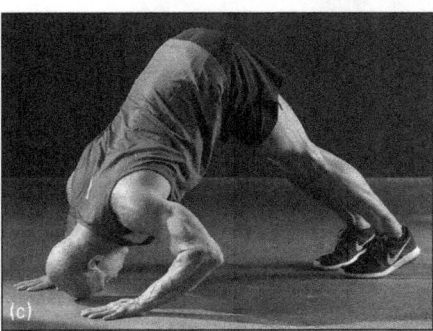

Abbildung 8.13: Die Military Presses dehnen Ihre Kniesehnen und trainieren gleichzeitig Ihre Schultern und Trizeps.

Wenn Sie Ihre Arme beugen, um sich abzusenken und aufzurichten, richten Sie Ihre Ellbogen leicht in Richtung Ihrer Füße. Ihre Ellbogen sollten nicht vollständig gestreckt sein und nicht vollständig gebeugt sein. Suchen Sie eine Position irgendwo in der Mitte.

Wenn Sie diese Übung richtig machen, sollten Sie eine Dehnung in Ihren Kniesehnen spüren, es sei denn, Sie sind sehr beweglich. Versuchen Sie, Ihre Beine und Ihren Rücken gerade zu halten.

 Für eine einfachere Variante legen Sie Ihre Hände auf eine erhöhte Fläche, wie in Abbildung 8.14 gezeigt. Wenn Sie Ihre Füße auf eine erhöhte Fläche legen, wie in Abbildung 8.15 gezeigt, wird diese Übung schwieriger.

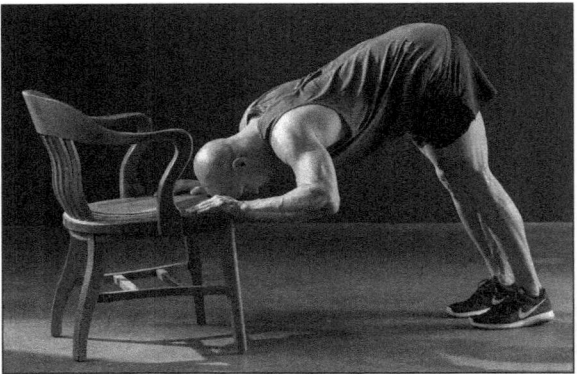

Abbildung 8.14: Erhöhen Sie die Position Ihrer Hände, um die Übung zu erleichtern.

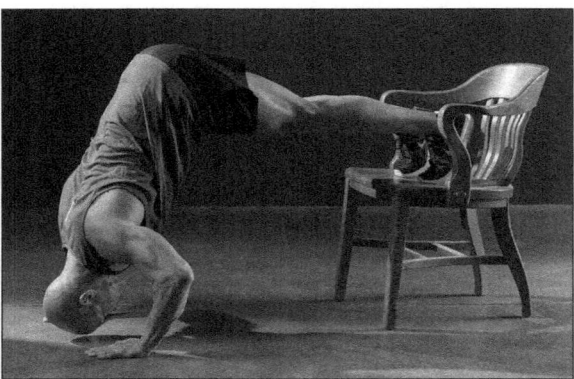

Abbildung 8.15: Erhöhen Sie die Position Ihrer Füße, um die Übung schwieriger zu machen.

Dive Bombers – Sturzkampfbomber

Diese Übung eignet sich hervorragend zum Aufbau von Kraft und Flexibilität.

1. Gehen Sie in die Ausgangsposition eines Push-ups, wobei Ihre Füße hüftbreit stehen und sich Ihre Hände schulterbreit auseinander befinden.

2. Drücken Sie Ihre Hüften in die Luft und drücken Sie Ihre Brust nach unten in Richtung Ihrer Füße, wie in Abbildung 8.16a gezeigt. Lassen Sie Ihre Fersen auf den Boden sinken. Sie sollten eine Dehnung in Ihren Kniesehnen spüren.

3. **Senken Sie Ihre Hüften gerade zum Boden und heben Sie Ihre Brust, wie in Abbildung 8.16b gezeigt.**

   Nehmen Sie sich einen Moment Zeit, um in die Position zu sinken, während Sie geradeaus blicken. Ziehen Sie Ihre Schultern nach hinten und öffnen Sie Ihre Brust.

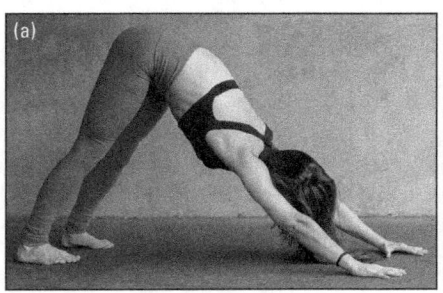 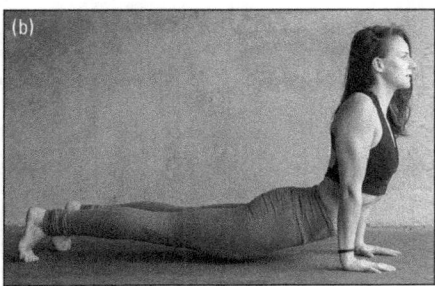

Abbildung 8.16: Ausgangs- (a) und Endposition (b) des Dive Bombers

Nehmen Sie sich Zeit, um sich in jeder Endposition gut zu dehnen. Drücken Sie oben Ihre Brust nach unten in Richtung Ihrer Füße und strecken Sie Ihre Beine. Lassen Sie Ihre Fersen nach unten sinken. Ziehen Sie unten Ihre Schultern nach hinten.

DF Glides

Diese Übung kombiniert den Dive Bomber und den klassischen Push-up, um Brust, Schultern und Trizeps gleichmäßig zu trainieren.

1. **Gehen Sie in die untere Position eines Push-ups, wobei Ihre Füße hüftbreit auseinander stehen und Ihre Handgelenke direkt unter Ihren Schultern liegen, wie in Abbildung 8.17a gezeigt.**

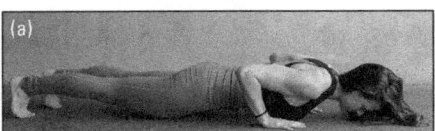 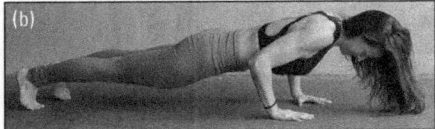

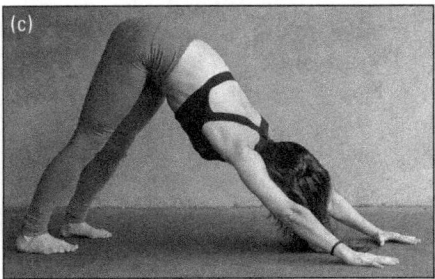

Abbildung 8.17: Diese Übung kombiniert den Dive Bomber und den klassischen Push-up.

2. Drücken Sie sich wie bei einem normalen Push-up nach oben, wie in Abbildung 8.17b gezeigt.

3. Drücken Sie Ihre Hüften nach oben, während Sie Ihre Brust nach unten zu Ihren Füßen drücken, wie in Abbildung 8.17c gezeigt. Lassen Sie Ihre Fersen zum Boden sinken. Sie sollten eine gute Dehnung an der Rückseite Ihrer Beine spüren.

4. Kehren Sie die Bewegung um und senken Sie sich direkt in die untere Liegestützposition ab, um die Wiederholung abzuschließen.

Betrachten Sie diese Übung als Push-up, bei dem Sie Ihre Hüften nach oben drücken, um sich nach jeder Wiederholung gut zu dehnen. Um diese Übung einfacher zu machen, bringen Sie sich in die Ausgangsposition eines Push-ups und heben Sie dann Ihre Hüften in die Luft. Konzentrieren Sie sich auf ein kontrolliertes Absenken mit einer langen, geraden Körperposition am Ende.

Bear Crawls – der Bärengang

Dies ist eine unterhaltsame und effektive Übung, die Ihre Schultern, Ihren oberen Rücken, Ihre Arme, Ihren Rumpf, Ihre Hüften und Ihre Beine trainiert. Es ist eine Ganzkörperübung.

Legen Sie einfach Ihre Hände einen knappen Meter vor Ihren Zehen auf den Boden und beginnen Sie, auf Händen und Füßen zu gehen (siehe Abbildung 8.18). Viel Spaß! Dies ist eine großartige Übung zum Abschluss Ihres Trainings.

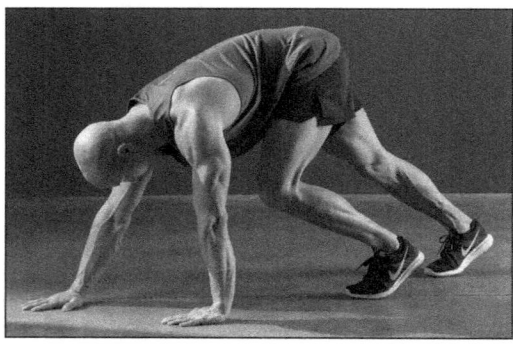

Abbildung 8.18: Der Bärengang – ROAHHHR!

Es gibt mehrere Variationen dieser Übung:

✔ **Kontralateral:** Bewegen Sie gleichzeitig Ihre linke Hand und Ihren rechten Fuß und dann Ihre rechte Hand und Ihren linken Fuß.

✔ **Ipsilateral:** Bewegen Sie gleichzeitig Ihre linke Hand und Ihren linken Fuß und dann Ihre rechte Hand und Ihren rechten Fuß.

Sie können beide Varianten dieser Übung vorwärts und rückwärts durchführen. Viel Spaß!

> **IN DIESEM KAPITEL**
>
> Werkzeuge für Zugübungen finden
>
> Vertikale Zugübungen wie Let-me-ins erlernen
>
> Let-me-ups versuchen
>
> Inline-Zugübungen wie Chin-ups ausprobieren
>
> Pull-ups üben

Kapitel 9
Zugübungen zur Stärkung von Rücken, Bizeps und Unterarmen

Wenn Sie einen starken, gesunden Körper haben möchten, der vollkommen ausgewogen und widerstandsfähig gegen hohe Belastungen ist, müssen Sie Zugübungen machen, um Ihre Latissimus-Muskeln, Ihren oberen Rücken, Ihre Bizeps und Ihre Unterarme zu entwickeln. Sie werden nicht nur in der Lage sein, sich selbst und irgendwelche Gegenstände sicherer anzuheben, sondern Ihre Haltung wird stabiler durch starke Latissimus-Muskeln, die alles von Ihren Armen und Schulterblättern bis zu Ihrem Becken verbinden.

Für Zugbewegungen ist ein gewisses Maß an Hilfsmitteln erforderlich. Mit etwas Kreativität können Sie jedoch fast immer und überall eine sichere Möglichkeit finden, Zugübungen durchzuführen. In den folgenden Abschnitten finden Sie einige Tipps.

 Es ist immer eine gute Idee, vor Beginn eines Trainingsprogramms Ihren Arzt zu konsultieren. Wenn eine der Übungen in diesem Kapitel Schmerzen verursacht, hören Sie damit auf. Es ist wichtig, den Unterschied zu erkennen, ob etwas anstrengend oder aber schmerzhaft ist. Keine Übung sollte Schmerzen verursachen. Hören Sie immer auf Ihren Körper.

Werkzeuge für Zugübungen finden

Für diese Übungen müssen Sie stabile Gegenstände finden, die Ihr Gewicht tragen können, wie etwa eine Tür, eine Stange, ein Geländer oder einen Schreibtisch. Sie müssen zwar nichts kaufen, aber Sie könnten beispielsweise eine einfache Klimmstange erwerben, die Sie in einen Türrahmen einspannen können, sowie Hängeschlingen, die Sie an einem Türrahmen oder an der Klimmstange selbst befestigen können. Einige dieser Gegenstände werden Sie in den Bildern in diesem Kapitel sehen. Auf manchen Spielplätzen und in Parks gibt es auch einfache Übungsstangen und -stationen, die Sie bei schönem Wetter nutzen können. Werden Sie kreativ!

Wenn Sie ausführliche Video-Tutorials zu vielen dieser Übungen sehen möchten, gehen Sie auf die Instagram-Seite *Mark_Lauren_Bodyweight*. In der Biografie finden sie einen Link, über den Sie auf alle kostenlosen Videos in der Abo-App *Mark Lauren On Demand* zugreifen können.

Vertikale Zugübungen

Vertikale Zugübungen sind Zugbewegungen, bei denen Ihre Arme senkrecht zu Ihrem Oberkörper stehen. Diese Bewegungen sind besonders gut für Ihren oberen Rücken. Sie sind auch einfacher als Inline-Zugübungen, bei denen Ihre Arme in einer Linie mit Ihrem Oberkörper stehen, wie es bei Pull-ups der Fall ist. Vertikale Zugübungen sind daher ein nützlicher Einstieg in Inline-Zugübungen.

In den folgenden Abschnitten werden verschiedene vertikale Zugübungen beschrieben. Finden Sie die Übungen, die für Sie am besten geeignet sind. Denken Sie daran, dass sie sich schwierig anfühlen dürfen, aber nicht schmerzhaft.

Let-me-ins

Let-me-ins sind die einfachsten Zugbewegungen und ein guter Ausgangspunkt für Anfänger. Sie können den Schwierigkeitsgrad dieser Bewegungen anpassen, um ein schrittweises Fortschreiten auf höhere Niveaus zu ermöglichen.

1. **Suchen Sie sich eine stabile Tür und legen Sie ein mittelgroßes Handtuch über und unter den Griff, wie in Abbildung 9.1 gezeigt.**

   Sie können auch ein Handtuch etwa auf Hüfthöhe um eine stabile Stange oder ein Geländer schlingen oder sich statt am Handtuch auch einfach am Geländer oder der Stange festhalten.

2. **Halten Sie sich mit beiden Händen an den Enden des Handtuchs fest. Platzieren Sie Ihre Füße 20 bis 30 cm vor Ihren Händen.**

   Vergewissern Sie sich, dass Sie guten Halt haben, und senken Sie Ihre Hüfte, bis Ihre Knie etwa 90 Grad gebeugt und Ihre Arme gestreckt sind, wie in Abbildung 9.2 gezeigt. Halten Sie Ihre Knie während der gesamten Übung im gleichen Winkel gebeugt.

KAPITEL 9 Zugübungen zur Stärkung von Rücken, Bizeps und Unterarmen 163

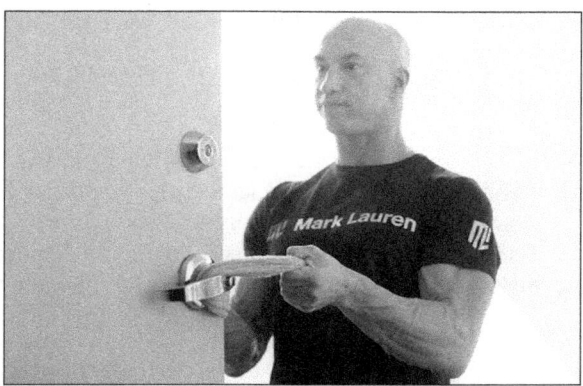

Abbildung 9.1: Suchen Sie für die Let-me-ins einen stabilen Türgriff, an dem Sie ein Handtuch befestigen können.

3. **Ziehen Sie als Nächstes Ihre Brust zu Ihren Händen und drücken Sie Ihre Schulterblätter zusammen, während Sie Ihre Mitte eingezogen und Ihre Brust leicht angehoben halten, wie in Abbildung 9.3 gezeigt.**

   Achten Sie auf Ihre Haltung und nehmen Sie sich einen Moment Zeit, um sich zu überzeugen, dass Sie sich in einer guten Position mit gerader Wirbelsäule und vollständig zurückgezogenen Schultern befinden. Sie können das Handtuch in dieser Endposition auch nach außen ziehen, als würden Sie ein Hemd aufreißen, um das Superman-S auf Ihrer Brust zu zeigen.

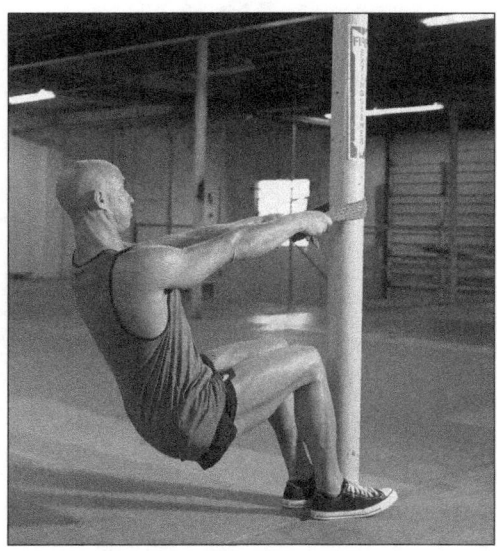

Abbildung 9.2: Positionieren Sie Ihre Füße direkt vor Ihren Händen und lehnen Sie sich mit gebeugten Knien und Hüften nach hinten.

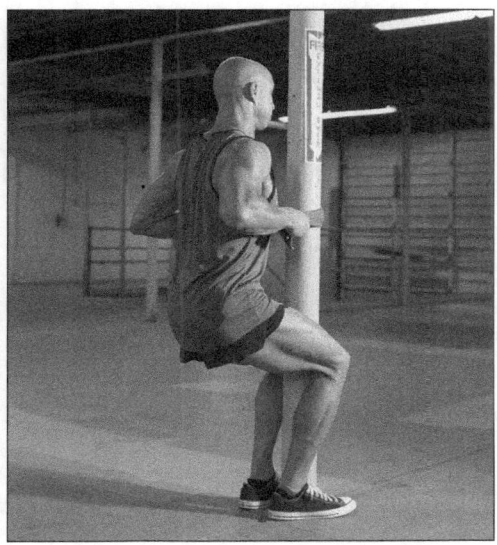

Abbildung 9.3: Achten Sie oben auf eine gute Haltung, indem Sie Ihre Brust anheben, Ihre Bauchmuskeln anspannen und Ihre Schultern nach hinten ziehen.

4. Kehren Sie in die Ausgangsposition zurück, indem Sie Ihre Arme strecken.

Stellen Sie vor Beginn der nächsten Wiederholung sicher, dass Sie die richtige Position einnehmen, wie in Schritt 2 beschrieben.

Sie können Let-me-ins auch mit jeweils nur einem Arm machen, wie in Abbildung 9.4 gezeigt. Diese Version ist natürlich viel schwieriger und kann besonders für Ihren Griff eine Herausforderung darstellen. In diesen Bildern verwende ich ein Handtuch, das um eine Schaukel gewickelt ist, was gut funktioniert, aber Sie können Let-me-ins mit einem Arm auch an einer Tür, Stange oder einem Geländer machen.

Wenn Sie Ihre Füße weiter nach vorne stellen, wird diese Übung schwieriger. Wenn Sie sie etwas nach hinten stellen, wird sie einfacher. Sie müssen darauf achten, dass Sie guten Halt auf dem Boden haben, daher ist es hilfreich, Schuhe zu tragen.

Wie Sie in Abbildung 9.4 sehen, gibt es viel Raum für Kreativität, was Zugübungen angeht, also improvisieren Sie ruhig. Achten Sie nur darauf, dass Sie Hilfsmittel verwenden, die stabil genug sind, um Ihr Gewicht zu tragen, und sorgen Sie für guten Halt, damit Ihre Füße nicht rutschen. Das Tragen von Schuhen wird empfohlen.

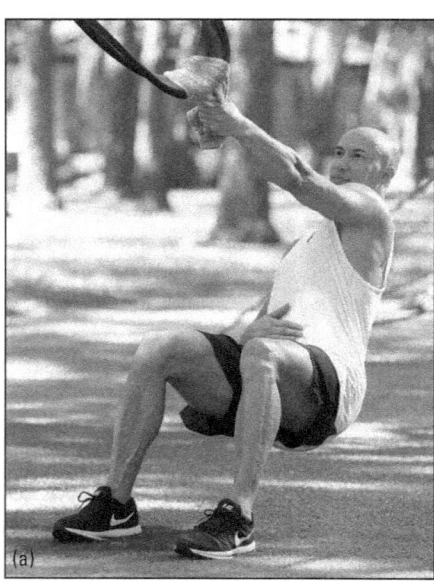
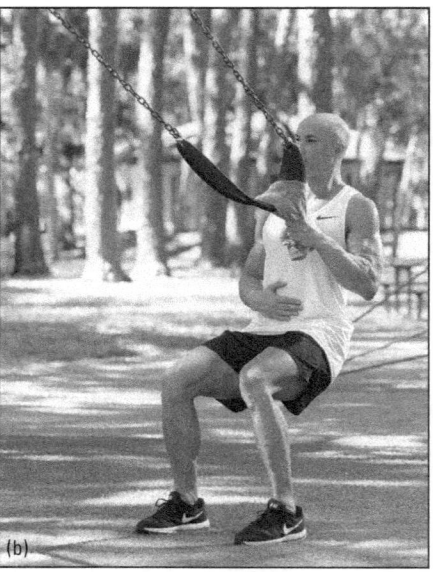

Abbildung 9.4: Halten Sie sich bei der einarmigen Version gerade und symmetrisch, genau wie bei normalen Let-me-ins.

Let-me-ups

Sobald Sie zweiarmige Let-me-ins relativ leicht ausführen können, können Sie mit Let-me-ups beginnen. Ähnlich wie bei Let-me-ins handelt es sich bei Let-me-ups um eine

Zugbewegung, bei der Ihre Arme vertikal zu Ihrem Körper stehen. Bei Let-me-ups ist Ihr Körper jedoch horizontal statt vertikal. Diese Übung bietet auch viele Variationen, mit denen Sie den Schwierigkeitsgrad für langfristige Fortschritte skalieren können.

1. **Legen Sie sich unter einen stabilen Tisch, der etwa hüfthoch ist. Greifen Sie nach oben und greifen Sie die Kanten des Tisches mit den Händen etwa schulterbreit auseinander, wie in Abbildung 9.5a gezeigt.**

   Wenn der Tisch klein ist oder Sie groß sind, versuchen Sie, den Tisch so weit zu greifen, dass Ihr Rücken den Boden nicht berührt. Ihre Beine sollten dabei um 90 Grad gebeugt sein. Dadurch ist die Übung wesentlich einfacher, als wenn Sie die Beine gestreckt halten. Außerdem ist es eine gute Möglichkeit, Ihre Gesäßmuskulatur zu stärken.

2. **Heben Sie Ihre Brust zwischen Ihren Händen an und drücken Sie Ihre Schulterblätter zusammen, während Sie eine gerade Körperhaltung vom Kopf bis zu den Knien beibehalten, wie in Abbildung 9.5b gezeigt.**

3. **Senken Sie sich ab, bis Ihre Arme gestreckt sind, und wiederholen Sie die Übung.**

   Denken Sie unbedingt daran, vor Beginn der nächsten Wiederholung eine gute Ausgangsposition einzunehmen.

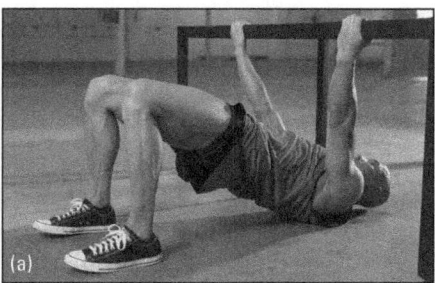 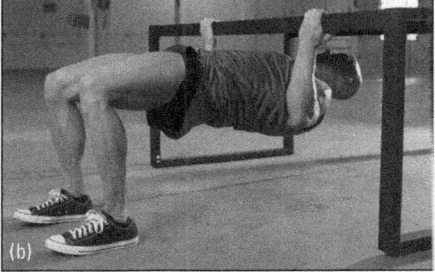

Abbildung 9.5: Behalten Sie eine gerade Körperhaltung bei (a) und ziehen Sie sich so hoch wie möglich (b).

Alle diese Bewegungen stärken Ihre Muskeln und vermitteln Ihnen gleichzeitig nützliche Haltungsgewohnheiten, die es Ihnen ermöglichen, lang und gerade zu bleiben, während Kraft aus verschiedenen Winkeln ausgeübt wird. Um sich aufzurichten, heben Sie Ihre Brust leicht an, während Sie Ihre Bauch- und Gesäßmuskeln anspannen.

Versuchen Sie, Ihr Training mit verschiedenen Handpositionen aufzupeppen. Die zusätzliche Abwechslung hilft, Plateaus vorzubeugen, hält das Ganze interessant und macht Sie zu einem vielseitigeren Sportler. Der Schwierigkeitsgrad dieser Handpositionen variiert von Person zu Person, also experimentieren Sie ruhig.

Abbildung 9.5 zeigt einen Unterhandgriff, der etwas mehr Gewicht auf den Bizeps legt. Abbildung 9.6 zeigt einen neutralen Griff, bei dem die Handflächen einander zugewandt sind, wodurch die Belastung gleichmäßiger zwischen den Armen und dem gesamten

Rücken verteilt wird. Abbildung 9.7 zeigt einen Überhandgriff, bei dem der obere Rücken stärker belastet wird, insbesondere wenn ein breiter Griff verwendet wird. Abbildung 9.8 schließlich zeigt einen alternierenden Griff, der eine gute Option ist, wenn Sie feststellen, dass Ihr Griff problematisch erscheint.

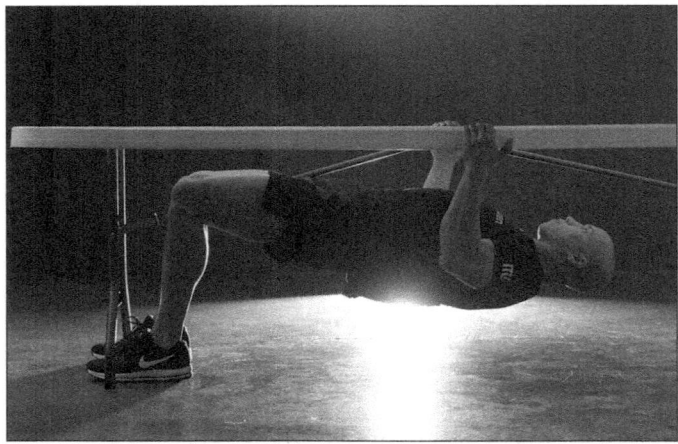

Abbildung 9.6: Durch die Verwendung eines neutralen Griffs wird die Arbeitslast gleichmäßiger verteilt.

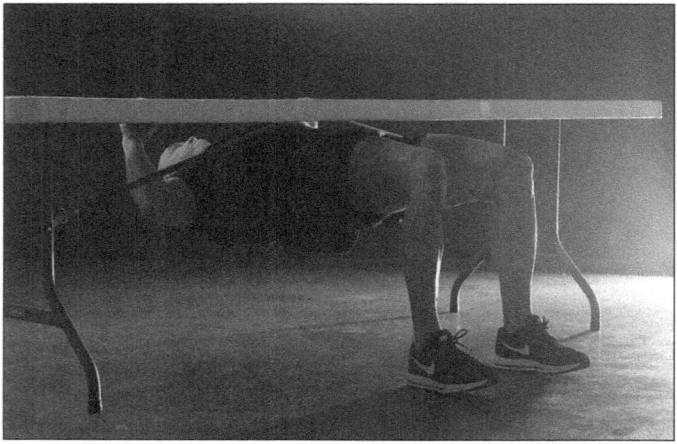

Abbildung 9.7: Beim Aufrichten an einem Schreibtisch oder Tisch können Sie verschiedene Griffe verwenden.

 Sie können alle Variationen schwieriger machen, indem Sie Ihre Füße auf etwa Kniehöhe legen, zum Beispiel auf einen Stuhl, eine Trittleiter oder einen Hocker, wie in Abbildung 9.9 gezeigt. Achten Sie darauf, dass Sie vom Kopf bis zu den Fersen gerade sind. Wenn Sie diese Variation beherrschen, versuchen Sie, sich mit nur einem Bein abzustützen, wie in Abbildung 9.10 gezeigt.

KAPITEL 9 Zugübungen zur Stärkung von Rücken, Bizeps und Unterarmen 167

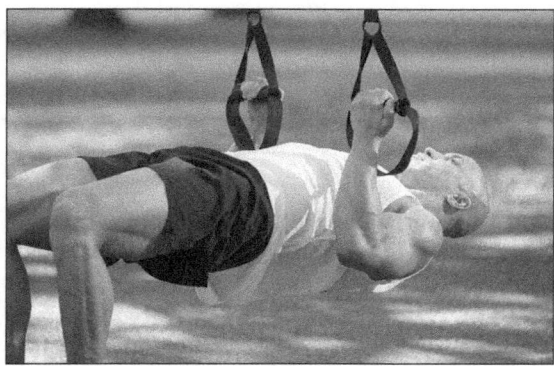

Abbildung 9.8: Die Verwendung eines abwechselnden Griffs erleichtert das Festhalten, insbesondere bei Verwendung einer Stange.

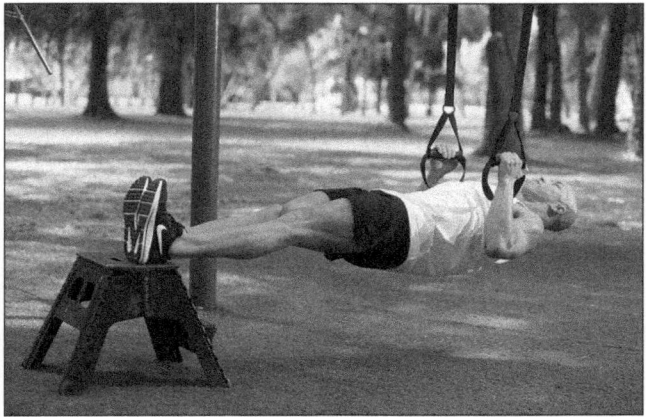

Abbildung 9.9: Sie können das Aufstehen erschweren, indem Sie Ihre Füße etwa auf Kniehöhe anheben.

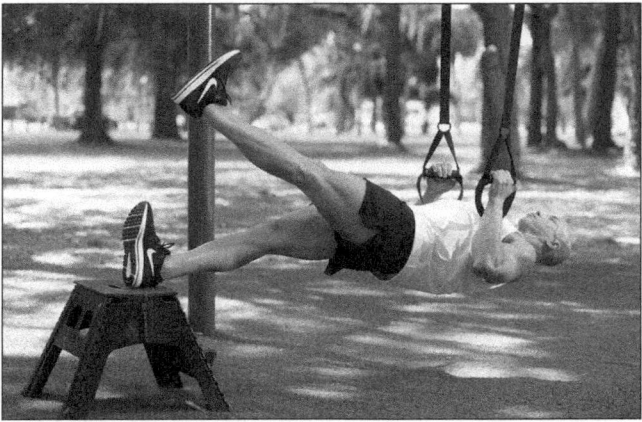

Abbildung 9.10: Stützen Sie sich mit nur einem Bein ab, um Ihre Haltungsstärke weiter zu verbessern.

Inline-Zugübungen ausprobieren

Die in diesem Abschnitt behandelten Übungen sind Zugbewegungen, bei denen Ihre Arme in einer Linie mit Ihrem Oberkörper liegen. Ein Beispiel hierfür ist der normale Pull-up (Klimmzug). Obwohl Pull-ups und Pull-ups im Untergriff derzeit möglicherweise Ihre Fähigkeiten übersteigen, gibt es Möglichkeiten, den Schwierigkeitsgrad dieser Übungen anzupassen, sodass Sie Ihren Rücken und Ihre Arme mit diesen Zugbewegungen sicher und effektiv trainieren können. Bevor Sie jedoch diese Inline-Zugübungen ausprobieren, sollten Sie sich zunächst mit den vertikalen Zugbewegungen vertraut machen, die weiter oben in diesem Kapitel behandelt wurden.

Pull-ups – Klimmzüge

Pull-ups sind eine klassische Bodyweight-Übung, die fast jeder kennt. Obwohl sie zu den schwierigeren Übungen in diesem Buch gehören, gibt es Variationen, die für jeden nützlich sind, der die Kraft hat, sich an eine Stange zu hängen. Beginnen wir mit der Standardvariante und steigern wir uns dann von dort aus.

1. **Greifen Sie eine Stange über Ihrem Kopf, wobei Ihre Handflächen nach vorne zeigen.**

   Ihre Hände sollten etwas weiter als schulterbreit auseinander sein. Lassen Sie sich vollständig hängen und strecken Sie sich dabei so lang wie möglich, wie in Abbildung 9.11 gezeigt.

2. **Halten Sie sich aufrecht und ziehen Sie sich so hoch wie möglich nach oben.**

   Im Idealfall sollten Sie die Stange mit dem Kinn überspringen und dabei die Schultern zurückziehen, wie in Abbildung 9.12 gezeigt.

3. **Senken Sie sich vollständig ab und dehnen Sie sich am unteren Ende gut.**

    Das Einnehmen einer langen, geraden Position ist der wichtigste Teil des Pull-ups, da dieser Teil der Bewegung am meisten zu Ihrer Kraft und Flexibilität beiträgt.

Es ist in Ordnung, wenn Sie sich nicht ganz hochziehen können. Viertel- und Halbwiederholungen sind völlig akzeptabel. Achten Sie nur darauf, dass Sie sich am Ende jeder Wiederholung lang und gerade halten. Wenn Sie sich überhaupt nicht hochziehen können, ist das auch in Ordnung. Üben Sie einfach kurze Hängeübungen, während Sie sich so gerade wie möglich machen. Dies trägt wesentlich zur Verbesserung der Griffstärke und der Schultergesundheit bei.

Dies ist eine schwierige Übung, mit der fast jeder zu kämpfen hat. Eine gute Trainingsstrategie besteht darin, viele Sätze mit sehr wenigen Wiederholungen oder sogar nur einzelne Sätze zu absolvieren.

KAPITEL 9 Zugübungen zur Stärkung von Rücken, Bizeps und Unterarmen 169

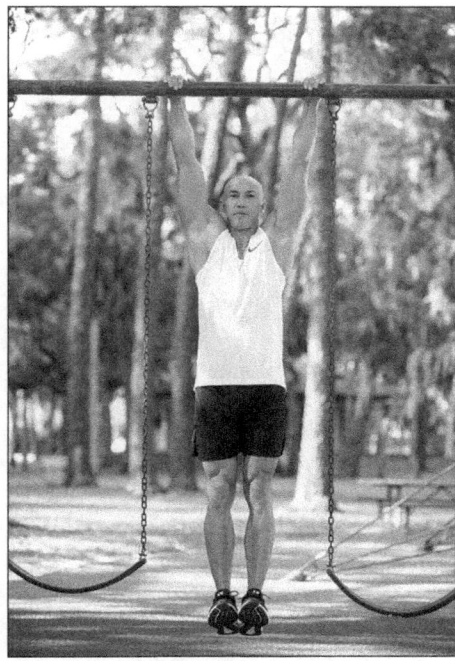

Abbildung 9.11: Bringen Sie sich möglichst lang gestreckt in die Ausgangsposition eines Pull-ups.

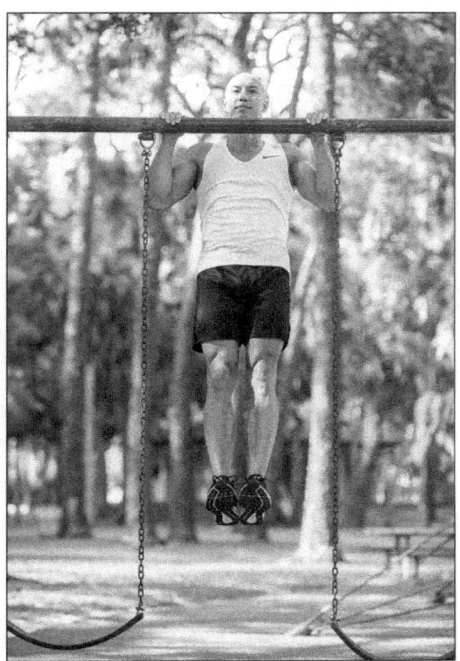

Abbildung 9.12: Ziehen Sie sich so hoch wie möglich, während Sie eine gerade Körperhaltung beibehalten.

 Sie können diese Übung mit einem Unterhandgriff ausführen, wie in Abbildung 9.13 gezeigt. Diese Variante wird als Chin-up bezeichnet und beansprucht den Bizeps stärker. Die meisten Menschen finden sie einfacher als die Überhandvariante.

 Wenn Sie Probleme mit der Griffstärke haben, verwenden Sie einen Wechselgriff, bei dem Ihre Handflächen in entgegengesetzte Richtungen zeigen, wie in Abbildung 9.14 gezeigt. Machen Sie jeweils zwei Wiederholungen und wechseln Sie dann die Handposition. So profitieren Sie von den Vorteilen beider Handpositionen und können den Griff leichter halten.

Sie können Ihr Training noch weiter variieren, indem Sie bei jedem dieser Griffe schmale, schulterbreite oder weite Handpositionen verwenden. Ich empfehle das! Wenn Sie Ihre Übungen von Training zu Training oder sogar von Satz zu Satz immer wieder mit kleinen Variationen versehen, können Sie Übertraining und Plateaus vorbeugen.

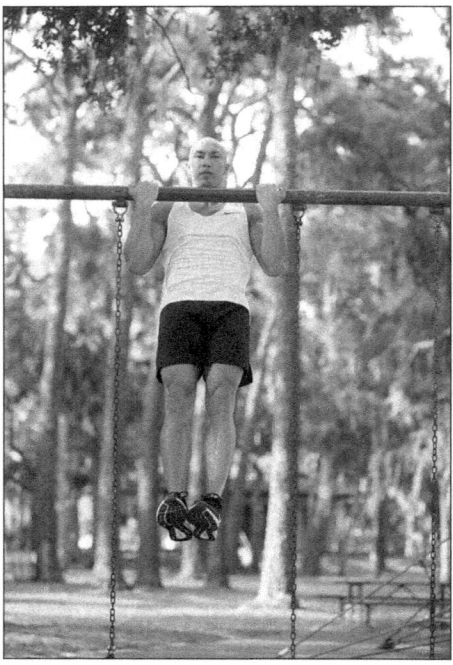 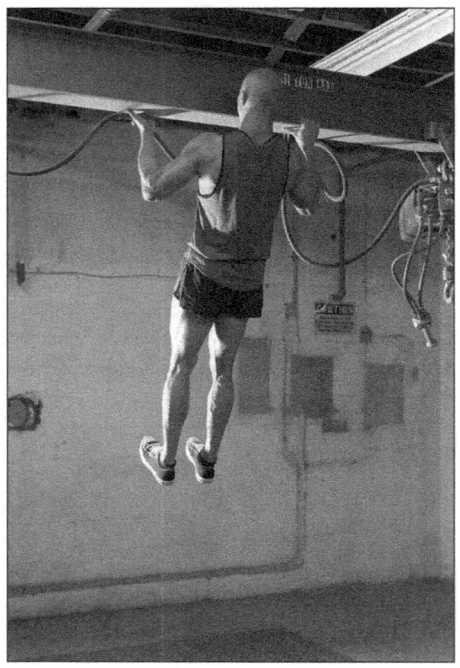

Abbildung 9.13: Die Verwendung eines Unterhandgriffs ist für die meisten Menschen einfacher.

Abbildung 9.14: Durch die Verwendung eines abwechselnden Griffs können Sie sich leichter an der Stange oder der Stützfläche festhalten.

Unterstützte und negative Pull-ups

Sie können jede dieser Varianten mithilfe verschiedener Hilfsmittel einfacher gestalten. In Abbildung 9.15 und Abbildung 9.16 habe ich meinen Fuß zur Unterstützung in einen Schlingentrainer gestellt, Sie können aber auch ein oder mehrere Übungsbänder verwenden und Ihren Fuß oder Ihr Knie darin platzieren. Je stärker die Spannung eines Bandes, desto mehr hilft es Ihnen. Mit verschiedenen Bändern haben Sie mehr Möglichkeiten, den Schwierigkeitsgrad dieser Übung anzupassen.

 Eine meiner bevorzugten Krafttrainingstechniken für Pull-ups sind langsame »Negativübungen«, bei denen ich mich selbst in die obere Position »schummle«, indem ich springe oder mich von etwas wie einem Stuhl abstoße und mich dann langsam ohne Hilfe über einen Zeitraum von etwa drei bis fünf Sekunden absenke. Negative Pull-ups können bei Bedarf mit Bändern kombiniert werden. Übertreiben Sie es nur nicht. Diese Übungsvariante kann wirklich Muskelkater verursachen! Ich verwende diese Variante am Ende meiner Klimmzug-Übungen, um ein paar zusätzliche Wiederholungen zu machen, wenn ich für normale Pull-ups ohne Hilfe zu müde bin. Vergessen Sie nicht, dass Sie auch Ihre Handpositionen und Griffe variieren können.

KAPITEL 9 Zugübungen zur Stärkung von Rücken, Bizeps und Unterarmen 171

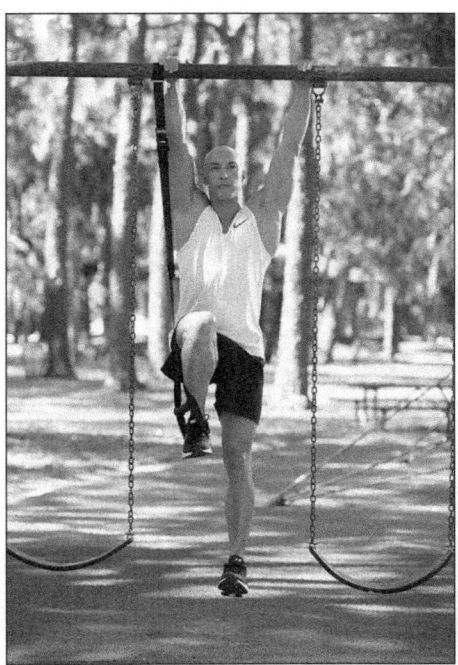 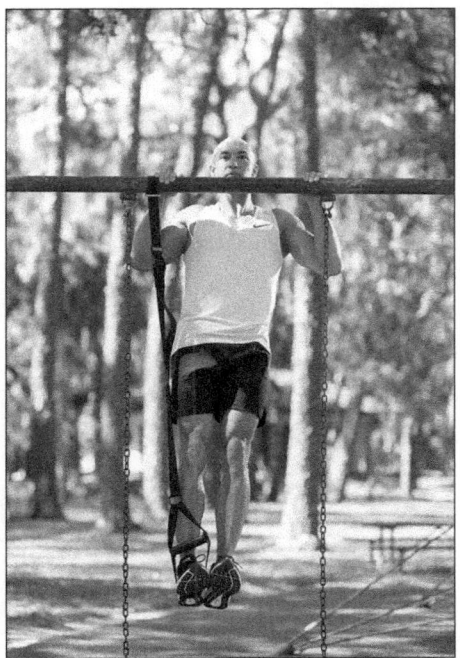

Abbildung 9.15: Zur Unterstützung können Bänder, Schlingentrainer, Hocker oder Trainingspartner eingesetzt werden.

Abbildung 9.16: Kontrollierte Negativwiederholungen sind ein großartiges Krafttrainingstool. Überzeugen Sie sich selbst und kontrollieren Sie den Weg nach unten! Sie können dies bei vielen Übungen anwenden, auch bei Push-ups.

> **IN DIESEM KAPITEL**
>
> Mit den Spiderman-Übungen beginnen
>
> Die Inch-Worm-Übungen ausführen
>
> Kickout-Übungen trainieren
>
> Übungen im Vierfüßlerstand beherrschen
>
> Die Starfish-Übungen ausprobieren

Kapitel 10
Übungen für die Mobilität

Sowohl für die Leistungsfähigkeit als auch für die Verletzungsresistenz ist es wichtig, eine ideale Gelenkausrichtung zu erreichen und beizubehalten. Ihr Körper ist auf die richtige Ausrichtung seiner Teile angewiesen, um Belastungen standzuhalten, genau wie jede andere Struktur, wie zum Beispiel Brücken und Gebäude. Der Unterschied besteht darin, dass Sie viel komplexer und ständig in Bewegung sind. Glücklicherweise ist es mit den richtigen Bewegungen und Routinen nicht kompliziert, eine bessere Ausrichtung zu erlernen. Es erfordert lediglich konsequentes Üben und Ausdauer.

Die Übungen in diesem Kapitel sind alle darauf ausgelegt, Ihre Mobilität bei alltäglichen Aktivitäten zu verbessern. Mobilität ist der Schlüssel zur sportlichen Gesundheit, also überspringen Sie diese Übungen nicht! Wenn Sie diese Reise mit eingeschränkter Mobilität beginnen, lesen Sie unbedingt auch Kapitel 14.

 Es ist immer eine gute Idee, vor Beginn eines Trainingsprogramms Ihren Arzt zu konsultieren. Wenn eine der Übungen in diesem Kapitel Schmerzen verursacht, hören Sie damit auf. Es ist wichtig, den Unterschied zu erkennen, ob etwas anstrengend oder aber schmerzhaft ist. Keine Übung sollte Schmerzen verursachen. Hören Sie immer auf Ihren Körper.

Die Vorteile einer korrekten Positionierung genießen

Mobilität ist eine Fähigkeit, die mehr erfordert als nur Flexibilität, die als passiver Bewegungsbereich der Gelenke beschrieben werden kann. Mobilität bedeutet aktive Positionierung, wofür Flexibilität, Koordination und Kraft erforderlich sind. Einfach ausgedrückt ist Mobilität die Fähigkeit, an einen bestimmten Ort zu gelangen.

Bei der Mobilität sind Flexibilität und Koordination die wichtigsten Eigenschaften. Stabilität hängt mehr von der Kraft ab, denn sie ist Ihre Fähigkeit, gewünschte Positionen beizubehalten, insbesondere wenn Kraft auf Sie einwirkt. Man könnte sagen, dass Mobilität die Fähigkeit ist, sich zu bewegen, während Stabilität die Fähigkeit ist, sich nicht zu bewegen. Das Zusammenspiel von Mobilität und Stabilität ermöglicht es Ihnen, sich effizient durch den Raum zu bewegen, indem es Sie in die ideale Ausrichtung bringt und dort hält.

Beginnen Sie mit den Spiderman-Übungen

Diese Bewegungen beginnen in einer Planking-Position mit einem Bein nach vorne, sodass sich der vordere Fuß neben Ihrer Hand befindet, wie in Abbildung 10.1 gezeigt. Diese Position öffnet Ihre Hüften, indem sie den Hüftbeuger des hinteren Beins und die Kniesehne des vorderen Beins streckt.

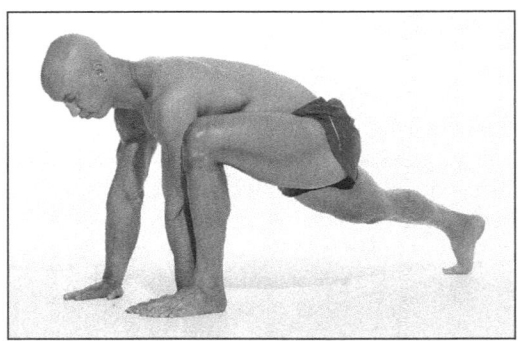

Abbildung 10.1: Spiderman-Ausgangsposition

Wenn Sie Ihren Fuß nicht ganz nach vorne neben Ihre Hand bringen können, bringen Sie ihn einfach so nah wie möglich heran. Mit regelmäßiger Übung wird sich Ihr Bewegungsradius Stück für Stück verbessern. Wenn Sie Ihr Bein ganz nach vorne bringen können, strecken Sie Ihren gesamten Körper so lang und gerade wie möglich, während Sie das Knie des vorderen Beins an Ihrer Schulter festhalten.

 Um auf detaillierte Video-Tutorials zu diesen Mobilitätsübungen zuzugreifen, gehen Sie zur Instagram-Seite *Mark_Lauren_Bodyweight*. In der Biografie finden Sie einen Link, über den Sie auf alle kostenlosen Videos in der Abonnement-App *Mark Lauren On Demand* zugreifen können.

Hip Swirls – Hüftwirbel

Der Hauptzweck dieser Übung besteht darin, Sie in eine bessere Ausgangsposition für die Spiderman-Übungen zu bringen. Dies erreichen Sie, indem Sie in der Ausgangsposition horizontale Kreise mit Ihren Hüften machen, sodass Sie durch die Lockerung Ihrer Hüften Platz schaffen.

1. **Nachdem Sie Ihre beste Spiderman-Ausgangsposition eingenommen haben, beginnen Sie, indem Sie Ihren gesamten Körper nach vorne schaukeln, wie in Abbildung 10.2 gezeigt.**
2. **Bewegen Sie aus dieser Position Ihre Hüften und Schultern als eine Einheit im Uhrzeigersinn, sodass Sie horizontale Kreise bilden.**
3. **Kehren Sie nach einigen Wiederholungen die Richtung um und machen Sie Kreise gegen den Uhrzeigersinn (siehe Abbildung 10.3).**

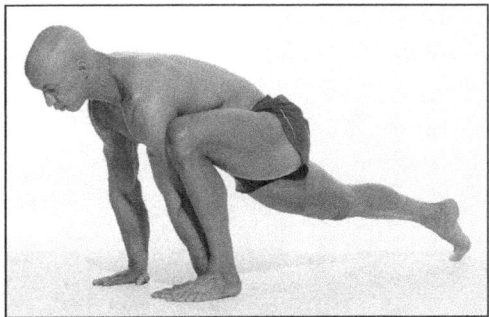 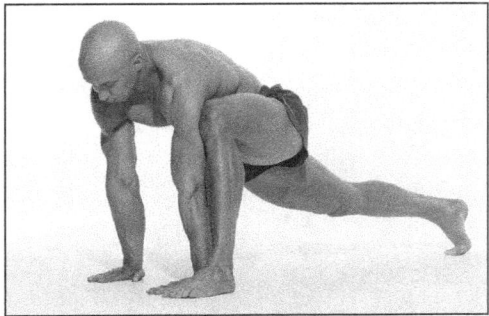

Abbildung 10.2: Machen Sie mit Ihrem gesamten Körper horizontale Kreise.

Abbildung 10.3: Halten Sie Ihre Hüften tief und Ihr vorderes Knie an Ihrer Schulter gedrückt.

Beginnen Sie mit kleinen Kreisen, die mit jeder Wiederholung größer werden. Wenn Sie die Richtung umkehren, beginnen Sie wieder mit kleinen Kreisen, die allmählich größer werden. Diese Übung kann anfangs etwas ungewohnt sein, seien Sie also geduldig. Schon bald werden Sie die Beweglichkeit und Koordination entwickeln, die Sie brauchen, um sich leichter zu bewegen.

 Den Fuß für die Spiderman-Ausgangsposition neben die Hand zu bringen, ist viel einfacher, wenn Sie Ihr Gewicht zuerst seitlich verlagern. Um beispielsweise Ihr linkes Bein nach vorne zu bewegen, verlagern Sie zuerst Ihre Hüfte nach rechts. Bewegen Sie dann das linke Bein nach vorne. Diese seitliche Gewichtsverlagerung schafft Platz für Sie, um Ihr Bein nach vorne zu bewegen.

Armkreisen

Diese Übung verbessert die Wirbelsäulendrehung und die allgemeine Schulterbeweglichkeit, indem Sie mit dem Arm neben Ihrem vorderen Bein einen großen Kreis zeichnen. Am Anfang werden Sie wahrscheinlich nicht in der Lage sein, die Position perfekt einzunehmen, und das ist zu erwarten. Der Fortschritt bei diesen Übungen ergibt sich hauptsächlich aus einer allmählich besseren Ausrichtung, während Sie Ihre Gelenke durch größere Bewegungsbereiche bewegen.

1. Aus der Spiderman-Position strecken Sie den Arm neben Ihrem vorderen Bein vollständig aus, wie in Abbildung 10.4a gezeigt.

2. Blicken Sie auf Ihre Hand und zeichnen Sie einen großen Kreis, indem Sie den Arm in einer kreisenden Bewegung gerade nach oben heben, wie in Abbildung 10.4b gezeigt.

3. Machen Sie weiter mit kreisenden Bewegungen, beugen Sie den Ellbogen und legen Sie die Knöchel Ihrer Hand auf Ihren unteren Rücken, wie in Abbildung 10.4c gezeigt, und kehren Sie dann die Bewegung um.

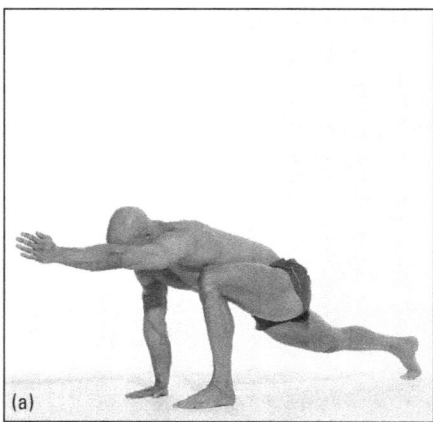 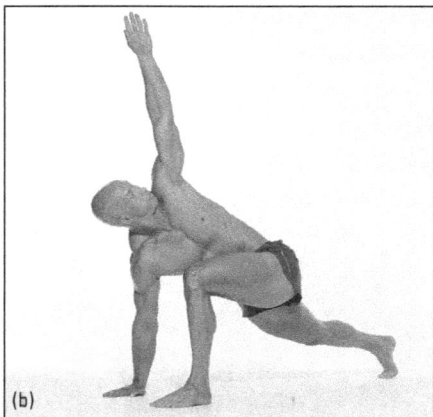

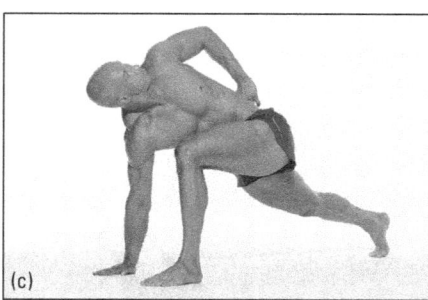

Abbildung 10.4: Armkreise verbessern die Wirbelsäulendrehung und die allgemeine Schulterbeweglichkeit.

 Ein wesentlicher Teil der Flexibilität ist Entspannung. Versuchen Sie, diese Mobilitätsübungen etwas langsamer als gewöhnlich durchzuführen, damit Sie besser atmen, die Bewegung spüren und unnötige Anspannung vermeiden.

A-Frames

A-Frames dehnen Ihre Waden und Oberschenkelrückseiten sowie Ihre Hüftbeuger und Gesäßmuskeln. Dies ist für die meisten Menschen eine anspruchsvolle Bewegung, aber die

Belohnung ist groß. Auch hier kommt der Fortschritt durch die schrittweise Erhöhung Ihres Bewegungsbereichs über Monate und Jahre der Übung.

Wenn Sie zu den wenigen gehören, die diese Positionen von Anfang an einnehmen können, konzentrieren Sie sich darauf, die Positionen länger zu halten, damit Sie Ihre Kraft weiterentwickeln können. Seien Sie auf jeden Fall geduldig mit sich selbst und genießen Sie den Fortschritt.

1. **Von der Spiderman-Ausgangsposition aus strecken Sie Ihr vorderes Bein, während Sie beide Hände flach auf dem Boden halten, und ziehen gleichzeitig Ihre Zehen nach oben, indem Sie den vorderen Knöchel beugen, wie in Abbildung 10.5a gezeigt.**

2. **Kehren Sie in die Spiderman-Ausgangsposition zurück und senken Sie Ihren linken Unterarm auf den Boden, wie in Abbildung 10.5b gezeigt.**

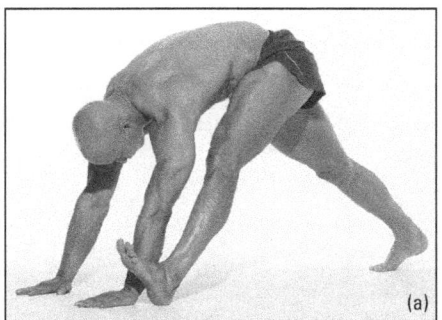 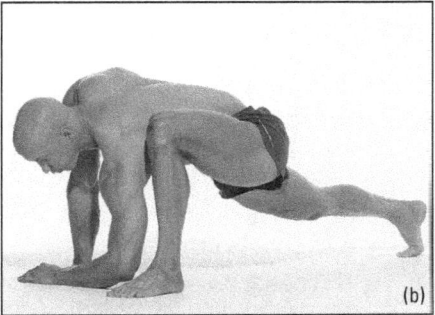

Abbildung 10.5: Strecken Sie das vordere Bein und ziehen Sie die Zehen nach oben (a). Kehren Sie dann in die Ausgangsposition zurück und senken Sie den Unterarm (b).

Sobald Sie Ihr vorderes Bein vollständig strecken können, können Sie die Flexibilität Ihrer Kniesehne weiter steigern, indem Sie daran arbeiten, Ihren Rücken zu strecken. Wenn Sie Ihren Rücken strecken, kippt Ihr Becken nach vorne, was an Ihren Kniesehnen zieht.

Saxon Tilts

Die Neigung der Saxon Tilts verbessert die seitliche Beugung und Streckung der Wirbelsäule und fördert gleichzeitig Beweglichkeit in der Hüfte und in den Schultern.

1. **Nachdem Sie die Spiderman-Ausgangsposition eingenommen haben, heben Sie Ihre Arme gerade nach oben, während Sie Ihre Bauchmuskeln anspannen, als ob Sie gleich in einen Pool springen würden, wie in Abbildung 10.6a gezeigt.**

2. **Neigen Sie sich zur Seite Ihres vorderen Beins, wie in Abbildung 10.6b gezeigt.**

3. **Neigen Sie sich dann zur Seite Ihres hinteren Beins, wie in Abbildung 10.6c gezeigt.**

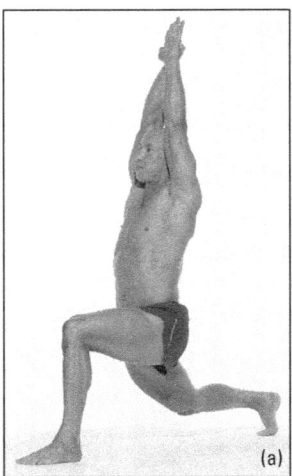 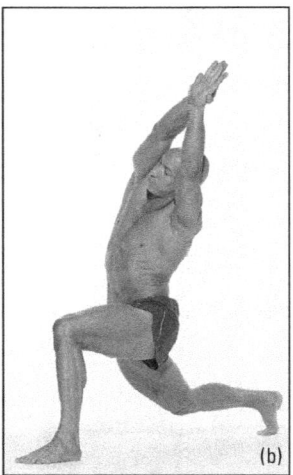 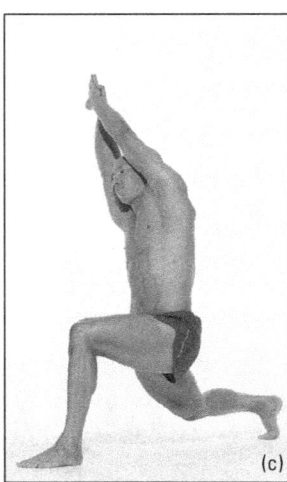

Abbildung 10.6: Bleiben Sie beim Saxon Tilt in einer tiefen Ausfallschrittposition, während Sie sich nach links und rechts neigen.

Bleiben Sie während der gesamten Übung in einer tiefen Ausfallschrittposition und strecken Sie Ihre Arme und Fingerspitzen vollständig aus.

 Diese Übung erfordert ein hohes Maß an Kraft und Flexibilität. Wärmen Sie sich vor der Übung gründlich auf.

 Wenn Sie feststellen, dass diese Übung zu schwierig für Sie ist, oder wenn Sie einfach zu müde werden, um eine tiefe Ausfallschrittposition beizubehalten, können Sie den Ausfallschritt erheblich erleichtern, indem Sie Ihr hinteres Knie auf den Boden stellen, sodass Sie sich in einer langen, einfach knienden Position befinden (siehe Abbildung 10.7).

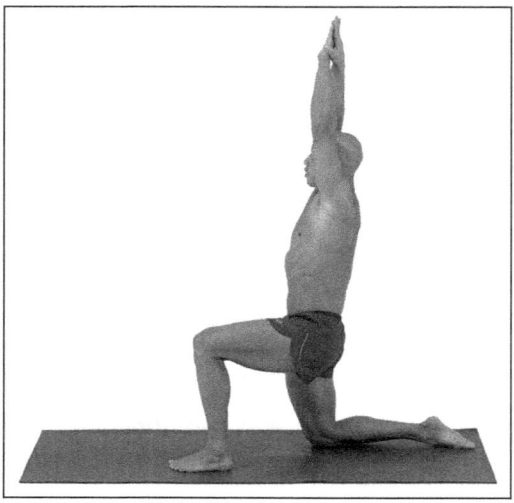

Abbildung 10.7: Modifizierte Position des Saxon Tilts mit einem Knie auf dem Boden.

Inch-Worm-Übungen – ein sich zusammenziehender Wurm

Die Inch-Worm-Übungen beginnen in einer Push-up-Position. Sie müssen Ihre Hände zurück zu Ihren Füßen bewegen, um in verschiedene Positionen zu gelangen, wie zum Beispiel eine Kniebeuge oder einen Ausfallschritt. Diese Bewegungen helfen, Ihren Oberkörper und Rumpf zu stärken, und verbessern gleichzeitig die Kraft und Flexibilität Ihres Unterkörpers.

Bloomers

Bloomers dehnen und stärken Ihre Oberschenkelmuskulatur und die Rückenstrecker.

1. Gehen Sie in eine Push-up-Position, die Füße hüftbreit auseinander, wie in Abbildung 10.8a gezeigt.

2. Während Sie Ihre Beine gestreckt halten, gehen Sie mit den Händen zurück zu Ihren Füßen, wie in Abbildung 10.8b gezeigt.

3. Sobald Sie Ihre Hände wieder auf die Füße gebracht haben, entspannen Sie sich und lassen Sie Ihren Oberkörper über den Füßen hängen, wie in Abbildung 10.8c gezeigt.

   Dehnen Sie Ihre Kniesehne gut und entspannen Sie Ihren Nacken, sodass Ihr Kopf frei hängen kann.

4. Ziehen Sie Ihren Bauchnabel in Richtung Wirbelsäule und rollen Sie sich langsam auf, während Sie Ihren Kopf weiterhin frei hängen lassen, wie in Abbildung 10.8d gezeigt.

5. Sobald Sie in einer stehenden Position sind, führen Sie einen großen Armschwung aus, bis Ihre Arme gerade über dem Kopf sind, wie in Abbildung 10.8e gezeigt.

   Atmen Sie aus und strecken Sie sich so weit wie möglich nach oben, bevor Sie die Bewegung vollständig umkehren, bis Sie wieder in der Push-up-Position sind.

Normalerweise möchten wir beim Training einen geraden Rücken beibehalten, da dies für die meisten Aktivitäten die sicherste und effektivste Position ist. Wir sollten jedoch auch lernen, weniger ideale Positionen zu kontrollieren, da es im wirklichen Leben Zeiten geben wird, in denen wir Dinge mit einem runden Rücken tun müssen. Bloomers entwickeln die Beweglichkeit und Stabilität, die erforderlich sind, um diese Positionen besser zu kontrollieren.

 Nehmen Sie sich bei dieser Bewegung Zeit, damit Sie sich auf Entspannung und Kontrolle konzentrieren können, insbesondere beim Auf- und Abrollen, da Sie sich mit Ihrem runden Rücken in einer etwas gefährdeten Position befinden.

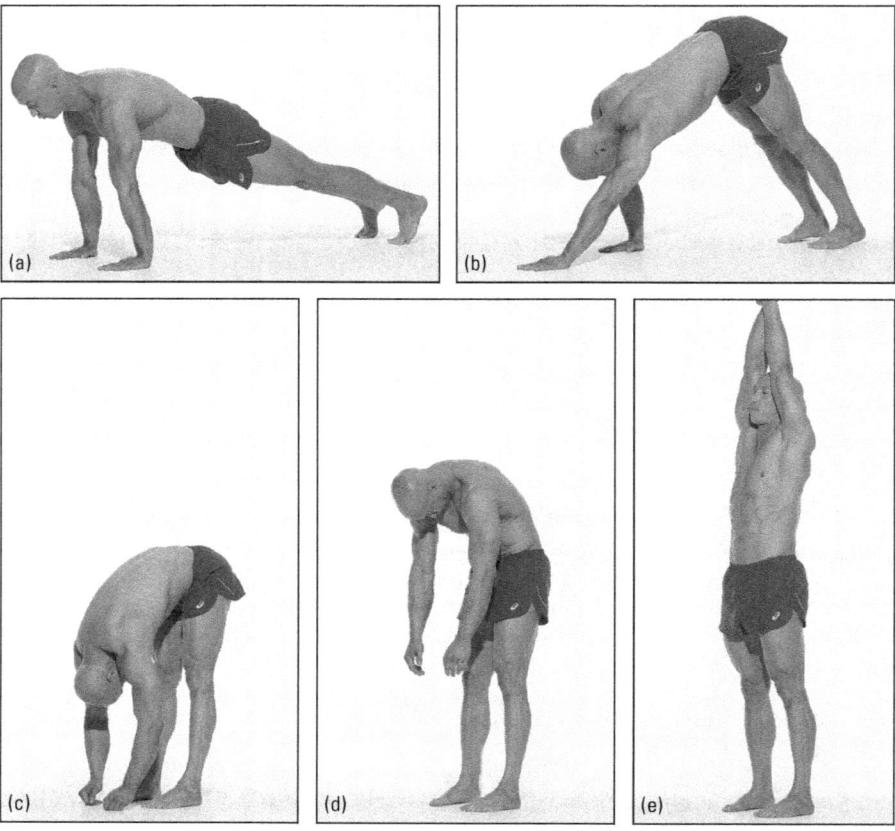

Abbildung 10.8: Die Bloomers-Übung

Tiefe Squats – tiefe Kniebeugen

Dies ist eine unglaublich gute Übung zur Stärkung Ihres gesamten Körpers und gleichzeitig zur deutlichen Verbesserung der Knöchelbeweglichkeit.

1. Gehen Sie in eine Push-up-Position, die Füße hüftbreit auseinander, wie in Abbildung 10.9a gezeigt.

2. Gehen Sie mit geradem Rücken mit den Hüften zurück zu den Füßen, während Sie die Knie beugen, wie in Abbildung 10.9b gezeigt.

3. Gehen Sie weiter mit den Hüften nach hinten, bis Sie in der Hocke sind, wie in Abbildung 10.9c gezeigt.

   Heben Sie in dieser unteren Position eines Squats Ihre Brust an und halten Sie Ihre Zehen und Knie gerade nach vorne gerichtet.

4. Stehen Sie aufrecht und gerade, wie in Abbildung 10.9d gezeigt, und kehren Sie dann die Bewegung um, bis Sie wieder in der Ausgangsposition sind.

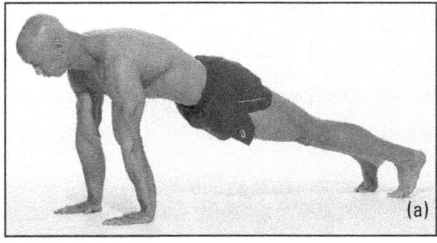 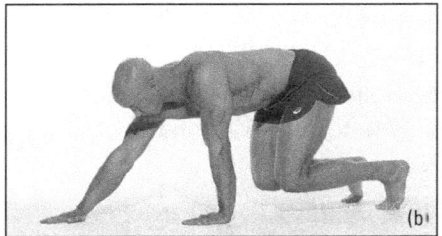
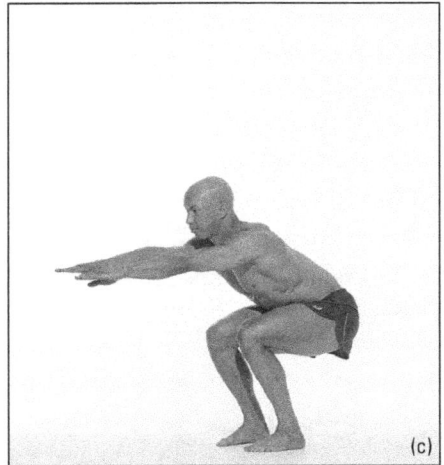 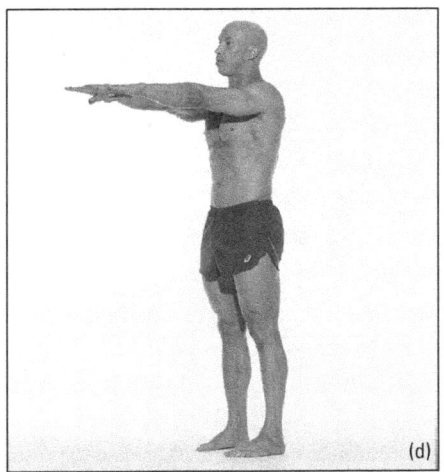

Abbildung 10.9: Achten Sie darauf, dass Ihre Zehen und Knie bei tiefen Squats gerade nach vorne zeigen.

 Um das Beste aus dieser Bewegung herauszuholen, heben Sie Ihre Brust in der Hocke an. Dies wird Ihre Haltung erheblich verbessern. Halten Sie außerdem Ihre Füße hüftbreit auseinander, wobei Ihre Knie und Zehen gerade nach vorne zeigen. Dies verbessert die Beweglichkeit Ihres Fußgelenks.

 Wenn Sie zum Training in die Hocke gehen, halten Sie Ihre Zehen und Knie geradeaus gerichtet. Dadurch verbessern Sie die Beweglichkeit Ihres Fußgelenks und gewöhnen sich gleichzeitig an, Ihre Hüfte neutral zu drehen, das heißt, Ihre Hüfte ist weder nach außen noch nach innen gedreht – sie befindet sich in der Mitte. Neutral gedrehte Hüften ermöglichen Ihnen, wichtige Aktivitäten in Ihrem Leben, wie Gehen und Laufen, effizienter und sicherer auszuführen, da Ihre Knie und Zehen in die Richtung zeigen, in die Sie gehen.

Vertikale Twists

Beim vertikalen Twist wird die Wirbelsäule aus einer langen Ausfallschrittposition heraus gedreht, was sowohl für die Kraft als auch für die Flexibilität des gesamten Körpers ganz großartig ist.

1. Gehen Sie in eine stabile Push-up-Position, wie in Abbildung 10.10a gezeigt.

2. Gehen Sie mit dem rechten Bein nach hinten, bis sich Ihr linkes Knie direkt über Ihrem linken Knöchel befindet, wie in Abbildung 10.10b gezeigt.

3. Richten Sie Ihren Oberkörper auf und heben Sie die Arme gerade nach oben, wie in Abbildung 10.10c gezeigt.

4. Drehen Sie sich nach links, indem Sie das linke Schulterblatt nach hinten ziehen, wie in Abbildung 10.10d gezeigt.

5. Drehen Sie sich nach rechts, indem Sie das rechte Schulterblatt nach hinten ziehen, wie in Abbildung 10.10e gezeigt.

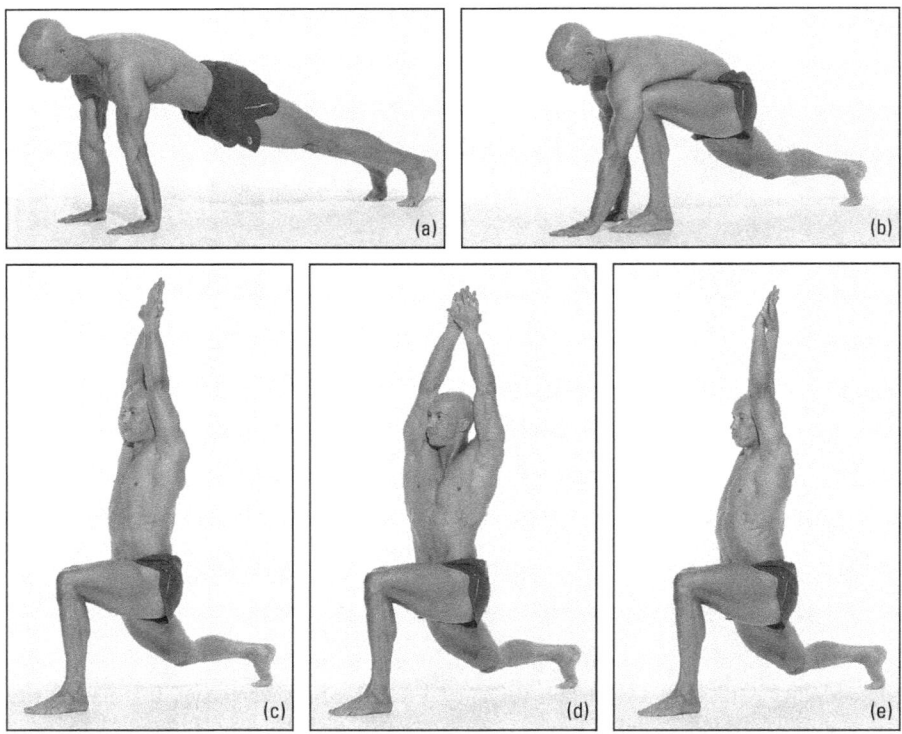

Abbildung 10.10: Der vertikale Twist stärkt und dehnt den gesamten Körper.

Bleiben Sie während der gesamten Bewegung in einer tiefen Ausfallschrittposition mit angespannten Bauchmuskeln. Achten Sie darauf, dass Ihr hinteres Knie gerade zum Boden zeigt. Dadurch trainieren Sie Ihre Hüftbeuger, damit Sie Ihre Übung in einer vollständig gestreckten Position absolvieren können, und stärken gleichzeitig wichtige Haltungsmuskeln.

 Sie können diese Übung einfacher gestalten, indem Sie das hintere Knie auf dem Boden anstellen, sodass Sie die Drehbewegung aus einer langen, einfach knienden Position ausführen, wie in Abbildung 10.11 gezeigt.

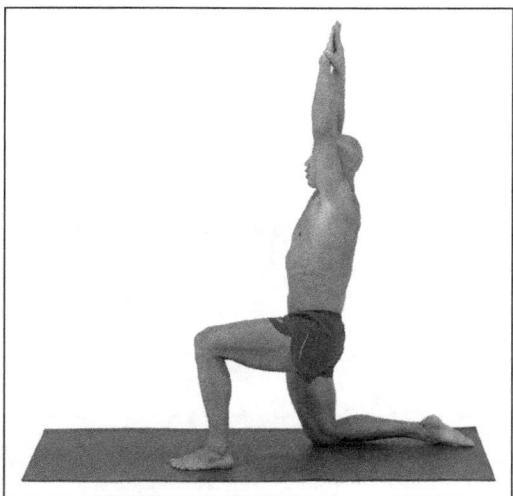

Abbildung 10.11: Platzieren Sie Ihr Knie auf dem Boden, um die vertikale Drehung zu erleichtern.

Kneeling Switch – der Kniewechsel

Der Kneeling Switch ist ein Übergang zwischen einer einfach knienden und einer hockenden Position, der Kraft und Flexibilität verbessert und gleichzeitig nützliche Haltungsgewohnheiten entwickelt. Wenn dies zunächst schwierig erscheint oder vielleicht sogar wehtut, seien Sie geduldig und konzentrieren Sie sich auf kontrollierte Bewegungen. Sie müssen Ihre Knie kontrolliert auf den Boden setzen, was Gleichgewicht, Flexibilität und Kraft erfordert.

 Knie sind zum Knien gemacht! Das Aufstehen und Hinsetzen vom Boden ist eine der grundlegendsten und wichtigsten sportlichen Fähigkeiten, die wir besitzen. Ein nützlicher Indikator für die allgemeine Fitness ist vor allem die Qualität Ihrer Gelenkfunktionen, die mit Bodenübungen sowie Ihren Übergängen zwischen der liegenden, knienden und stehenden Position trainiert werden können.

1. **Beginnen Sie in einer Push-up-Position, die Füße hüftbreit auseinander, wie in Abbildung 10.12a gezeigt.**

2. **Gehen Sie mit dem rechten Bein nach hinten, bis sich Ihr linkes Knie über Ihrem linken Fuß befindet, wie in Abbildung 10.12b gezeigt.**

3. **Setzen Sie Ihr rechtes Knie auf den Boden und heben Sie Ihre Brust mit ausgestreckten Armen vor sich an, wie in Abbildung 10.12c gezeigt.**

4. **Verlagern Sie Ihr Gewicht auf das linke Bein und gehen Sie dann in die hockende Position, wie in Abbildung 10.12d gezeigt.**

   Nur das hintere Bein sollte sich bewegen. Bemühen Sie sich, alle anderen Teile Ihres Körpers ruhig zu halten, während Sie von einer knienden Position in die Hocke wechseln.

5. **Stehen Sie aufrecht und gerade, wie in Abbildung 10.12e gezeigt, und kehren Sie dann die Bewegung um.**

6. **Gehen Sie in die Hocke, wechsln Sie in eine kniende Position und gehen Sie zurück in die Planking-Position.**

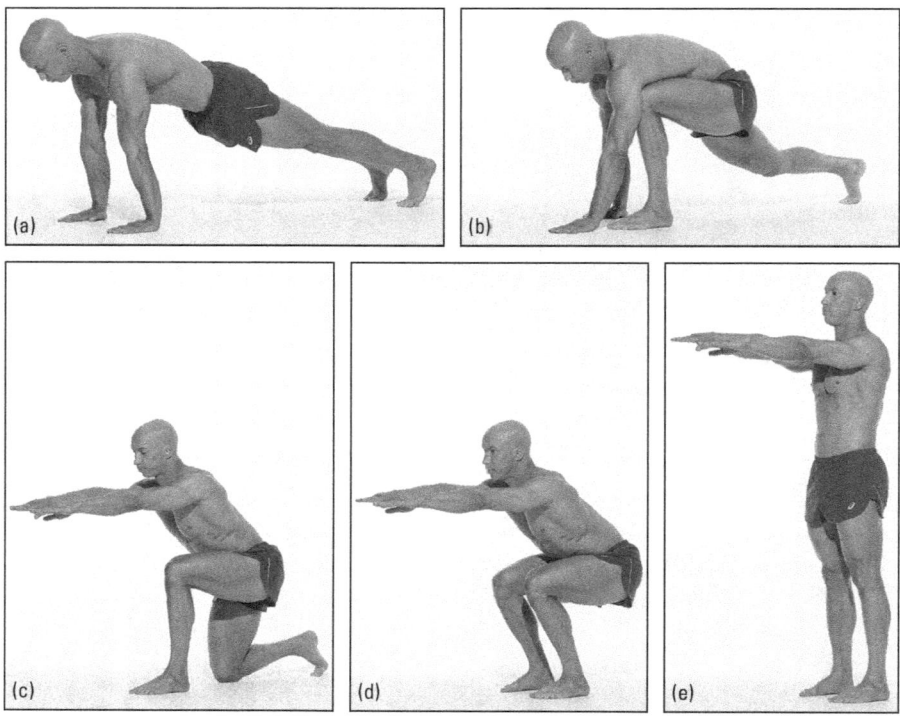

Abbildung 10.12: Der Kneeling Switch ist ein Übergang zwischen einer einfach knienden und einer hockenden Position.

Wenn Sie sich in der einfach knienden Position befinden, drücken Sie vor dem Übergang in den Squat Ihre Hüfte leicht nach hinten, sodass Ihr Oberkörper leicht nach vorne geneigt ist, wie in Abbildung 10.12c gezeigt. Verlagern Sie Ihr Gewicht außerdem bewusst auf das vordere Bein, bevor Sie in die Kniebeuge gehen oder daraus herausgehen.

 Gewöhnen Sie sich an, Ihre Brust anzuheben, wenn Sie in der tiefsten Kniebeuge sind. Das leichte Anheben der Brust hilft oft dabei, das häufigste Haltungsproblem zu beheben, nämlich eine nach vorne geneigte Kopfhaltung. Die falsche Kopfhaltung ist hauptsächlich das Ergebnis einer nach vorne geneigten Brustpartie.

Übungen im Vierfüßlerstand

Dies ist eine Abfolge von vier Bewegungen, die einfach beginnt und allmählich komplexer wird. Beginnen Sie mit der ersten Übung und fahren Sie erst mit der nächsten Übung der Reihe fort, wenn Sie die vorherigen Übungen beherrschen.

Kickouts stärken und dehnen Ihren gesamten Körper auf eine Weise, die im Alltag äußerst nützlich ist, da Sie sich vollständig um Ihre Hüften, Ihre Wirbelsäule und Ihre Schultern drehen, was die Spannung um diese Gelenke ausgleicht und so zu ihrer Stabilisierung beiträgt. Diese Bewegungen entwickeln auch die kontralaterale (über den Körper gehende) Hüft- und Schulterstabilität, indem sie die Verbindungen zwischen Ihrer linken Hüfte und Ihrer rechten Schulter und umgekehrt stärken, was für alltägliche Aktivitäten wie Gehen, Laufen und Werfen wichtig ist.

Kickouts

Mit dieser Bewegung wechseln Sie zwischen der Vierfüßler- und der Kickout-Position. Die Vierfüßlerposition ähnelt einer Krabbelposition, mit dem Unterschied, dass Ihre Knie leicht über dem Boden und etwa 15 cm hinter Ihren Händen liegen. Die Kickout-Position ähnelt einer tiefen hockenden Position, mit dem Unterschied, dass ein Bein vollständig ausgestreckt ist und der Arm auf derselben Seite Sie stützt.

1. **Gehen Sie in die Vierfüßlerposition, wie in Abbildung 10.13a gezeigt.**

   Halten Sie Ihren Rücken gerade, wobei Ihre Knie den Boden berühren und etwa 15 cm von Ihren Händen entfernt sein müssen.

2. **Drehen Sie sich langsam nach rechts, während Sie Ihre rechte Hand und Ihren linken Fuß vom Boden heben.**

   Drehen Sie sich weiter und ziehen Sie das linke Bein unter sich, bis Sie sich vollständig in die Kickout-Position bringen, wie in Abbildung 10.13b gezeigt. Dann kehren Sie die Bewegung um und gehen in die Vierfüßlerposition zurück.

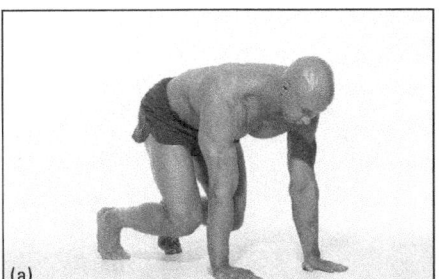 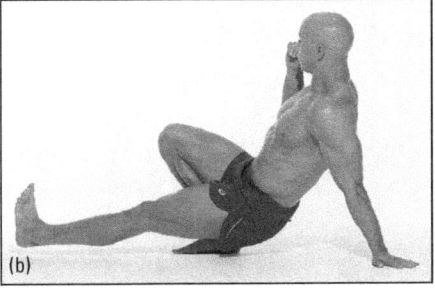

Abbildung 10.13: Von der Vierfüßlerposition (a) zur Kickout Position (b)

In der Kickout-Position strecken Sie das Bein vollständig aus und ziehen dabei die Zehen zurück zum Körper. Die Zehen und Knie des ausgestreckten Beins sollten gerade nach oben zeigen. Heben Sie die Brust leicht an und lassen Sie die Hüfte nach unten und vorne sinken, sodass Ihre Hüfte auf dem Stützbein ruht.

Kickouts sind einfacher, wenn sich Ihre Knie in der Vierfüßlerposition nahe an Ihren Händen befinden. Nehmen Sie sich nach jedem Kickout, wenn Sie in die Vierfüßlerposition zurückkehren, die Zeit, Ihre Füße richtig zu positionieren, damit Ihre Knie bei jeder Wiederholung nicht weiter von Ihren Händen wegrutschen.

High Kicks – hohe Kicks

Diese Übung baut auf dem Kickout auf und bereitet Sie gleichzeitig auf die nächste Bewegung in der Abfolge vor, den Side Kick. Beim High Kick werden Sie eine starke Dehnung in Ihren Oberschenkelmuskeln spüren, also stellen Sie sicher, dass Sie aufgewärmt sind.

1. **Gehen Sie in die Vierfüßlerposition, wie in Abbildung 10.14a gezeigt.**

2. **Drehen Sie sich nach rechts und führen Sie einen Kickout mit dem linken Bein aus, wie in Abbildung 10.14b gezeigt.**

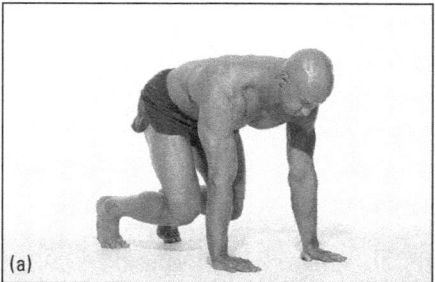
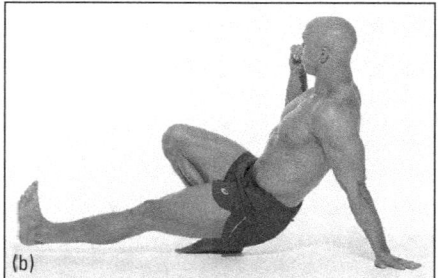
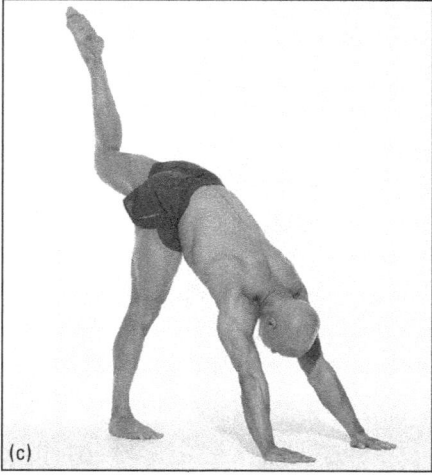

Abbildung 10.14: Der High Kick erzeugt eine starke Dehnung Ihrer Kniesehne.

3. Kehren Sie in die Ausgangsposition zurück und strecken Sie dann Ihr rechtes Bein, während Sie Ihre Brust nach unten in Richtung Ihrer Füße drücken und mit Ihrem linken Bein gerade nach oben kicken, wie in Abbildung 10.14c gezeigt.

4. Senken Sie sich in die Vierfüßlerposition ab, um sich auf die nächste Wiederholung vorzubereiten.

Wie bereits erwähnt, werden Sie beim Ausführen des High Kicks wahrscheinlich eine starke Dehnung in der Kniesehne des Standbeins spüren, also lassen Sie sich Zeit. Wenn Sie eine stärkere Dehnung wünschen, strecken Sie das Standbein vollständig, halten Sie den Fuß flach auf dem Boden und strecken Sie Ihren Rücken, während Sie Ihre Brust in Richtung Ihrer Füße drücken.

Side Kicks – seitliche Kicks

Der Side Kick dehnt die Seite Ihres Körpers und bereitet Sie auf die nächste Bewegung in dieser Serie vor, den Table Top.

1. Gehen Sie in die Vierfüßler-Ausgangsposition, wie in Abbildung 10.15a gezeigt.

2. Führen Sie einen Kickout mit dem linken Bein aus, wie in Abbildung 10.15b gezeigt.

3. Kehren Sie in die Ausgangsposition zurück und kicken Sie mit dem linken Bein gerade nach oben, wie in Abbildung 10.15c gezeigt, während Sie das Standbein vollständig ausstrecken und Ihre Brust nach unten in Richtung Ihrer Füße drücken.

4. Aus der High-Kick-Position bewegen Sie Ihr linkes Bein über Ihren Körper nach rechts, wie in Abbildung 10.15d gezeigt.

5. Sobald Sie eine Dehnung auf der linken Seite Ihres Körpers spüren, kehren Sie in die Vierfüßlerposition zurück, um sich auf die nächste Wiederholung vorzubereiten.

Machen Sie sich beim Side Kick so groß wie möglich, indem Sie das Standbein vollständig ausstrecken und Ihre Brust nach unten in Richtung Ihrer Füße drücken. Wenn Sie sich groß machen, fördert und verbessert dies Ihre Beweglichkeit von Oberschenkelmuskulatur, Hüfte und Schulter.

Table Tops

Dies ist die letzte Bewegung in der vierteiligen Kickout-Übungsreihe. Jede Bewegung in dieser Abfolge baut auf der jeweils vorherigen auf und bringt Sie zu diesem Endpunkt – dem Table Top.

Zusätzlich zu allen Vorteilen der vorherigen Bewegungen verbessert der Table Top die Wirbelsäulenrotation erheblich und stärkt und dehnt gleichzeitig Ihren gesamten Körper. Es ist eine relativ schwierige Bewegung, seien Sie also geduldig und überstürzen Sie den Fortschritt nicht. Wärmen Sie sich außerdem gründlich auf.

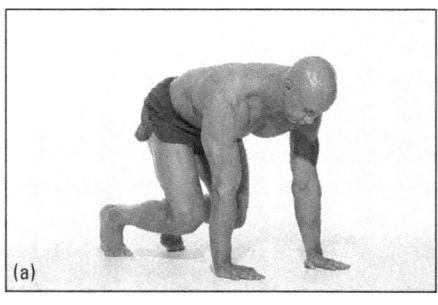
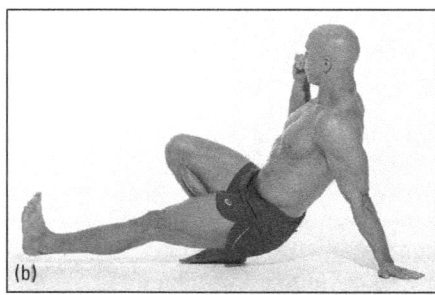
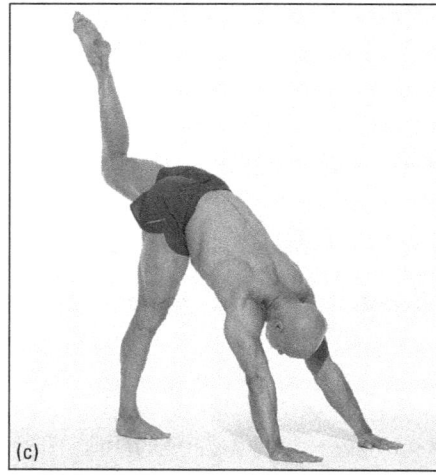
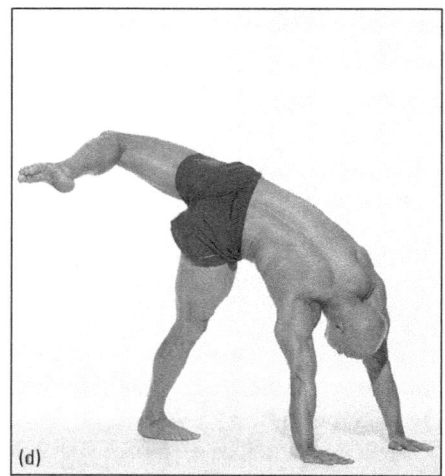

Abbildung 10.15: Der Side Kick dehnt die Seite Ihres Körpers.

1. Beginnen Sie in einer entspannten Vierfüßlerposition, wie in Abbildung 10.16a gezeigt.
2. Drehen Sie sich nach rechts und führen Sie einen Kickout mit dem linken Bein aus, wie in Abbildung 10.16b gezeigt.
3. Kehren Sie in die Ausgangsposition zurück und führen Sie einen High Kick mit dem linken Bein aus, wie in Abbildung 10.16c gezeigt.
4. Bringen Sie den angehobenen linken Fuß über Ihr Standbein nach rechts, wie in Abbildung 10.16d gezeigt.
5. Bewegen Sie das linke Bein weiter über Ihren Körper, bis Ihre linke Hand vom Boden abhebt. Stellen Sie dann Ihren linken Fuß neben Ihren rechten Fuß auf den Boden, während Sie mit dem linken Arm gerade nach oben greifen, wie in Abbildung 10.16e gezeigt.

Der Table Top erfordert ein Bewusstsein dafür, wo sich Ihre Gliedmaßen im Raum relativ zueinander befinden, deshalb hilft diese Übung auch, genau dies zu entwickeln. Es erfordert Übung und Erfahrung, sich richtig zu positionieren. In der Endposition sollten Ihre Füße etwa schulterbreit auseinander stehen, wobei Ihre Knie und Zehen in die gleiche Richtung zeigen. Heben Sie Ihre Hüften an und bilden Sie mit Ihren Armen eine gerade vertikale Linie.

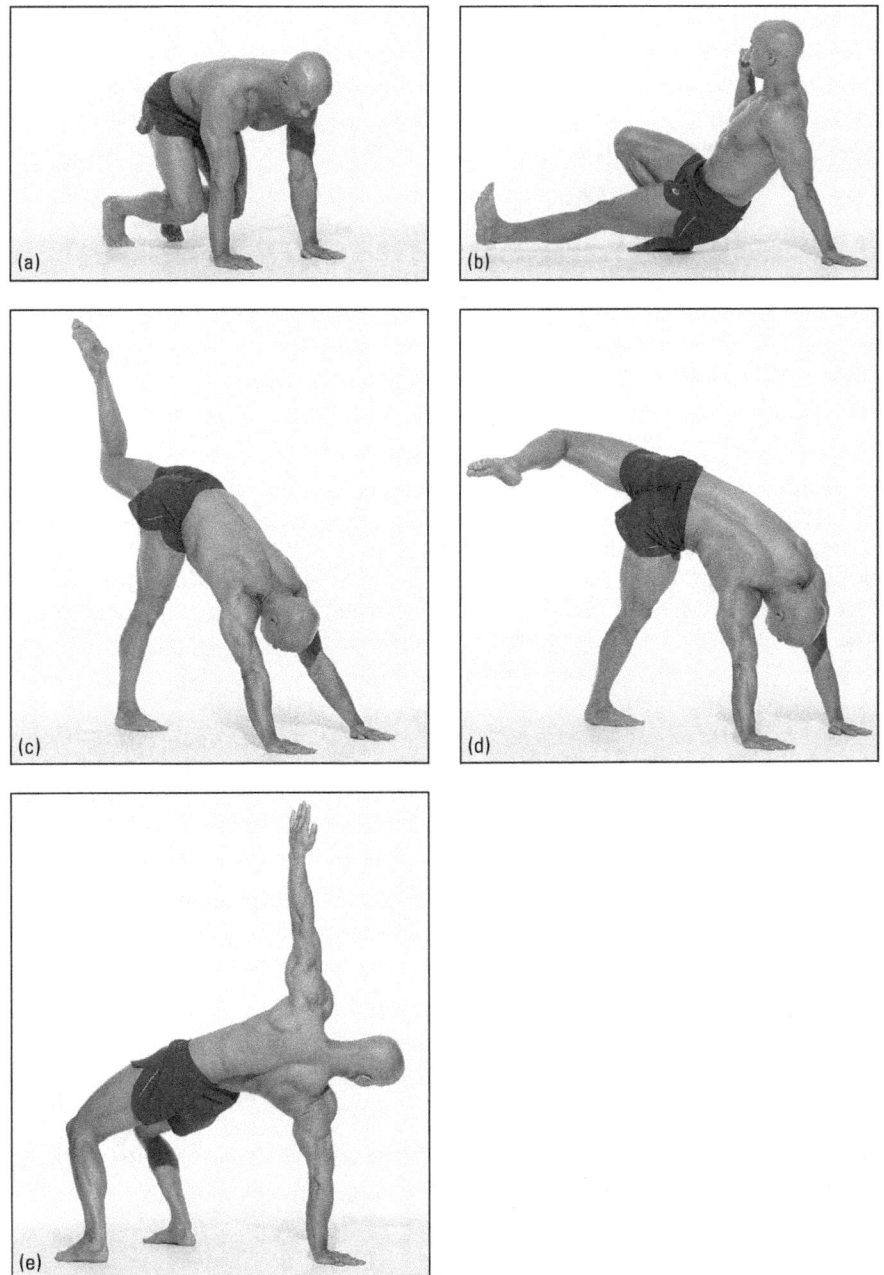

Abbildung 10.16: Der Table Top ist das Ergebnis der Abfolge der drei vorhergehenden Übungen – und die schwierigste.

Diese Übung ist wesentlich einfacher, wenn Sie Ihre Hüften beim Übergang vom High Kick zum Table Top tief halten. Wenn Sie Ihre Beweglichkeit wirklich herausfordern möchten, führen Sie einen richtigen High Kick und Side Kick mit vollständig angehobenen Hüften aus und wechseln Sie dann zu Table Tops, während Sie Ihre Hüften oben halten. Trotzdem ist es völlig in Ordnung, die Übung zu erleichtern, indem Sie Ihre Hüften bei Bedarf tief halten. Sie können die Bewegung dann fortführen, indem Sie die Höhe Ihrer Hüften allmählich steigern. Hören Sie wie immer auf Ihren Körper und drücken Sie nicht bis zum Schmerzpunkt.

Die Starfisch-Übungen – machen Sie den Seestern!

Diese Serie besteht aus einer Abfolge von vier Bewegungen, die die Kraft von Hüfte, Rumpf und Oberkörper verbessern und Ihnen gleichzeitig beibringen, Ihre Hüfte und Schultern unabhängig voneinander zu bewegen, sodass Sie sich besser drehen können.

Die Stärkung Ihres Rumpfs bei gleichzeitiger Verbesserung der Rotation um die Wirbelsäule hat große Auswirkungen auf Aktivitäten im wirklichen Leben. Denken Sie einen Moment darüber nach ... wie viele Aktivitäten erfordern eine Drehung? Fast immer, wenn es zu einer Gewichtsverlagerung kommt, ist eine Drehung der Wirbelsäule erforderlich. Einige Beispiele hierfür sind Gehen, Laufen, Werfen, Schlagen, Treten, Schwimmen, Golfen, Bowlen und so weiter.

Starfish Twists

Der Hauptzweck dieser Bewegung besteht darin, die Seiten Ihres Körpers (Ihre äußeren schrägen Bauchmuskeln) zu stärken und gleichzeitig die Drehung der Wirbelsäule zu verbessern.

1. **Gehen Sie in die Ausgangsposition eines Push-ups, die Füße hüftbreit auseinander, wie in Abbildung 10.17a gezeigt. Ihre Schultern sollten sich direkt über Ihren Handgelenken befinden.**

2. **Drehen Sie Ihren Körper nach links und heben Sie Ihren rechten Arm gerade nach oben, wie in Abbildung 10.17b gezeigt.**

    Sie sollten auf den Seiten Ihrer Füße stehen und mit den Fersen den Boden berühren.

3. **Während Sie den rechten Arm oben halten, drehen Sie Ihre Hüfte vollständig nach rechts, wie in Abbildung 10.17c gezeigt.**

4. **Sobald Sie Ihre Hüfte vollständig gedreht haben, senken Sie den rechten Arm und kehren Sie in eine lange, gerade Push-up-Position zurück.**

Um das Beste aus diesen Seestern-Übungen herauszuholen, machen Sie sich in allen Positionen so lang und gerade wie möglich. Dazu müssen Sie auf Ihren gesamten Körper achten und ein Gespür dafür entwickeln, wo Sie sich im Raum befinden.

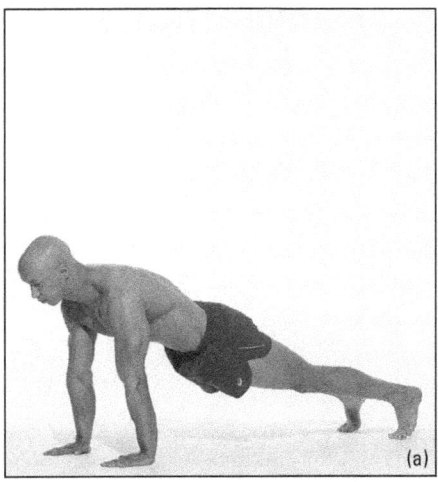
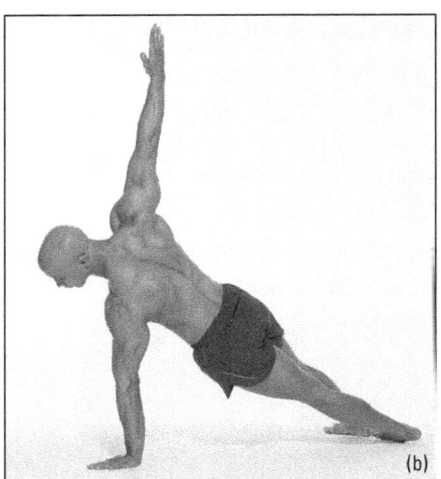
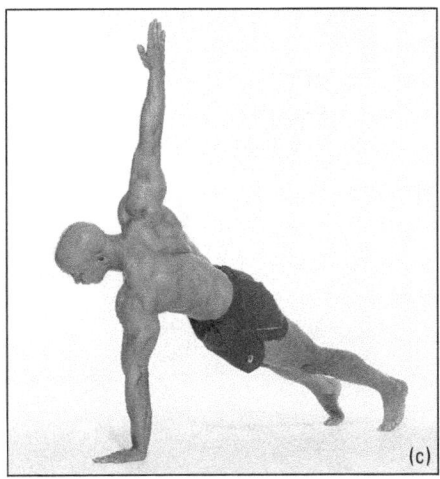

Abbildung 10.17: Starfish Twists helfen beim Stärken Ihrer äußeren schrägen Bauchmuskeln.

Wenn Sie Probleme mit Handgelenkschmerzen haben, versuchen Sie, diese Übung auf einer harten Oberfläche durchzuführen. Wenn Sie Ihre Hände auf eine weiche Matte stützen, wird die Beugung in Ihren Handgelenken verstärkt und kann sie daher reizen.

Zu lernen, sich in einer Vielzahl von Situationen lang und gerade zu machen, beispielsweise im Stehen, Knien, Liegen, seitlichen Planking und so weiter, ist unglaublich nützlich für Aktivitäten und Sportarten im alltäglichen Leben. Sich lang und gerade zu machen bedeutet, die Mitte zu finden (Sie sind nicht groß, wenn Sie in irgendeine Richtung gebeugt sind). Wenn Sie wissen, wo die Mitte ist, haben Sie einen guten Bezugspunkt dafür, wo Sie sich im Raum befinden. Darüber hinaus sind Ihre Gelenke am sichersten, wenn sie sich in der Mitte befinden, also neutral ausgerichtet sind. Im Gegensatz dazu sind Ihre Gelenke am anfälligsten, wenn sie sich in ihrem extremen Bewegungsbereich befinden.

Starfish Hip Drops – der Seestern senkt die Hüften

Der Starfish Hip Drop baut auf dem Starfish Twist auf, und fügt der Bewegung seitliche Beugung und Streckung hinzu, was die Seiten Ihres Körpers stärkt und streckt.

1. **Beginnen Sie in einer Push-up-Position, die Füße hüftbreit auseinander, wie in Abbildung 10.18a gezeigt.**
2. **Drehen Sie sich vollständig auf die linke Seite, wie in Abbildung 10.18b gezeigt, und heben Sie Ihren rechten Arm über den Kopf.**

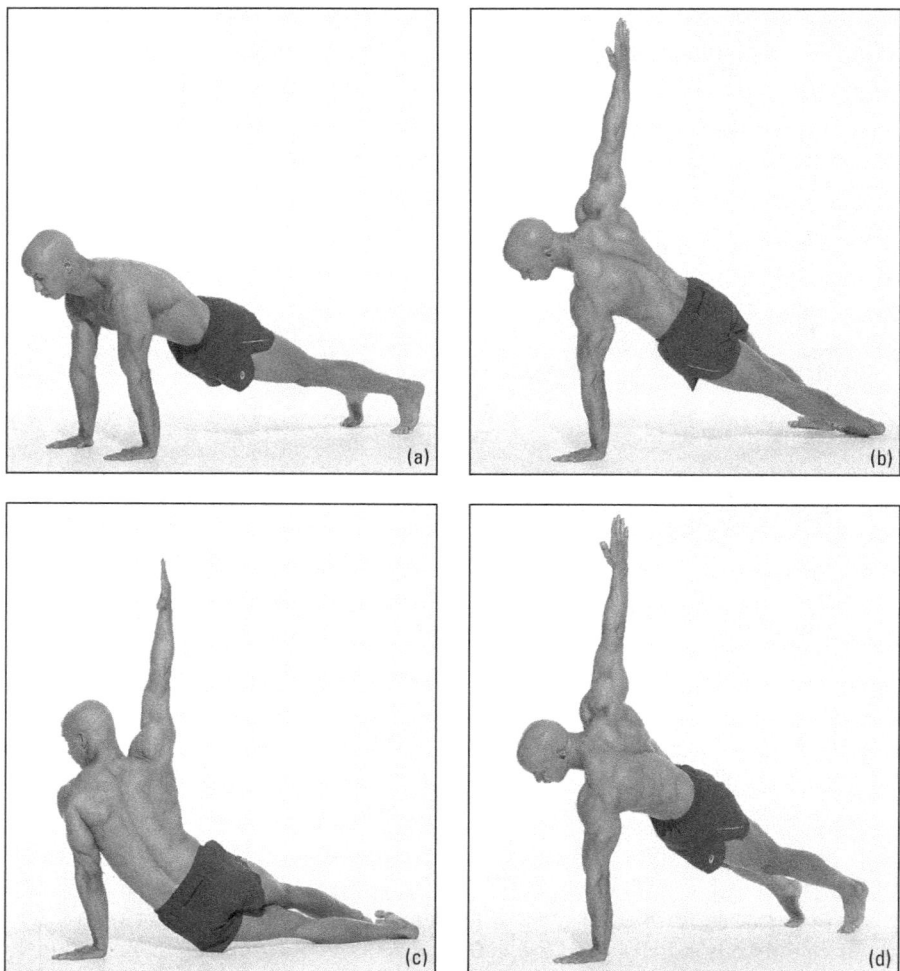

Abbildung 10.18: Der Starfish Hip Drop baut auf dem Starfish Twist auf, indem seitliche Beugung und Streckung hinzugefügt werden.

3. **Während Sie Ihren Stützarm gerade halten und Ihren erhobenen Arm gerade nach oben zeigen lassen, senken Sie Ihre Hüften zum Boden, wie in Abbildung 10.18c gezeigt. Heben Sie dann Ihre Hüften wieder an, bis Sie vom Kopf bis zu den Fersen gerade sind.**

4. **Während Sie den rechten Arm oben halten, drehen Sie Ihre Hüfte vollständig, wie in Abbildung 10.18d gezeigt.**

5. **Nachdem Sie Ihre Hüfte vollständig gedreht haben, legen Sie Ihre rechte Hand wieder auf den Boden und kehren Sie in die Planking-Position zurück.**

Wenn Sie Ihre Hüfte nicht ganz auf den Boden absenken können, wie in Schritt 3 beschrieben, senken Sie sie einfach so weit ab, wie es Ihnen angenehm ist. Mit der Zeit können Sie Ihren Bewegungsbereich vergrößern, bis Sie Ihre Hüfte ganz auf den Boden absenken können.

Starfish Push-ups

Diese Übung baut auf dem Starfish Twist auf, indem am Ende der Bewegung ein Push-up hinzugefügt wird. Damit werden Brust, Schultern, Trizeps, Unterarme und Rumpf gestärkt.

1. **Gehen Sie in eine Liegestütz-Position, die Füße hüftbreit auseinander, wie in Abbildung 10.19a gezeigt.**

2. **Wechseln Sie in eine seitliche Planking-Position auf Ihrer linken Seite, wobei Ihr rechter Arm nach oben zeigt, wie in Abbildung 10.19b gezeigt.**

3. **Drehen Sie Ihre Hüfte nach rechts, ohne den erhobenen Arm zu bewegen, wie in Abbildung 10.19c gezeigt.**

4. **Nachdem Sie die Hüfte vollständig gedreht haben, legen Sie Ihre rechte Hand auf den Boden und gehen Sie in die untere Position eines Push-ups, wie in Abbildung 10.19d gezeigt.**

5. **Drücken Sie sich zurück in die Ausgangsposition eines Push-ups, um die Wiederholung abzuschließen.**

Wichtig dabei ist vor allem, alle Teile dieser Bewegung auszuführen, während Sie von Kopf bis Fuß gerade bleiben. Halten Sie Ihre Hüften in der Mitte und Ihren Kopf gerade.

Wenn Sie keine Liegestützen machen können, ist das kein Problem. Senken Sie sich einfach mit so viel Kontrolle wie möglich bis zum tiefsten Punkt eines Push-ups ab und »schummeln« Sie sich dann wieder hoch, so gut Sie können. Dies ist eine großartige Technik, um bei schwierigen Bewegungen Kraft aufzubauen. Wenn Ihnen eine Übung zu schwer ist, lernen Sie zunächst, den Abwärtsteil der Bewegung zu kontrollieren, und »mogeln« Sie sich dann wieder in die Position für die nächste Wiederholung.

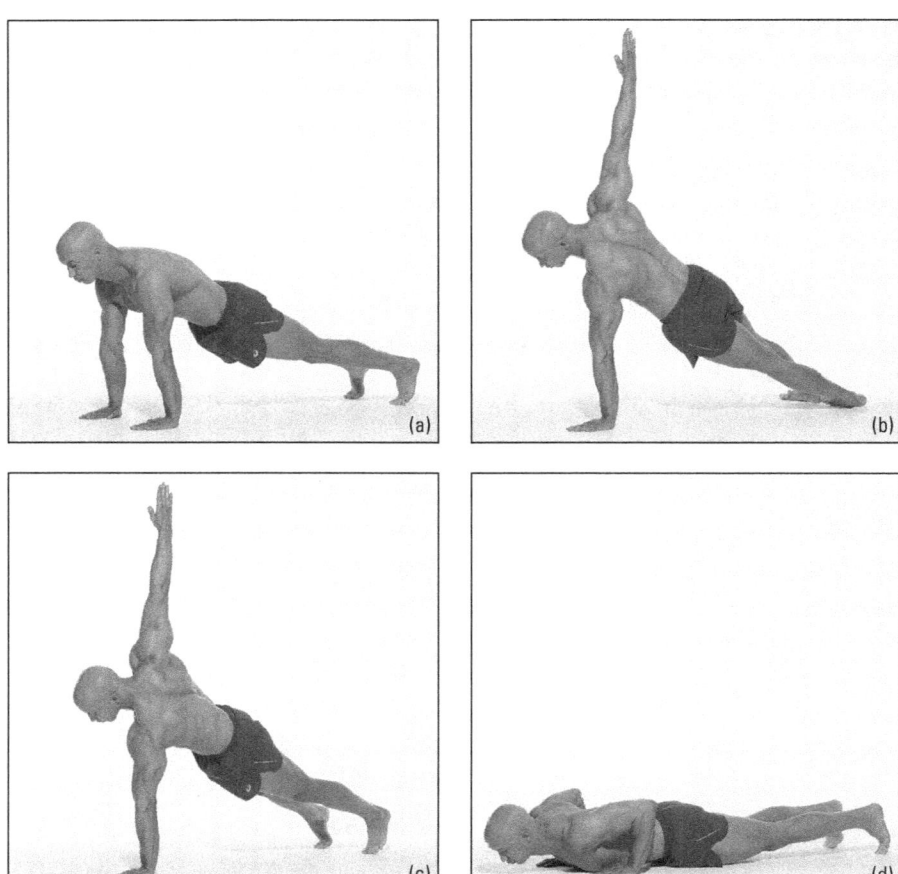

Abbildung 10.19: Der Starfish Push-up baut auf dem Starfish Twist auf, indem am Ende der Bewegung ein Liegestütz hinzugefügt wird.

Starfish Dive Bombers – der Seestern taucht ab

Diese Übung baut auf dem Starfish Push-up auf, indem sie eine wippenartige Bewegung in der unteren Position des Push-ups hinzufügt, sobald Sie flach auf dem Boden liegen. Der Hauptzweck dieser Bewegung besteht darin, die Streckung der Wirbelsäule und die Neigung Ihrer Schulterblätter von vorne nach hinten zu verbessern, was Ihre Haltung verbessert.

1. Gehen Sie in die Push-up-Position, wie in Abbildung 10.20a gezeigt.
2. Verlagern Sie Ihr Gewicht nach links und drehen Sie sich vollständig auf die linke Seite, wie in Abbildung 10.20b gezeigt.
3. Während Sie Ihren rechten Arm gerade nach oben strecken, drehen Sie Ihre Hüfte nach rechts, wie in Abbildung 10.20c gezeigt.
4. Nachdem Sie Ihre Hüfte vollständig gedreht haben, legen Sie Ihre rechte Hand auf den Boden und gehen Sie in die untere Position eines Liegestützes, wie in Abbildung 10.20d gezeigt.

5. Setzen Sie beide Knie auf dem Boden ab und heben Sie dann Ihre Brust vom Boden ab, indem Sie Ihre Arme strecken, wie in Abbildung 10.20e gezeigt.

6. Während Sie Ihre Knie auf dem Boden halten, beugen Sie Ihre Ellbogen und senken Sie Ihre Brust zwischen Ihre Hände, während Sie Ihre Hüften nach oben heben, wie in Abbildung 10.20f gezeigt.

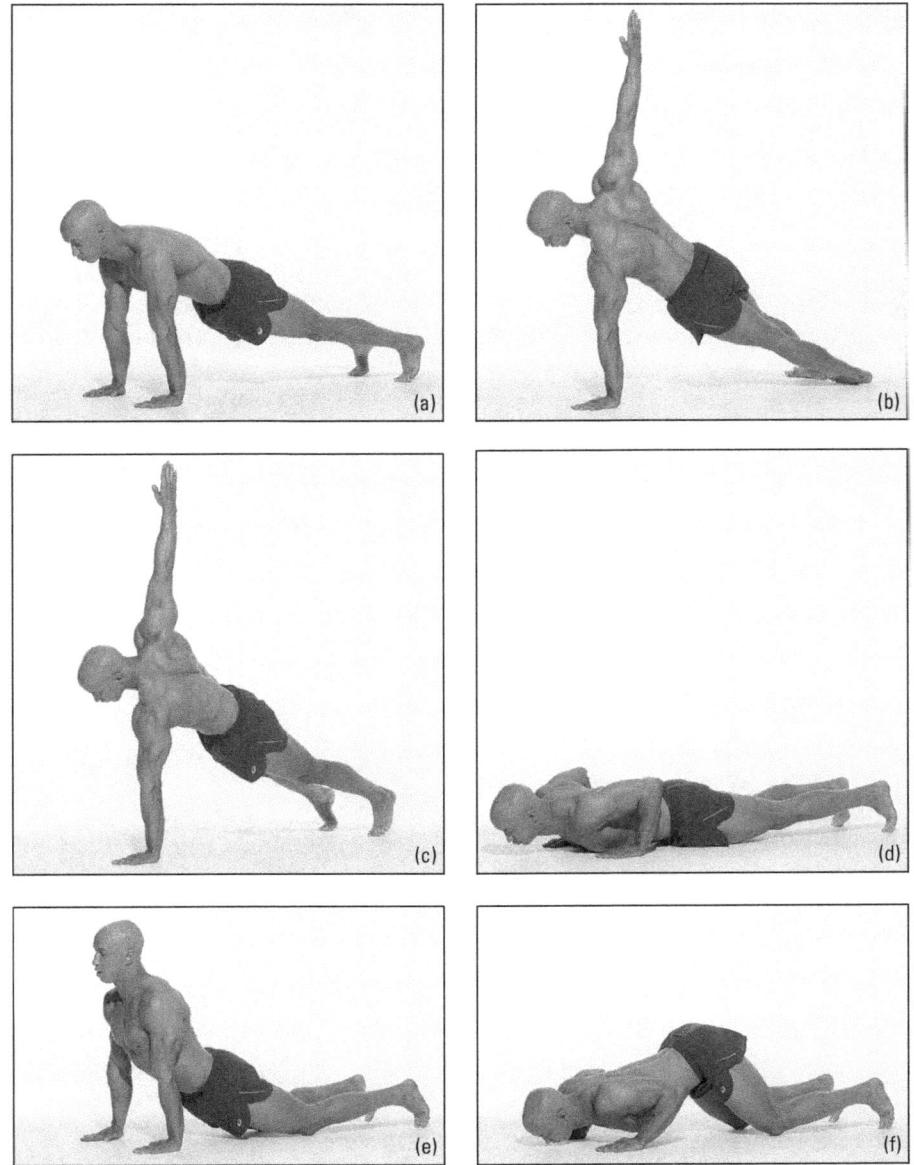

Abbildung 10.20: Der Zweck von Starfish Dive Bombers besteht darin, die Streckung der Wirbelsäule und die Neigung der Schulterblätter nach vorne und hinten zu verbessern.

Während Sie in Schritt 5 Ihre Arme strecken und Ihre Brust heben, versuchen Sie, sich zu entspannen und Ihre Hüften auf den Boden sinken zu lassen, um die Dehnung zu maximieren. Sobald Ihre Arme vollständig ausgestreckt sind, ziehen Sie Ihre Schultern nach hinten und blicken Sie geradeaus. Aus dieser Position resultieren die Streckung der Wirbelsäule und die Neigung des Schulterblatts nach hinten.

Sobald Sie Ihre Brust senken und Ihre Hüften anheben, lassen Sie Ihre Schultern in der unteren Position leicht nach vorne kippen. Dies bewirkt die Vorwärtsneigung des Schulterblatts.

Eine gute Haltung ist keine statische Position, denn Sie sind kein statisches Objekt. Die ideale Gelenkausrichtung ist fließend und situationsabhängig, weshalb ein wenig Rhythmus und besondere Aufmerksamkeit dafür erforderlich sind. Diese Mobilitätsübungen sind deshalb dynamisch, sodass Sie die Kraft, Flexibilität und Aufmerksamkeit entwickeln können, die Sie für eine korrekte Haltung bei ständigem Wechsel benötigen.

Wenn Sie Trainingsprogramme wünschen, die alle diese Mobilitätsübungen verwenden, einschließlich Bodenübungen und Entwicklungsbewegungen, können Sie mit dem Promo-Code STRONG15 15 % auf das Jahres-Abo bei marklauren.com sparen.

Teil III
Die Workouts

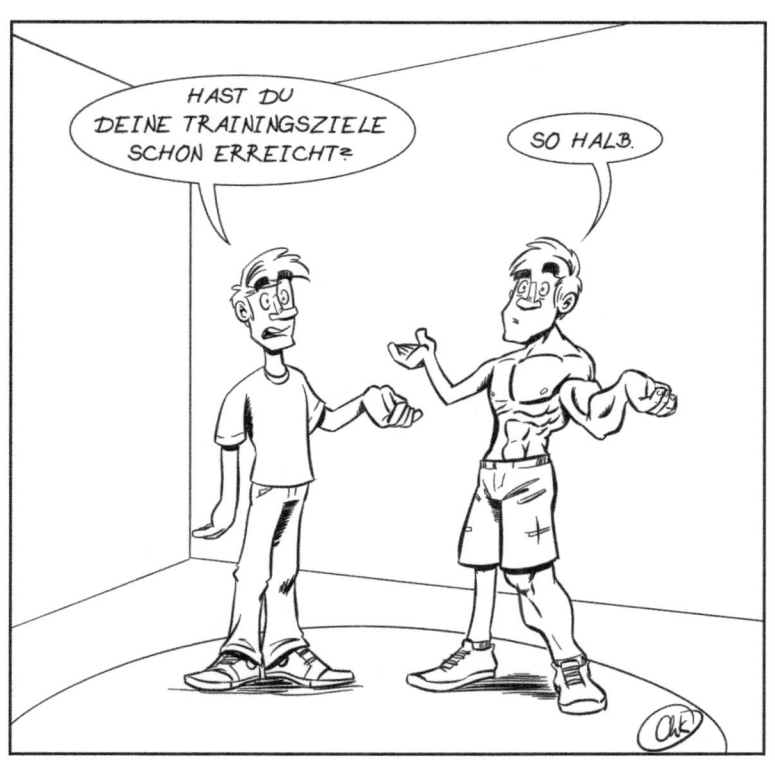

IN DIESEM TEIL ...

✔ Entdecken Sie, wie Sie Ihre Workouts Ihren Zielen entsprechend entwickeln.

✔ Folgen Sie spezifischen Übungen und Workouts, Tag für Tag – im ulitmativen 13-Wochen-Fitness-Programm.

IN DIESEM KAPITEL

Übungen auswählen, die Ihren aktuellen Zielen entsprechen

Trainingsanstrengungen mit Trainingssplits fokussieren

Ihr Training anpassen, um langfristige Fortschritte zu erzielen

Das Wesentliche abdecken, um Verletzungen zu vermeiden

Zeit für aktive Erholung einplanen

Kapitel 11
Kombinieren Sie Übungen für Ihre Ziele

Dieses Buch liefert Ihnen zwar alle Werkzeuge, die Sie zum Erreichen Ihrer Fitnessziele brauchen, doch nur Sie selbst können Ihre persönlichen Ziele erreichen – indem Sie verstehen, welche Übungen und Trainingseinheiten Sie genau benötigen, und diese dann individuell anpassen.

Wählen Sie Ihre Trainingsarten

Die Bedürfnisse von Anfängern unterscheiden sich von denen von fortgeschrittenen und erfahrenen Sportlern. Egal auf welchem Niveau Sie sich befinden, mit der Zeit ändert sich Ihr Leben, Sie ändern sich und Ihre Fitnessziele werden sich ebenfalls ändern. Ausgestattet mit dem Wissen aus diesem Kapitel werden Sie in der Lage sein, Übungen zu verschiedenen Trainingsarten zu kombinieren, um Ihre Muskeln gezielt zu beanspruchen und bestimmte Ziele zu erreichen.

Um Ihre Erfolge zu optimieren und das Verletzungsrisiko zu minimieren, sollten Sie die Belastung durch das Training überlegt und strukturiert einsetzen. Beachten Sie die allgemeine Regel: Gerade genug ist genug. Hören Sie auf Ihren Körper. Überanstrengung kann den Fortschritt verlangsamen und zu Verletzungen führen.

Die folgenden Trainingsarten beziehen sich hauptsächlich auf die Art und Weise, wie Wiederholungen zu Sätzen kombiniert werden. Ein vollständiges Training kann aus einer einzigen wiederholten Trainingsart oder aus mehreren kombinierten Trainingsarten bestehen.

Mehrere Sätze

Dabei führen Sie dieselbe Übung mit derselben Anzahl an Wiederholungen in mehreren Sätzen aus. Dies ist wahrscheinlich das einfachste und häufigste Training. Ein Beispiel für mehrere Sätze sind drei Sätze mit jeweils zwölf Wiederholungen von Push-ups. Der Vorteil bei der Strukturierung als Sätze besteht darin, dass Sie das Trainingsvolumen sehr einfach anpassen können. Ein Anfänger könnte beispielsweise nur einen Satz mit zwölf Wiederholungen machen, während ein fortgeschrittener Sportler vier Sätze mit jeweils zwölf Wiederholungen machen könnte.

Mithilfe von Sätzen können Sie systematisch Fortschritte erzielen, indem Sie die Anzahl der Wiederholungen pro Satz und/oder die Gesamtzahl der Sätze erhöhen. Sie könnten sich beispielsweise von zwei Sätzen mit acht Wiederholungen auf zwei Sätze mit zwölf Wiederholungen steigern. Sie könnten sich auch von zwei Sätzen mit acht Wiederholungen auf vier Sätze mit acht Wiederholungen steigern. Beide Beispiele beginnen mit einer Gesamtzahl von 16 Wiederholungen und enden mit einer Gesamtzahl von 24 Wiederholungen, aber Sie kommen auf unterschiedliche Weise zu einer Erhöhung der Gesamtzahl der Wiederholungen.

Zusätzlich können Sie die Ruhepausen zwischen den Sätzen anpassen, um den Trainingsschwerpunkt zwischen Kraft und Ausdauer zu verschieben. Vereinfacht ausgedrückt: Mehr Ruhepausen zwischen den Sätzen führen zu mehr Kraft, während weniger Ruhepausen zwischen den Sätzen den Schwerpunkt auf Ausdauer verlagern.

Supersätze

Supersätze sind Übungen, bei denen Sie zwei Übungen ohne Pause direkt hintereinander ausführen. Die beiden Übungen sollten sich gegenseitig ergänzen, indem sie überlappende Muskeln beanspruchen.

Ein Beispiel für einen Supersatz sind zwölf Wiederholungen Squats und unmittelbar danach zwölf Wiederholungen Glute-Hip-ups. Squats trainieren alle Beinmuskeln, während Hip-ups sich auf die Gesäßmuskulatur konzentrieren.

Supersätze entwickeln sowohl Kraft als auch Ausdauer, indem sie Intensität und Abwechslung einführen und gleichzeitig die Durchblutung der Muskeln (den sogenannten »Pump«) verbessern.

Es gibt jede Menge Raum für Kreativität und Experimente, da es unendlich viele Möglichkeiten gibt, Übungen zu kombinieren. Meine Lieblingstechnik für Supersätze ist es, die Bodenübungen aus Kapitel 4 mit Drück-, Zug-, Bein- oder Rumpfübungen zu kombinieren. Die Bodenübungen bereiten Sie auf eine bessere Positionierung bei komplexeren Bewegungen vor.

Diese Übungskombinationen müssen nicht geplant erfolgen oder auf der Verbesserung der Bewegungsqualität basieren. Auch zufällige Kombinationen sind eine nützliche und unterhaltsame Art zu lernen. Oft ist es interessant zu beobachten, wie Muskeln und Körperteile durch die Ausführung verschiedener Bewegungskombinationen miteinander verbunden sind.

Leitern

Leitern sind eine großartige Möglichkeit, mit einem Training mit hohem Volumen und geringer Intensität Muskelausdauer und Kraft aufzubauen. Sie ermöglichen Ihnen ein relativ einfaches Trainieren in den unteren Wiederholungsbereichen, normalerweise zwischen eins und sieben. Kraft wird wie alles andere durch Wiederholung gewonnen, weshalb es so nützlich ist, viele Sätze mit wenigen Wiederholungen zu machen – Sie bekommen in kurzer Zeit viel Übung, was auch die Ausdauer verbessert.

Um eine Leiter auszuführen, wählen Sie zunächst eine Übung aus. Machen Sie dann eine Wiederholung, gefolgt von einer kurzen Pause. Machen Sie dann zwei Wiederholungen, gefolgt von einer etwas längeren Pause. Machen Sie dann drei Wiederholungen, gefolgt von einer etwas längeren Pause. Sie können die »Leiter« so hoch hinaufsteigen, wie Sie möchten, aber denken Sie daran, dass Sie die Leiter auf die gleiche Weise wieder herabsteigen müssen. Idealerweise sollten Sie früh genug von der Leiter herabsteigen, um ein Muskelversagen zu vermeiden.

Hier ein Beispiel für eine Leiter mit bis zu vier Wiederholungen:

- ✔ Eine Wiederholung und fünf Sekunden Pause
- ✔ Zwei Wiederholungen und zehn Sekunden Pause
- ✔ Drei Wiederholungen und 15 Sekunden Pause
- ✔ Vier Wiederholungen und 20 Sekunden Pause
- ✔ Drei Wiederholungen und 15 Sekunden Pause
- ✔ Zwei Wiederholungen und zehn Sekunden Pause
- ✔ Eine Wiederholung und fünf Sekunden Pause

Sie könnten auch wiederholt die Leiter hoch- und herabsteigen, vielleicht beim ersten Mal mit bis zu sechs Wiederholungen und beim zweiten Mal nur mit bis zu vier Wiederholungen. Die Möglichkeiten sind endlos. Gehen Sie es spielerisch an und halten Sie es locker.

 Wenn Sie genaue Anleitungen für beliebige Wiederholungen und für jeden Tag wünschen, besuchen Sie mich auf marklauren.com. Dort zeige ich jahrelange, gut durchdachte Programme für Anfänger und Fortgeschrittene. Verwenden Sie den Promocode STRONG15, um 15 % bei Jahresmitgliedschaften zu sparen.

Zeitgesteuerte Sätze

Zeitgesteuerte Sätze sind ein großartiges Hilfsmittel für Bodyweight-Übungen, da sie es Menschen mit unterschiedlichem Fitnessniveau ermöglichen, mit denselben Übungen gleichermaßen effektive Trainingseinheiten zu absolvieren. Sie wählen einfach die Arbeits- und Ruheintervalle sowie die Gesamtzahl der zu absolvierenden Sätze.

Sie könnten beispielsweise drei Sätze mit 40-sekündigen Belastungsintervallen und 20-sekündigen Ruheintervallen machen. Das bedeutet, dass Sie 40 Sekunden trainieren und dann 20 Sekunden ruhen, bevor Sie mit dem nächsten Satz beginnen. Ziel ist es, in jedem Belastungsintervall so viele saubere Wiederholungen wie möglich durchzuführen. Es ist in Ordnung, Minipausen einzulegen, um ein vollständiges Muskelversagen zu vermeiden, damit Sie für den Rest des Satzes und das restliche Training weiter gut funktionieren.

Bei Verwendung derselben Übungen und Belastungsintervalle kann ein Anfänger fünf Wiederholungen pro Satz machen, während ein Fortgeschrittener 15 Wiederholungen pro Satz machen kann. Beide fordern sich selbst erfolgreich heraus, indem sie genau dasselbe Training verwenden.

Geschwindigkeitssätze

Es besteht ein starker Zusammenhang zwischen Kraft und Geschwindigkeit. Eine Verbesserung der Geschwindigkeit führt normalerweise zu einer Verbesserung der Kraft und umgekehrt.

Für Geschwindigkeitssätze wählen Sie eine Übung, die Sie etwa acht bis zwölf Mal wiederholen können. Anschließend führen Sie acht bis zehn Sätze mit zwei bis drei Wiederholungen durch, mit kurzen Ruhepausen von 15 bis 30 Sekunden zwischen den Sätzen. Konzentrieren Sie sich bei jeder Wiederholung auf explosive Aufwärtsbewegungen und perfekte Form. Diese Trainingstechnik entwickelt explosive Kraft, Stärke und Größe. Eine großartige Möglichkeit, Plateaus zu durchbrechen.

Hier ein Beispiel für einen Geschwindigkeitssatz: Suchen Sie sich eine Push-up-Variante aus (vielleicht mit den Händen auf einer Arbeitsplatte), die Sie acht bis zwölf Mal wiederholen können, und machen Sie dann alle 15 Sekunden drei explosive Wiederholungen, also insgesamt zehn Sätze. Das sind zehn Sätze mit je drei Wiederholungen und 15 Sekunden Pausenintervallen.

Geschwindigkeitssätze funktionieren sehr gut mit plyometrischen Bewegungen, wie Iron Mikes oder dynamischen Squats, da diese Bewegungen von Natur aus Geschwindigkeit erfordern, um Sie vom Boden abzuheben. Sie sollten dieses Schnellkrafttraining aber nicht so lange ausführen, bis Ihre Form nachlässt, weshalb häufige Sätze mit wenigen Wiederholungen und kurzen Ruheintervallen so gut funktionieren.

Zirkeltraining

Beim Zirkeltraining werden verschiedene Übungen nacheinander ausgeführt, normalerweise mit minimalen Pausen. Zirkeltraining kann mit zeitgesteuerten Trainingseinheiten kombiniert werden, wobei die Übungen für festgelegte Belastungsintervalle ausgeführt werden, und dann die Ruheintervalle genutzt werden, um zur nächsten Übung überzugehen.

Diese Trainingsmethode ermöglicht unendliche Abwechslung und kann leicht an verschiedene Fitnessniveaus und Ziele angepasst werden. Außerdem ist es eine einfache Möglichkeit, Ganzkörpertrainings aufzubauen, die sowohl Kraft als auch kardiovaskuläre Ausdauer entwickeln.

Ein Zirkeltraining mit acht Übungen kann von bis zu 24 Personen absolviert werden, die abwechselnd an den Übungen teilnehmen, ohne sich gegenseitig in die Quere zu kommen. Dies gilt insbesondere dann, wenn Hilfsmittel wie Klimmstangen oder Dip-Stangen verwendet werden.

Betrachten Sie dieses Beispiel für ein Ganzkörper-Zirkeltraining: Führen Sie drei Runden der folgenden Übungen mit 40-sekündigen Belastungsintervallen und 20-sekündigen Ruheintervallen durch:

- ✔ Dynamische Squats (Beine)
- ✔ Modifizierte Push-ups (Drücken)
- ✔ Let-me-ins (Ziehen)
- ✔ Seastar Crunches (Mitte)

In diesem Beispiel würden Sie in 40 Sekunden so viele perfekte Wiederholungen jeder Übung wie möglich durchführen und dann während der 20-sekündigen Ruheintervalle zur nächsten Übung übergehen.

Beim Zirkeltraining sind die Möglichkeiten endlos.

Flows

Flows werden häufig von Yoga-Praktizierenden verwendet und sind Bewegungssequenzen, die auf sanfte und kontinuierliche Weise miteinander verbunden werden. Die Übergänge zwischen Positionen oder Übungen sind fließend und bewusst, wobei der Schwerpunkt darauf liegt, jederzeit eine ideale Ausrichtung und Position beizubehalten, auch während des Übergangs zwischen den Übungen. Das Tempo dieser Trainingseinheiten ist normalerweise langsamer als bei anderen Trainingsarten.

Der Hauptvorteil von Flows besteht darin, dass Sie lernen, sich bewusst zu bewegen, sodass Sie durch mehr Bewusstsein und Koordination die allgemeine Bewegungsqualität verbessern können. Flows, die in der Regel auf Mobilität basieren, sind eine äußerst effektive Ergänzung zu konventionelleren Krafttrainingsmethoden. Die Verbesserung und Aufrechterhaltung der Mobilität ist ein wesentlicher Bestandteil des Aufbaus eines starken und athletischen Körpers!

Wenn Sie mit dem Krafttraining beginnen, sind Flows außerordentlich nützlich, da sie Sie beim Kraftaufbau athletisch halten.

Eine gute Möglichkeit für die Zusammenstellung von Flows besteht darin, Bewegungen in der folgenden Reihenfolge zu kombinieren:

✔ Bodenübungen

✔ Mobilitätsübungen

✔ Kniende Übergänge

✔ Beinübungen

Mit dieser Vorlage erstellte Flows decken Ihre Hüft-, Wirbelsäulen- und Schulterfunktionen (Bodenübungen), dynamische Kraft und Flexibilität (Mobilitätsübungen), Entwicklungsbewegungen (Kniebewegungsübergänge) und Grundlagen des Stehens wie Squats, Ausfallschritte und Step-ups (Beinübungen) ab.

Hier ein Beispiel für gestapelte Übungen, die einen Flow erzeugen:

1. Pointer (Bodenübung)

2. Seastar Twist (Mobilitätsübung)

3. Langer kniender Übergang

4. Seitliche Lunges (Beinübung)

Sie könnten vier Wiederholungen nur auf der linken Seite und dann vier Wiederholungen auf der rechten Seite machen. Um ein komplettes Training aufzubauen, können Sie mehrere dieser Flows kombinieren oder einfach denselben Übungsstapel wiederholen.

Das Großartige daran: Wenn Sie Flows auf diese Weise aufbauen, wechseln Sie stetig zwischen verschiedenen Liege-, Knie- und Stehpositionen, was Sie auf unglaublich funktionale Weise stärkt. Darüber hinaus bereiten Sie die Bodenübungen auf die Mobilitätsübungen vor, und die Mobilitätsübungen bereiten Sie auf eine bessere Bewegungsqualität in den Stehpositionen vor. Wenn Sie also Flows auf diese Weise aufbauen, entstehen Progressionen vom Einfachen zum Komplexen.

 Die Qualität Ihrer Gelenkfunktionen trägt wesentlich zu Ihrer allgemeinen Fitness bei. Aus diesem Grund ist es wichtig, Flows und Routinen zu absolvieren, in die diese oft ignorierten Grundlagen integriert sind.

Das Training fokussieren – mit Trainingssplits

Wenn Sie trainieren, belasten Sie Ihren Körper mit der Absicht, positive Ergebnisse zu erzielen. Wenn Sie diese Belastung jedoch nicht strategisch einsetzen, kann sich Ihr Fortschritt verlangsamen, zum Stillstand kommen oder umkehren, wodurch Sie schwächer statt stärker werden.

Eine der besten Möglichkeiten, die Trainingsbelastung zu kontrollieren und gezielt einzusetzen, besteht darin, zu entscheiden, welche *Trainingssplits* Sie verwenden möchten. Das bedeutet im Wesentlichen, dass Sie festlegen, welche Körperteile in einem einzelnen Training gezielt trainiert werden sollen. Es gibt viele Arten von Trainingssplits, aber für Bodyweight-Übungen haben Sie folgende Auswahlmöglichkeiten:

- Ganzkörpertraining
- Ober- und Unterkörpertraining
- Drücken, Ziehen, Beine- und Rumpftraining

Vereinfacht ausgedrückt handelt es sich um eine Entwicklung von einer breiten Belastungsverteilung im gesamten Körper hin zu einer gezielteren Belastungsanwendung. In den folgenden Abschnitten erfahren Sie alles, was Sie über jeden dieser Trainingssplits wissen müssen.

Ganzkörpertraining

Ganzkörperübungen verteilen die Belastung einer Trainingseinheit gleichmäßig, indem sie Bewegungen aus jeder der Hauptbewegungskategorien verwenden – Drücken, Ziehen, Beine und Rumpf. Für die meisten Menschen reicht die gleichmäßige Verteilung der Belastung aus, um Anpassungen zu stimulieren. Wenn Sie noch nicht fortgeschritten sind, ist es einfach nicht notwendig, Belastung auf isolierte Körperteile oder -regionen auszuüben.

Mit dem Ganzkörpertraining können Sie Ihren gesamten Körper dreimal pro Woche mit nur drei Trainingseinheiten stimulieren. Wenn Ganzkörpertraining ausreicht, um die gewünschten Fortschritte zu erzielen, ist es besser, den gesamten Körper dreimal pro Woche zu stimulieren, als nur einmal pro Woche durch eine isoliertere Aufteilung.

Darüber hinaus ahmt ein Ganzkörpertraining die Belastungen des alltäglichen Lebens und des Sports nach. Wenn Sie auf einem Bauernhof arbeiten, Möbel bewegen, mit Ihren Kindern spielen oder fast alles andere tun, ist Ihr ganzer Körper beteiligt. Ganzkörpertraining fördert eine symmetrische und ausgewogene Entwicklung sowie eine stärkere Stoffwechselreaktion und Kalorienverbrennung. Ich bin außerdem davon überzeugt, dass eine gleichmäßige Verteilung der Belastung über den gesamten Körper die Bewegungsqualität und -dauer verbessert.

Beginnen Sie mit dem Ganzkörpertraining und gehen Sie dann zu Split-Übungen für Ober- und Unterkörper und schließlich zu isolierten Übungen für Drücken, Ziehen, Beine und Rumpf über.

Ein einfaches und zeitloses Trainingssplit, das für zahllose Sportler und Fitnessbegeisterte funktioniert, ist ein Ganzkörpertrainingssplit mit Trainingseinheiten am Montag, Mittwoch und Freitag. Lassen Sie sich nicht von ausgefallenen Modeerscheinungen verführen. Halten Sie es einfach und variieren Sie Ihr Training, indem Sie verschiedene Übungsvarianten und Trainingsarten verwenden.

Oberkörper- und Unterkörpertraining

Trainingssplits für Oberkörper und Unterkörper decken den gesamten Körper in zwei Trainingseinheiten ab. Das Oberkörpertraining kombiniert Drück- und Zugübungen, während das Unterkörpertraining Bein- und Rumpfübungen kombiniert. Rumpfbewegungen werden in den Unterkörper einbezogen, da die Hüften Teil Ihres Rumpfes sind.

Qualitativ hochwertige Workouts erfordern nur vier Übungen pro Sitzung, Aufwärmen und Abkühlen nicht inbegriffen. Während Ganzkörpertrainings eine Übung für Drücken, Ziehen, Beine und Rumpf (insgesamt vier Übungen) umfassen können, verwenden Oberkörpertrainings zwei Druck- und zwei Zugbewegungen, um die Belastung des Oberkörpers im Vergleich zu einem Ganzkörpertraining zu verdoppeln. Ebenso verdoppelt ein Unterkörpertraining die Belastung des Unterkörpers, indem zwei Bewegungen für die Beine und zwei Bewegungen für den Rumpf verwendet werden.

- ✔ Ein Oberkörpertraining könnte ungefähr so aussehen: Push-ups (Drücken), Let-me-ins (Ziehen), Military Presses (Drücken) und Let-me-ups (Ziehen).

- ✔ Ein Unterkörpertraining könnte sein: Squats (Beine), Hanging Leg-Lifts (Rumpf), Lunges (Beine) und Reverse Hypers (Rumpf).

Wenn Sie Ihren Ober- oder Unterkörper stärker beanspruchen, benötigen Sie mehr Erholungszeit. Diese Zeit haben Sie, weil Sie nicht direkt hintereinander Oberkörper- und Unterkörpertraining absolvieren. Ein geeigneter Trainingssplit könnte wie folgt aussehen:

- ✔ Montag: Oberkörper
- ✔ Dienstag: Unterkörper
- ✔ Mittwoch: Ruhetag
- ✔ Donnerstag: Oberkörper
- ✔ Freitag: Unterkörper

In diesem Beispiel trainieren Sie zweimal pro Woche den gesamten Körper.

Drücken, Ziehen, Beine und Rumpf

Bei diesem Trainingssplit bilden vier Übungen aus derselben Bewegungskategorie ein einziges Training. Drücktrainings bestehen aus vier Drückbewegungen. Zugtrainings bestehen aus vier Zugbewegungen und so weiter. Die Trainingsbelastung des Zielbereichs wird im Vergleich zum vorherigen Trainingssplit verdoppelt.

Beim Ganzkörpertraining kommt nur eine Übung aus jeder Bewegungskategorie zum Einsatz. Beim Oberkörper- und Unterkörpertraining kommen zwei Übungen aus jeder Bewegungskategorie zum Einsatz. Bei diesem Trainingssplit kommen vier Bewegungen aus jeder Kategorie zum Einsatz.

Ihre allgemeine Fitness und Ihr Alter bestimmen, was für Sie angemessen ist. Seien Sie bereit, sich bei Bedarf zu ändern und anzupassen. Was letztes Jahr oder letzten Monat für Sie funktioniert hat, funktioniert jetzt möglicherweise nicht mehr. Wenn Sie fleißig und konsequent sind, werden Sie mehr brauchen, was größere Ganzkörpertrainings oder ein isolierteres Trainingssplit bedeuten kann.

Das Training für langfristige Fortschritte anpassen

Fitness verläuft wie andere Dinge im Leben in Wellen und Zyklen. Ihr Training sollte in Zyklen verlaufen, die es Ihnen ermöglichen, zwei oder drei Schritte vorwärts zu machen und dann einen Schritt zurückzugehen, um sich vollständig zu erholen. Es ist unrealistisch, endlose lineare Fortschritte zu erwarten. Erkennen Sie den Wert von Ruhe und Erholung und passen Sie Ihr Training entsprechend an.

Umfang und Intensität

Einfach ausgedrückt gibt es zwei Variablen, die Sie beim Training anpassen können: Umfang und Intensität.

- ✔ Der *Umfang* bezieht sich darauf, wie viel Sie tun. Bei Calisthenics bezieht es sich auf die Gesamtzahl der Wiederholungen in einem Workout.

- ✔ Die *Intensität* bezieht sich auf die Schwierigkeit jeder Bewegung. Push-ups mit den Händen auf einer Arbeitsplatte sind beispielsweise weniger intensiv als Push-ups mit den Händen auf dem Boden.

Generell gilt: je größer der Trainingsumfang, desto geringer die Trainingsintensität. Beim Training ist es sinnvoll, mehr von etwas zu tun, wenn es leicht ist, und weniger, wenn es schwer ist.

Für absolute Anfänger sollten Umfang und Intensität niedrig sein. Steigern Sie Ihren Trainingsumfang, während Sie die Intensität niedrig halten. Sobald Sie im Laufe mehrerer Wochen oder Monate einen relativ hohen Trainingsumfang erreicht haben, verringern Sie den Umfang und steigern Sie den Schwierigkeitsgrad der Übungen.

Durch Anpassungen des Trainingsumfangs und der Intensität können Sie diese zyklischen Programme für langfristige Fortschritte optimieren. Aus diesem Grund werden Trainingsroutinen oft als Trainingszyklen bezeichnet. Ein Trainingszyklus dauert normalerweise zwischen zwei und sechs Wochen.

Ich bevorzuge Ganzkörpersplits, bei denen Sie Ihren gesamten Körper dreimal pro Woche trainieren, und zwar montags, mittwochs und freitags. Ein sehr wichtiger Grund, warum ich diesen Trainingssplit bevorzuge, ist, dass man Umfang und Intensität leicht anpassen kann. Mit zunehmendem Fortschritt ist immer mehr Belastung erforderlich, um weitere Fortschritte zu erzielen, was bedeutet, dass auch mehr Erholungszeit erforderlich ist. Irgendwann haben Sie nicht mehr genug Zeit, um sich von drei Ganzkörpertrainings pro Woche zu erholen. An diesem Punkt kann der Umfang des Mittwochstrainings einfach reduziert werden, um bis Freitag eine vollständige Erholung zu ermöglichen. Ebenso können etwa einmal im Monat Umfang und Intensität für alle Trainings innerhalb einer Woche reduziert werden, um eine aktive Erholungswoche zu ermöglichen, um die es gleich geht.

Konsistenz und Vielfalt

Um sinnvolle und messbare Fortschritte zu erzielen, sollten Sie konsequent sein. Bleiben Sie eine Weile bei einer Routine, um Fortschritte zu erzielen, bevor Sie sie ändern. Sie können Trainingszyklen anwenden, um sich auf verschiedene Fähigkeiten und Qualitäten wie Kraft, Geschwindigkeit und Ausdauer zu konzentrieren. Der Versuch, alles auf einmal zu verbessern, funktioniert einfach nicht. Sie müssen sich konzentrieren und konsequent bleiben. Allerdings können Sie auch nicht immer wieder genau dasselbe tun. Veränderung führt zu Anpassung. Sie sollten kontinuierlich kleine Variationen in Ihr Training einbauen.

Probieren Sie verschiedene Übungsvarianten, Trainingsarten, eine geänderte Anzahl an Sätzen und Wiederholungen sowie Ruhepausen aus. Das Ganze unterscheidet sich nicht sehr vom akademischen Lernen – Sie werden nicht besser, wenn Sie immer wieder genau dasselbe schreiben oder immer wieder dieselbe Rechenaufgabe lösen.

Fortschritt und Rückschritt

Gute Trainingsroutinen führen zu Fortschritten, indem sie den Umfang oder die Intensität steigern. Fortschritte werden gebremst, wenn der Umfang oder die Intensität verringert werden. Sie müssen aktive Erholungstrainings in alle Ihre Trainingsroutinen einbauen. Das sind Trainingseinheiten mit verringertem Umfang und/oder verringerter Intensität. Das Training zu reduzieren kann hart und kontraintuitiv sein, kann sich aber sehr lohnen. Sie werden stärker, während Sie sich ausruhen – und Sie verringern Ihr Verletzungsrisiko.

Aus diesem Grund sieht der 13-wöchige Trainingsplan in diesem Buch am Ende des Programms eine aktive Erholungswoche vor (siehe Kapitel 12).

Das Wesentliche abdecken, um Verletzungen zu vermeiden

Ihr Wohlbefinden und Ihre körperliche Leistungsfähigkeit hängen von der Stärke Ihres Fundaments ab, das aus grundlegenden Bewegungsfähigkeiten besteht. Dies sind die wesentlichen Elemente, die bei jeder Bewegung zum Einsatz kommen, und deshalb sind die Grundlagen so unglaublich wertvoll! An erster Stelle der Liste der sportlichen Grundlagen stehen die Gelenkfunktionen. Als Nächstes folgen die Übergänge zwischen liegenden, knienden und stehenden Positionen, für die eine kontrollierte Gewichtsverlagerung mit koordinierten Hüft- und Schulterbewegungen erforderlich ist.

Gemeinsame Funktionen und Übergänge

Wie erwähnt, kommen diese ständig zum Einsatz, auch während des Trainings. Um einen langfristigen Erfolg vorzubereiten, müssen die Grundlagen vorhanden sein, indem Sie die Übungen in den Kapiteln 4 und 5 durchführen. Sie ermöglichen bessere Fortschritte ohne ärgerliche Rückschläge und vermeidbare Verletzungen.

Mit Aufwärmübungen beginnen

Die Bodenübungen bestehen aus vier Übungskategorien für Rückenlage, Seitenlage, Bauchlage und Vierfüßlerstand. Jede dieser Kategorien beinhaltet wiederum vier Übungen. Ein gutes Aufwärmtraining besteht darin, vier bis acht Wiederholungen mit den Übungen aus einer der Kategorien durchzuführen. Verwenden Sie an jedem Trainingstag eine andere Kategorie.

Wenn Ihnen die Bodenübungen zum Aufwärmen zu schwer fallen, können Sie drei Sätze »Marschieren auf der Stelle« mit 40 Sekunden Belastungsintervallen und 20 Sekunden Ruheintervallen machen. Sie können auch 60 Sekunden auf der Stelle marschieren, bevor Sie die Bodenübungen machen.

Zum Abschluss Cool-Downs

Ein guter Zeitpunkt, um Ihre Entwicklungsbewegungen zu üben, ist am Ende Ihrer Trainingseinheit, während Sie sich abkühlen. Wählen Sie eine Bewegung, wie zum Beispiel Rollen, und üben Sie sie. Das Erreichen und Verlassen einer knienden Position ist gut für Ihre Haltung, verbessert das Gleichgewicht und lockert Ihre Hüften. Es ist genau das, was Sie brauchen, um sich nach einer guten Einheit neu zu kalibrieren.

Wenn Ihnen diese Übergänge als Abkühlung zu schwer fallen, können Sie einfach ein wenig leichtes Gehen in Ihr Programm einbauen, was auch äußerst nützlich ist!

Und schließlich ist es auch keine schlechte Idee, sich ein paar Minuten flach auf den Boden zu legen. Eine einfache Maßnahme, die Ihnen hilft, sich zu entspannen, bevor Sie sich wieder der Welt stellen. Versuchen Sie, auf dem Rücken zu liegen, mit den Armen in etwa einer T-Position, während Ihre Unterschenkel auf einer Couch hochgelagert sind. Eine sehr entspannende und bequeme Position, die gut für Ihren Rücken ist.

Zeit für aktive Erholung einplanen

Menschen sträuben sich oft dagegen, langsamer zu werden. Viele Menschen wollen einfach nur *weiter, weiter, weiter* ... die ganze Zeit, und das gilt auch für Fitnessbegeisterte! Es ist jedoch absolut wichtig, sich Zeit zum Ausruhen zu nehmen. Besonders wenn Sie älter werden, kann eine Ihrer größten Herausforderungen darin bestehen, dem Drang zu widerstehen, mehr zu tun, als sicher ist. Aber denken Sie daran: Gerade genug ist genug.

Allerdings ist es schwer, genau zu erkennen, wie viel genau richtig ist. Aus diesem Grund sollten Sie vielleicht nur für einen bestimmten Zeitraum Vollgas geben und dann etwas zurückstecken, um sich vollständig zu erholen und die Verletzungsresistenz zu verbessern. Der Trainingsstress kann sich von Training zu Training steigern, was grundsätzlich zu begrüßen ist, wenn Sie Zeit für eine aktive Erholung einplanen. Wenn Sie das nicht tun, führt es zu suboptimalen Ergebnissen, Verletzungen und Burnout.

IN DIESEM KAPITEL

Sich mit den Trainingseinheiten vertraut machen

Mit Block 1 beginnen: Wochen 1–4

Mit Block 2 aufbauen: Wochen 5–8

Mit Block 3 festigen: Wochen 9–12

Eine aktive Erholungswoche genießen

Kapitel 12
Ein Programm für 13 Wochen

In diesem Kapitel wird ein 13-wöchiges Programm vorgestellt, das in drei jeweils vierwöchige »Blöcke« aufgeteilt ist, deren Schwierigkeitsgrad schrittweise zunimmt. Es gibt sechs Trainingseinheiten pro Woche, die jeweils weniger als 30 Minuten dauern, was insgesamt zwei bis drei Stunden pro Woche ergibt. Wenn Ihnen das zu viel Zeit ist, machen Sie sich keine Gedanken. Sie haben die Möglichkeit, nur drei Trainingseinheiten pro Woche zu absolvieren. Mehr dazu später in diesem Kapitel.

Montags, mittwochs und freitags wird ein Ganzkörper-Krafttraining absolviert. Dienstags, donnerstags und samstags stehen leichtere, auf Beweglichkeit ausgerichtete Trainingseinheiten auf dem Programm, die die Gesundheit Ihrer Gelenke verbessern und Ihnen ein wenig Erholung verschaffen. Wenn Sie nur wenig Zeit haben, können Sie auch nur drei Krafttrainingseinheiten pro Woche absolvieren, was auch Ihrer Beweglichkeit zugutekommt. Sonntags ist Ruhetag. Es ist wichtig, sich körperlich und geistig auszuruhen, damit Sie am nächsten Tag wieder mit vollem Elan trainieren können.

Entwicklung einer maßgeschneiderten Routine

Diese Trainingseinheiten sind so einfach und flexibel wie möglich gestaltet, um Menschen aller Fitnessstufen gerecht zu werden. Bei den Krafttrainingseinheiten können Sie so viele oder so wenige Wiederholungen machen, wie Sie möchten. Ein absoluter Anfänger wird eine geringe Anzahl an Wiederholungen machen, während ein Fortgeschrittener diese Zahl verdoppeln oder verdreifachen könnte. Dennoch ist es verkehrt, zu viel auf Zahlen zu achten, wie etwa die Anzahl der Wiederholungen oder Runden, die Sie machen. Es ist viel wichtiger, sich auf Technik und Bewegungsqualität zu konzentrieren. Sie werden mehr Spaß haben, bessere Ergebnisse erzielen und eher gewillt sein, weiterzumachen.

 Machen Sie Sicherheit und Beständigkeit zu Ihrer Priorität. Konzentrieren Sie sich zuerst auf die Form und vergessen Sie, wie viele Wiederholungen oder Runden Sie machen. Legen Sie besonders am Anfang so viele Pausen ein, wie Sie möchten. Dadurch verbessern Sie Ihre Technik, verringern Ihr Verletzungsrisiko und maximieren gleichzeitig die Leistung.

Manche Leser finden die Bewegungen in den Krafttrainingseinheiten vielleicht zu schwierig, und das ist in Ordnung. Diesen Lesern empfehle ich, nur die Trainingseinheiten am Dienstag, Donnerstag und Samstag durchzuführen, die aus den Bodenübungen aus Kapitel 4 bestehen und speziell alle Gelenkfunktionen Ihrer Hüfte, Wirbelsäule und Schultern trainieren.

Nachdem Sie 13 Wochen lang diese Trainingseinheiten absolviert haben, versuchen Sie es noch einmal mit dem Krafttraining. Wenn Sie jedoch allein mit den Bodenübungen gute Ergebnisse erzielen, ist es nicht verkehrt, weitere 13 Wochen bei derselben Routine zu bleiben. Das Ziel ist, für den Rest Ihres Lebens Fortschritte zu machen, also gibt es keine Eile. Wenn Sie Fortschritte machen, machen Sie es nicht schwerer als nötig. Langsam ist sanft; sanft ist schnell.

Die Workouts

Dieses Programm umfasst drei Arten von Krafttrainingseinheiten, bei denen es sich ausschließlich um Ganzkörpertrainings handelt: AMRAPs, zeitgesteuerte Sätze und Zirkeltraining.

AMRAPs

Bei AMRAP-Workouts (»As Many Rounds As Possible« – das heißt, so viele Runden wie möglich) führen Sie die Übungen einen festgelegten Zeitraum lang aus. Jedes Mal, wenn Sie die vorgegebene Anzahl an Wiederholungen absolviert haben, haben Sie eine Runde geschafft. AMRAPs ermöglichen es Ihnen, in Ihrem eigenen Tempo zu trainieren und gleichzeitig Kraft und Ausdauer zu entwickeln. Mit diesen Workouts können Sie in kurzer Zeit viel leisten. Konzentrieren Sie sich also darauf, während der gesamten Dauer des Workouts ein gleichmäßiges und nachhaltiges Tempo zu finden. Diese Trainingseinheiten sind eine großartige Möglichkeit, Ihren Stoffwechsel anzukurbeln und Ihre Körperzusammensetzung zu verbessern.

Im folgenden Beispiel sollen die Übungen 16 Minuten lang hintereinander wiederholt werden. Zu den Workouts geben wir Ihnen kurze Beschreibungen sowie Bilder von den Ausgangs- und Endpositionen zu allen Übungen. Darüber hinaus gibt es Verweise auf die jeweiligen Kapitel, wo Sie ausführliche Beschreibungen finden.

AMRAPs: 16 Minuten
Parallele Leg Bridges: 12 Wiederholungen
Zombie-Squats: 10 Wiederholungen
Starfish Twists: 12 Wiederholungen
Lunges nach hinten: 10 Wiederholungen

Zeitgesteuerte Sätze

Bei zeitgesteuerten Sätzen absolvieren Sie eine bestimmte Anzahl von Sätzen jeder Übung mit zeitgesteuerten Belastungs- und Ruheintervallen. Durch wiederholtes Ausführen derselben Übung mit kurzen Ruheintervallen dazwischen können Sie gezielter auf bestimmte Körperteile einwirken und trotzdem in Ihrem eigenen Tempo arbeiten, da es während jedes Belastungsintervalls keine festgelegte Anzahl von Wiederholungen gibt.

Das folgende Beispiel zeigt, wie Sie jede Übung in vier aufeinanderfolgenden Sätzen mit 40 Sekunden dauernden Belastungsintervallen und 40 Sekunden dauernden Ruheintervallen ausführen, bevor Sie mit der nächsten Übung fortfahren.

Zeitgesteuerte Sätze: 4 Sätze mit je 40 Sekunden Belastung / 40 Sek. Ruhe
Bodyrocks
Parallele Leg Bridges
Let-me-ins oder langsame Swimmer
Dynamische Squats

Zirkeltraining

Diese Trainingseinheiten kombinieren Runden und zeitgesteuerte Intervalle. Sie ermöglichen es Ihnen, sich selbst etwas mehr zu fordern als bei zeitgesteuerten Sätzen, da Sie nicht immer die gleiche Übung direkt hintereinander machen. Wenn Sie alle Übungen mit festen Belastungs- und Ruheintervallen abwechselnd durchführen, können Sie in Ihrem eigenen Tempo trainieren und gleichzeitig die Arbeitsbelastung der Übungen gleichmäßiger verteilen.

Das folgende Beispiel zeigt einen einzelnen Satz jeder Übung mit einem Belastungsintervall von 40 Sekunden und einem Ruheintervall von 20 Sekunden, bevor Sie mit der nächsten Übung fortfahren. Alle Übungen werden vier Runden lang wiederholt.

Zirkeltraining – Vier Runden – 40 Sek. Belastung/20 Sek. Ruhe
Parallele Crunches: 8 Wiederholungen
Zombie-Squats: 10 Wiederholungen
Starfish Twists: 8 Wiederholungen
Skydivers mit den Armen an der Seite: 20 Wiederholungen

Block 1: Wochen 1 bis 4

Nachdem Sie nun eine Vorstellung von den einzelnen Trainingsarten in diesem 13-wöchigen Programm haben, wird das Programm im Rest des Kapitels in logische Blöcke von jeweils vier Wochen unterteilt. Jede Woche in Block 1 ist gleich, Sie wiederholen also die Trainingstage vier Wochen lang und fahren dann mit Block 2 fort.

Wenn Sie eine Übung zu schwierig finden, können Sie sie jederzeit durch eine Übung aus demselben Kapitel/der gleichen Kategorie ersetzen. Wenn Ihnen beispielsweise Bodyrocks zu schwer sind, können Sie sie durch eine andere Rumpfübung ersetzen. Für persönliche Unterstützung und Empfehlungen verwenden Sie das Chat-Tool auf marklauren.com und fragen Sie uns alles, was Sie möchten.

Hier eine Übersicht über die Trainingstage im Block 1:

Montag	Dienstag	Mittwoch	Donnerstag	Freitag	Samstag
Zeitgesteuerte Sätze	Übungen in Rückenlage	AMRAP	Übungen im Vierfüßlerstand	Zirkeltraining	Übungen in der Bauchlage
Bodyrocks	Dead Bugs	Lunges nach hinten: 6 Wiederholungen	Dirty Dogs	Parallele Crunches	Hip Twists
Langsame Swimmer	Glute-Hip-ups	Tripod Scissor Kicks: 8 Wiederholungen	Hip Circles	Squats mit Armen in T-Stellung	Moose Antlers
Squats	Windshield Wipers	Rumänische Deadlifts: 6 Wiederholungen	Straight Wide Legs	Starfish Twists	Twists and Reaches
Glute-Hip-ups	Up and overs	Y-Cuffs: 8 Wiederholungen	Pointer	Skydiver mit Armen an den Seiten	Y-Cuffs

Montag

Am Montag geht es um *zeitgesteuerte Sätze*. Führen Sie drei Sätze jeder Übung durch, mit 40 Sekunden Belastungsintervallen und 40 Sekunden Ruheintervallen. Wechseln Sie bei einseitigen Übungen, wie bei langsamen Swimmers, nach jeder Wiederholung die Seiten.

Bodyrocks

Abbildung 12.1 zeigt die Ausgangs- und Endpositionen für die Bodyrocks-Bewegung. Eine vollständige Beschreibung dieser Übung finden Sie in Kapitel 6.

KAPITEL 12 Ein Programm für 13 Wochen   215

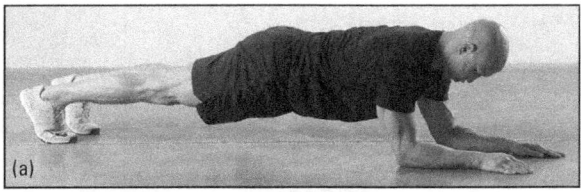

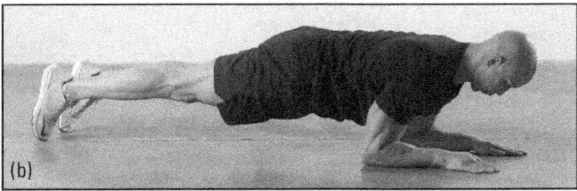

Abbildung 12.1: Gehen Sie in eine gerade Planking-Position auf Ihren Unterarmen (a) und schaukeln Sie sich dann vor und zurück, während Sie aufrecht bleiben, vom Kopf bis zu den Fersen (b).

Langsame Swimmer

Abbildung 12.2 zeigt die Ausgangs- und Endpositionen für langsame Swimmers. Eine vollständige Beschreibung dieser Übung finden Sie in Kapitel 6.

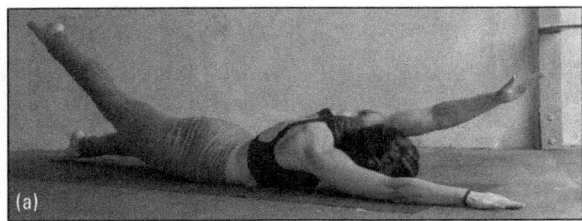

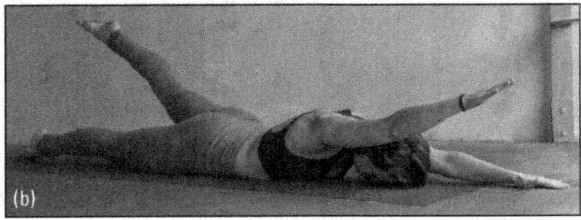

Abbildung 12.2: Heben Sie Ihren linken Arm und Ihr rechtes Bein (a) und heben Sie dann Ihren rechten Arm und Ihr linkes Bein (b).

Squats

Abbildung 12.3 zeigt die Ausgangs- und Endpositionen für Kniebeugen. Eine vollständige Beschreibung dieser Übung finden Sie in Kapitel 7.

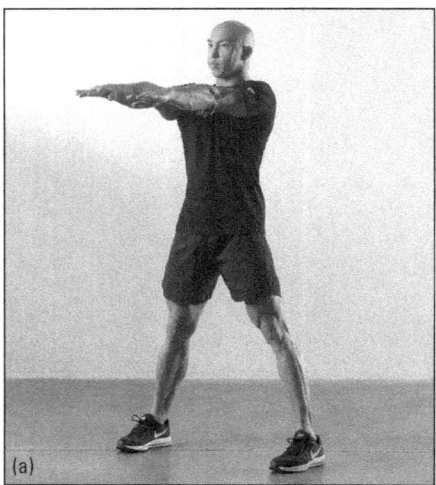 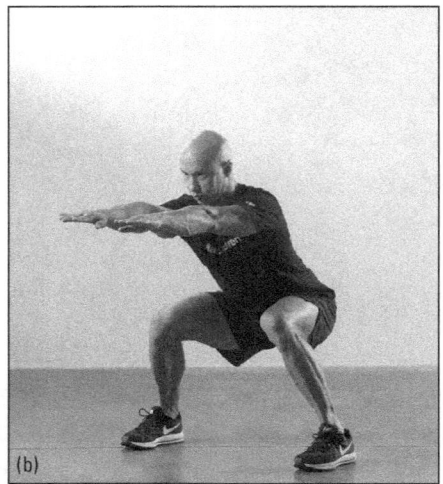

Abbildung 12.3: Nehmen Sie eine stehende Position ein, die Füße schulterbreit auseinander, wobei die Zehen gerade nach vorne zeigen (a). Drücken Sie dann Ihre Hüften nach hinten und unten, während Sie Ihre Brust anheben.

Glute-Hip-ups

Abbildung 12.4 zeigt die Ausgangs- und Endpositionen für Glute-Hip-ups. Wechseln Sie nach jeder Wiederholung die Seite. Eine vollständige Beschreibung dieser Übung finden Sie in Kapitel 4.

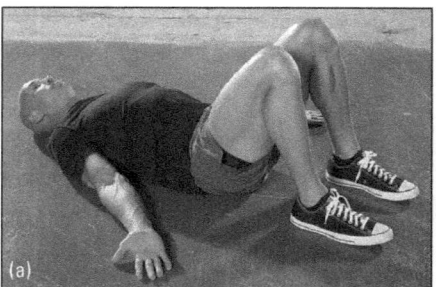 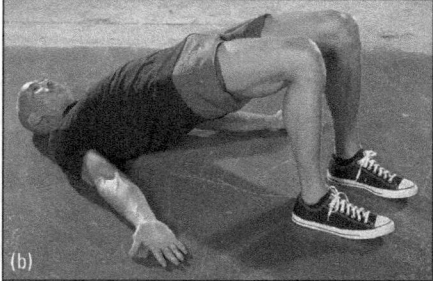

Abbildung 12.4: Legen Sie sich auf den Rücken, wobei Ihre Füße nahe an Ihren Hüften liegen (a). Spannen Sie dann Ihre Körpermitte an und heben Sie Ihre Hüften vollständig an (b).

Dienstag

Dienstags stehen Übungen in Rückenlage auf dem Programm. Führen Sie jede Übung in einem Satz mit sechs Wiederholungen durch. Bei einseitigen Übungen machen Sie alle Wiederholungen auf der linken Seite und dann auf der rechten Seite.

Dead Bugs

Abbildung 12.5 zeigt die Ausgangs- und Endpositionen für Dead Bugs. Eine vollständige Beschreibung dieser Übung finden Sie in Kapitel 4.

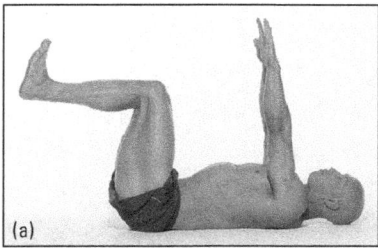 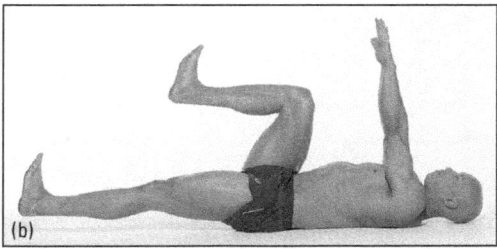

Abbildung 12.5: Legen Sie sich auf den Rücken, die Knie direkt über den Hüften (a), und strecken Sie dann Ihr linkes Bein vollständig aus, während Sie Ihren unteren Rücken in den Boden drücken (b). Wiederholen Sie die Übung mit Ihrem rechten Bein.

Glute-Hip-ups

Abbildung 12.6 zeigt die Ausgangs- und Endpositionen für Glute-Hip-ups. Eine vollständige Beschreibung dieser Übung finden Sie in Kapitel 4.

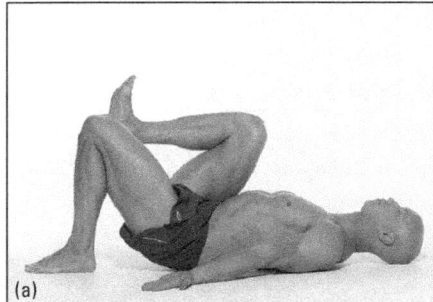 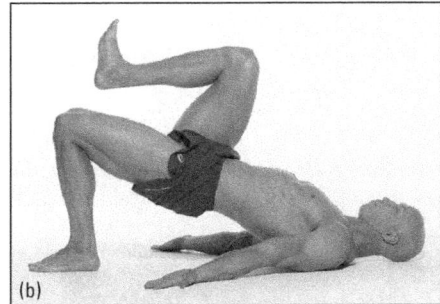

Abbildung 12.6: Platzieren Sie Ihren linken Fuß nahe an Ihren Hüften und ziehen Sie Ihr rechtes Knie an Ihre Brust (a). Heben Sie dann Ihre Hüften vollständig an, während Sie Ihr rechtes Knie an Ihre Brust ziehen (b).

Windshield Wipers

Abbildung 12.7 zeigt die Ausgangs- und Endpositionen der Windshield Wipers. Eine vollständige Beschreibung dieser Übung finden Sie in Kapitel 4.

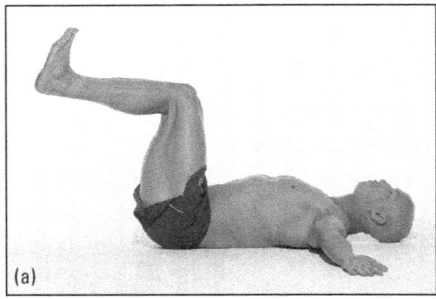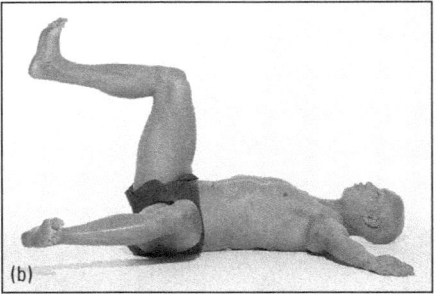

Abbildung 12.7: Bringen Sie Ihre Arme in die T-Position und heben Sie Ihre Beine über Ihre Hüften (a). Senken Sie dann Ihr linkes und rechtes Bein, bevor Sie die Bewegung umkehren (b).

Up and overs

Abbildung 12.8 zeigt die Ausgangs- und Endpositionen für Up and overs. Eine vollständige Beschreibung dieser Übung finden Sie in Kapitel 4.

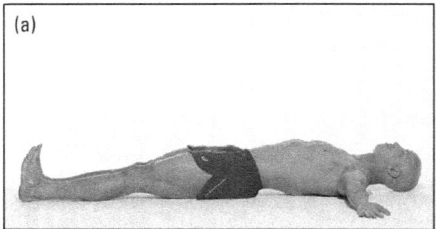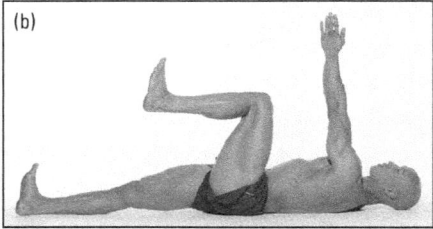

Abbildung 12.8: Strecken Sie sich mit den Armen in T-Position (a) und ziehen Sie dann Ihr linkes Knie zur Brust, während Sie nach oben greifen (b). Kehren Sie die Übung um und wiederholen Sie den Vorgang, aber greifen Sie diesmal über Ihren Körper.

Mittwoch

Am Mittwoch geht es weiter mit AMRAPs (As Many Rounds As Possible): Führen Sie in 16 Minuten so viele Runden wie möglich durch. Bei einseitigen Übungen wechseln Sie nach jeder Wiederholung die Seite.

Lunges nach hinten (sechs Wiederholungen)

Abbildung 12.9 zeigt die Ausgangs- und Endpositionen für Lunges nach hinten. Eine vollständige Beschreibung dieser Übung finden Sie in Kapitel 7.

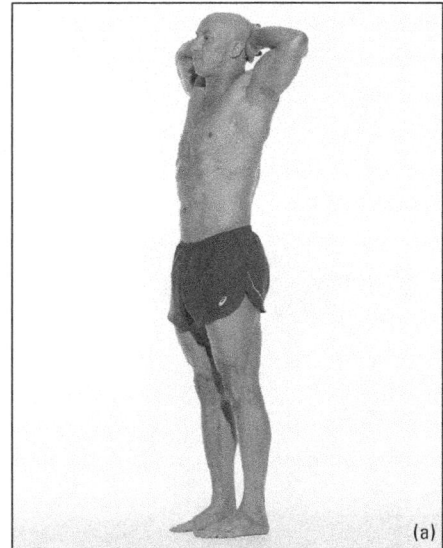 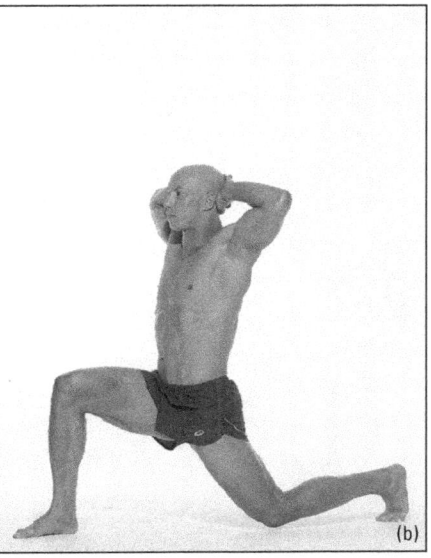

Abbildung 12.9: Stehen Sie aufrecht, mit den Händen hinter dem Kopf (a), und machen Sie dann einen großen Schritt nach hinten, während Sie den Oberkörper aufrecht halten (b).

Tripod Scissor Kicks (acht Wiederholungen)

Abbildung 12.10 zeigt die Ausgangs- und Endpositionen für Tripod Scissor Kicks. Eine vollständige Beschreibung dieser Übung finden Sie in Kapitel 6.

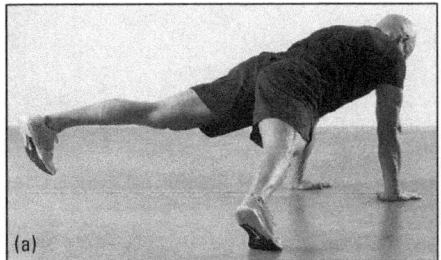 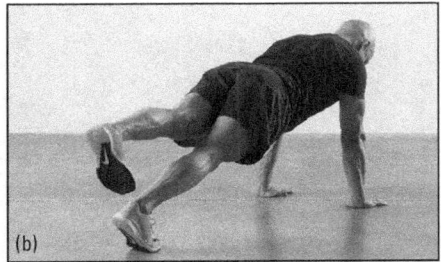

Abbildung 12.10: Gehen Sie in eine Squat-Position, die Füße schulterbreit auseinander (a), und bringen Sie dann Ihr linkes Bein zu Ihrem rechten Bein (b). Kehren Sie dann in die Ausgangsposition zurück.

Rumänische Deadlifts (sechs Wiederholungen)

Abbildung 12.11 zeigt die Ausgangs- und Endpositionen für rumänische Deadlifts. Eine vollständige Beschreibung dieser Übung finden Sie in Kapitel 7.

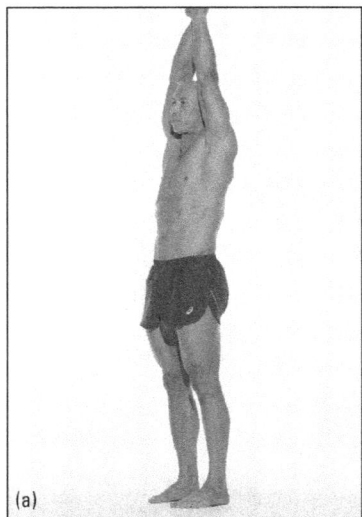 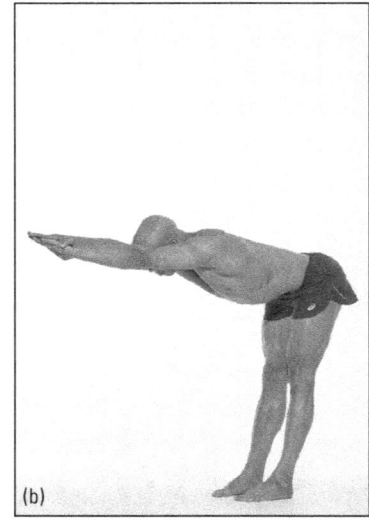

Abbildung 12.11: Nehmen Sie eine stehende Position ein, die Fuße hüftbreit auseinander, die Arme über dem Kopf (a). Drücken Sie dann Ihre Hüfte nach hinten und beugen Sie sich nach vorne, während Sie Ihre Beine und Ihren Rücken gerade halten (b).

Y-Cuffs (acht Wiederholungen)

Abbildung 12.12 zeigt die Ausgangs- und Endpositionen für Y-Cuffs. Eine vollständige Beschreibung dieser Übung finden Sie in Kapitel 4.

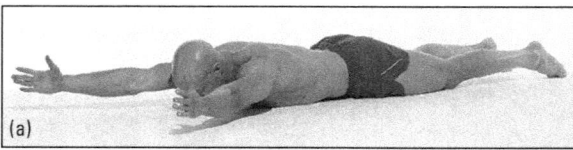

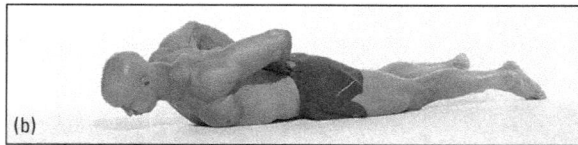

Abbildung 12.12: Legen Sie sich auf den Bauch und strecken Sie die Arme in die Y-Position (a). Legen Sie dann Ihre Hände auf Ihren unteren Rücken und heben Sie Ihre Ellbogen an (b).

Donnerstag

Donnerstag ist der Tag für Übungen im Vierfüßlerstand. Führen Sie jede Übung als einzelnen Satz mit sechs Wiederholungen aus. Bei einseitigen Übungen machen Sie alle Wiederholungen auf der linken Seite und dann auf der rechten Seite.

Dirty Dogs

Abbildung 12.13 zeigt die Ausgangs- und Endpositionen für Dirty Dogs. Eine vollständige Beschreibung dieser Übung finden Sie in Kapitel 4.

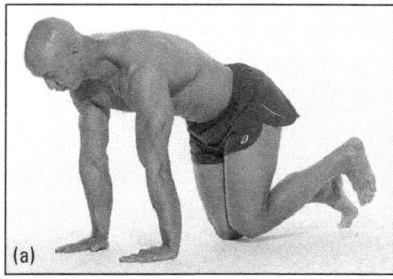 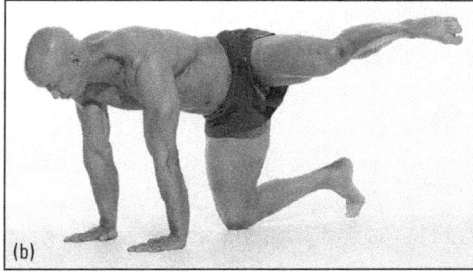

Abbildung 12.13: Gehen Sie in den Vierfüßlerstand, wobei Ihr linkes Knie leicht über dem Boden bleibt (a), und heben Sie dann Ihr linkes Knie so hoch wie möglich (b).

Hip Circles

Abbildung 12.14 zeigt die Ausgangs- und Endpositionen für Hip Circles. Eine vollständige Beschreibung dieser Übung finden Sie in Kapitel 4.

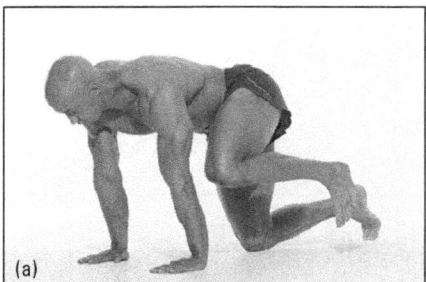 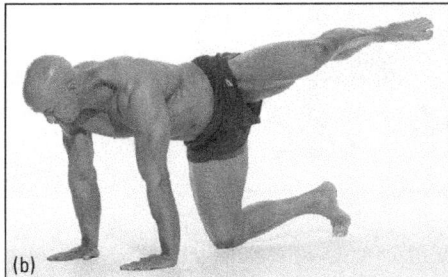

Abbildung 12.14: Gehen Sie in den Vierfüßlerstand, wobei Ihr linkes Knie leicht über dem Boden bleibt (a), und beschreiben Sie dann mit dem Knie einen großen Kreis, wobei Sie es vor- und zurückbewegen (b).

Straight Wide Legs

Abbildung 12.15 zeigt die Ausgangs- und Endpositionen für Straight Wide Legs. Eine vollständige Beschreibung dieser Übung finden Sie in Kapitel 4.

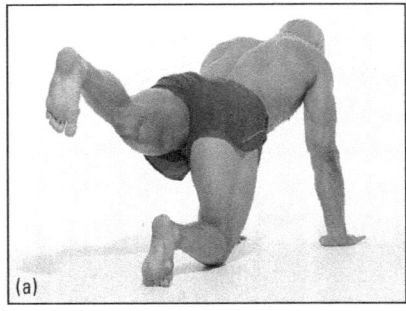 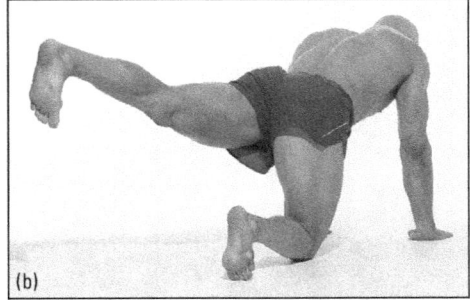

Abbildung 12.15: Gehen Sie in den Vierfüßlerstand, wobei Ihr linkes Bein vollständig ausgestreckt ist (a), und strecken Sie es dann nach links aus, während Ihr linkes Knie gerade nach unten zeigt (b). Wiederholen Sie die Übung auf der rechten Seite.

Pointer

Abbildung 12.16 zeigt die Ausgangs- und Endpositionen für Pointer. Eine vollständige Beschreibung dieser Übung finden Sie in Kapitel 4.

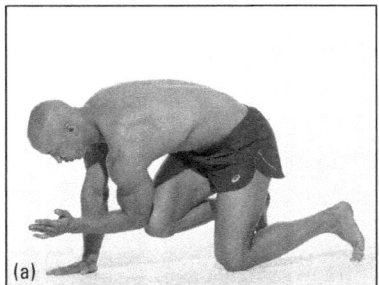 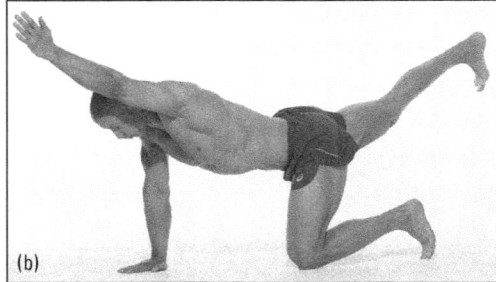

Abbildung 12.16: Bringen Sie Ihren linken Ellbogen zum rechten Knie (a) und strecken Sie dann Ihren linken Arm und Ihr rechtes Bein vollständig aus und heben Sie sie so hoch wie möglich (b).

Freitag

Freitag ist Ihr Zirkeltrainingstag. Führen Sie jede Übung 40 Sekunden lang aus. Machen Sie dann 20 Sekunden Pause, bevor Sie die nächste Bewegung ausführen. Absolvieren Sie drei Zirkel. Wechseln Sie bei einseitigen Übungen nach jeder Wiederholung die Seite.

Parallele Crunches

Abbildung 12.17 zeigt die Ausgangs- und Endpositionen für Crunches mit parallelen Beinen. Eine vollständige Beschreibung dieser Übung finden Sie in Kapitel 6.

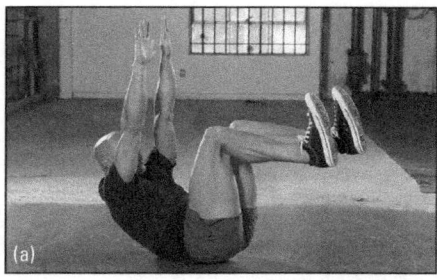 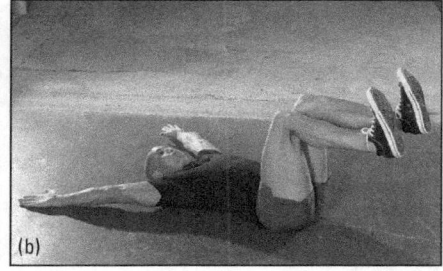

Abbildung 12.17: Strecken Sie die Arme bei Knien über den Hüften so hoch wie möglich (a) und legen Sie sich dann flach auf den Rücken, während Sie die Arme in die Y-Position bringen (b).

T-Arm-Squats

Abbildung 12.18 zeigt die Ausgangs- und Endpositionen für T-Arm-Squats und Crunches. Eine vollständige Beschreibung dieser Übung finden Sie in Kapitel 7.

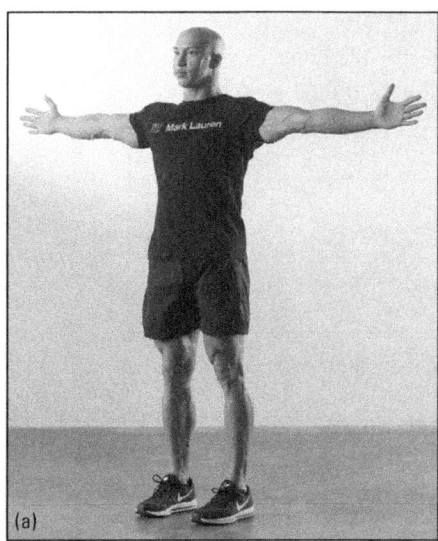 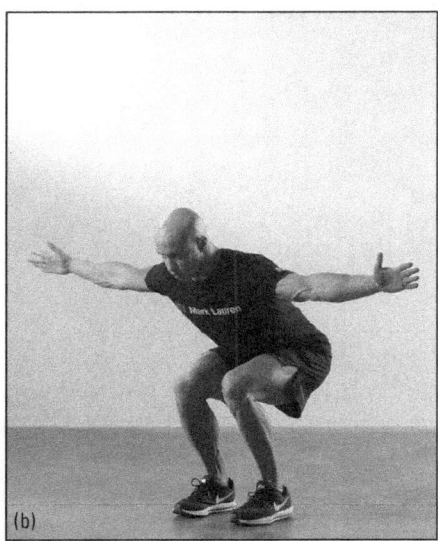

Abbildung 12.18: Nehmen Sie eine stehende Position ein, die Arme in der T-Position und die Füßen hüftbreit auseinander (a), und drücken Sie dann Ihre Hüften nach hinten und unten, während Sie Ihre Brust anheben (b).

Starfish Twists

Abbildung 12.19 zeigt die Ausgangs- und Endpositionen für Starfish Twists. Eine vollständige Beschreibung dieser Übung finden Sie in Kapitel 4.

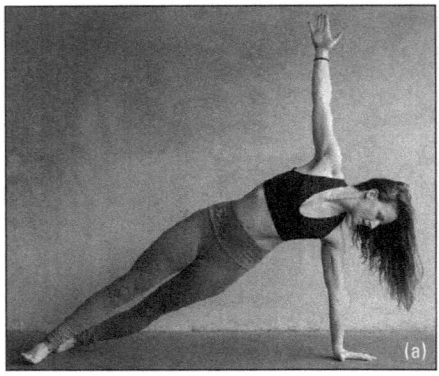 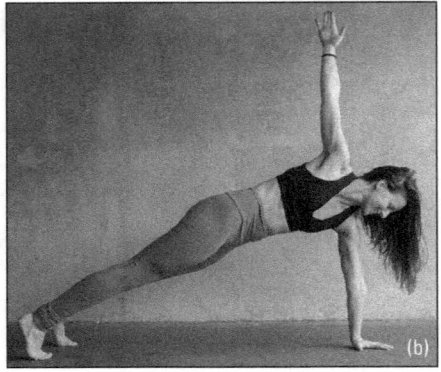

Abbildung 12.19: Wechseln Sie aus der Push-up-Position in die seitliche Plank-Position mit erhobenem rechten Arm (a). Drehen Sie dann Ihre Hüfte nach rechts (b) und kehren Sie in die Push-up-Position zurück.

Skydivers mit seitlich angehobenen Armen

Abbildung 12.20 zeigt die Ausgangs- und Endposition für Skydiver mit seitlich angehobenen Armen. Eine vollständige Beschreibung dieser Übung finden Sie in Kapitel 6.

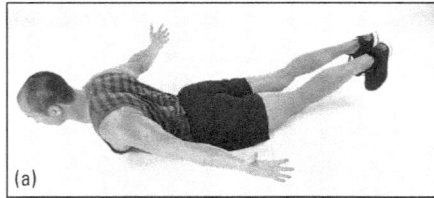 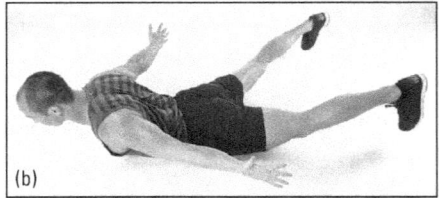

Abbildung 12.20: Legen Sie sich auf den Bauch, die Arme liegen an den Seiten und die Füße zusammen (a). Öffnen und schließen Sie die Beine, während Sie Ihre Arme und Beine vom Boden abheben (b).

Samstag

Zeit für Übungen in Bauchlage! Führen Sie jede Übung als einzelnen Satz mit sechs Wiederholungen durch. Bei einseitigen Übungen machen Sie alle Wiederholungen auf der linken Seite und dann auf der rechten Seite.

Hip Twists

Abbildung 12.21 zeigt die Ausgangs- und Endpositionen für Hip Twists. Eine vollständige Beschreibung dieser Übung finden Sie in Kapitel 4.

KAPITEL 12 Ein Programm für 13 Wochen 225

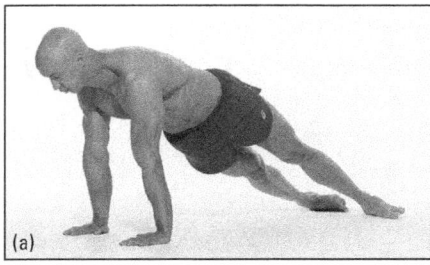 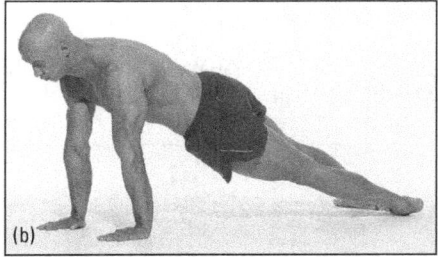

Abbildung 12.21: Rollen Sie aus der Push-up-Position Ihre Fersen nach rechts (a) und dann nach links, während Sie Ihre Hüften zentriert halten (b).

Moose Antlers

Abbildung 12.22 zeigt die Ausgangs- und Endpositionen für Moose Antlers. Eine vollständige Beschreibung dieser Übung finden Sie in Kapitel 4.

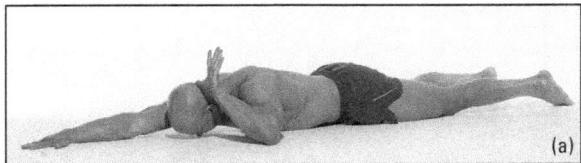

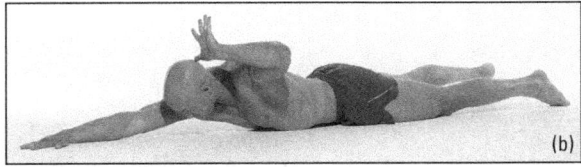

Abbildung 12.22: Strecken Sie Ihren rechten Arm über Ihren Kopf hinaus und legen Sie Ihren linken Daumen auf Ihren Hinterkopf (a). Drücken Sie dann Ihre rechte Hand in den Boden und heben Sie Ihren linken Ellbogen so hoch wie möglich (b).

Twists and Reaches

Abbildung 12.23 zeigt die Ausgangs- und Endpositionen für Twists and Reaches. Eine vollständige Beschreibung dieser Übung finden Sie in Kapitel 4.

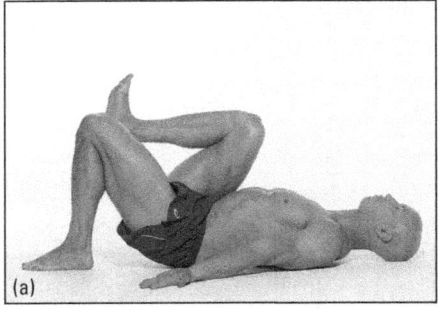 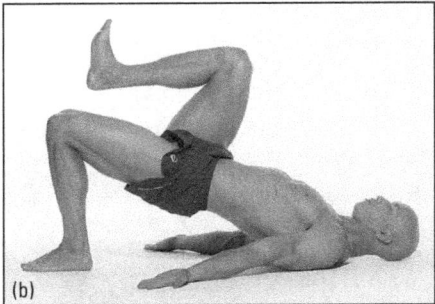

Abbildung 12.23: Greifen Sie mit dem linken Arm rechts unter Ihrem Körper hindurch (a) und greifen Sie dann so hoch wie möglich (b).

Y-Cuffs

Abbildung 12.24 zeigt die Ausgangs- und Endpositionen für Y-Cuffs. Eine vollständige Beschreibung dieser Übung finden Sie in Kapitel 4.

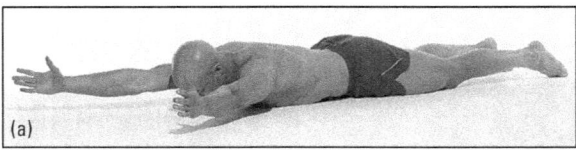

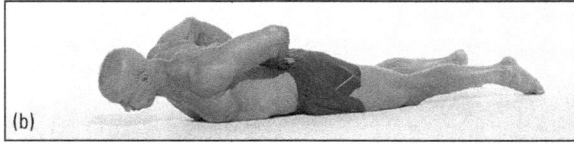

Abbildung 12.24: Strecken Sie Ihre Arme mit den Daumen nach oben in die Y-Position (a), legen Sie dann Ihre Hände auf Ihren unteren Rücken und heben Sie Ihre Ellbogen (b).

Block 2: Wochen 5 bis 8

Dieser vierwöchige Block beinhaltet die gleichen Trainingsarten wie der erste Block. Allerdings ist das Trainingsvolumen umfangreicher und die Übungsauswahl ist etwas schwieriger. Wie bei Block 1 wiederholen sich die Trainingstage vier Wochen lang, bevor es weitergeht.

 Wenn Sie Block 2 zu schwierig finden, gehen Sie zurück und wiederholen Sie Block 1, bevor Sie es erneut versuchen. Wenn Sie bei Block 2 bleiben möchten, aber einige der Übungen zu schwierig finden, ersetzen Sie sie durch Übungen aus Block 1. Für eine persönliche Anleitung verwenden Sie das Chat-Tool auf marklauren.com, um Fragen zu stellen oder Bedenken zu äußern. Es gibt auch eine sehr aktive und unterstützende Community, der Sie kostenlos unter community.marklauren.com beitreten können.

Montag	Dienstag	Mittwoch	Donnerstag	Freitag	Samstag
Zeitgesteuerte Sets	Übungen in Rückenlage	AMRAP	Übungen im Vierfüßlerstand	Zirkeltraining	Übungen in der Bauchlage
Dive Bombers	Dead Bugs	Glute-Hip-ups	Dirty Dogs	Mountain Climbers	Hip Twists
Squats mit T-Arm-Haltung	Glute-Hip-ups	Tiefe Squats	Hip Circles	Seitliche Lunges	Moose Antlers
Parallele Crunches	Windshield Wipers	Starfish Twists	Straight Wide Legs	Scorpion Kicks	Twists and Reaches
Rumänische Deadlifts	Up and overs	Lunges nach hinten	Pointer	Skydiver mit seitlich angehobenen Armen	Y-Cuffs

Montag

Montag bedeutet zeitgesteuerte Sätze. Führen Sie jede Übung vier Sätze lang mit 35 Sekunden Belastungsintervallen und 35 Sekunden Ruheintervallen durch.

Dive Bombers

Abbildung 12.25 zeigt die Ausgangs- und Endpositionen für Dive Bombers. Eine vollständige Beschreibung dieser Übung finden Sie in Kapitel 8.

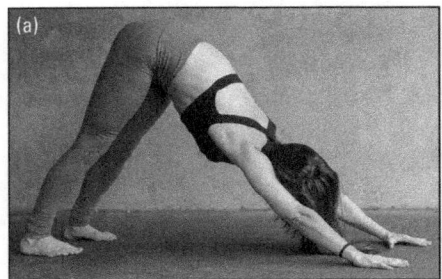
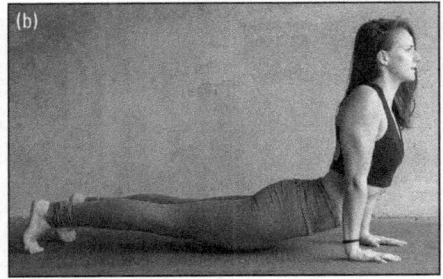

Abbildung 12.25: Drücken Sie aus der Push-up-Position Ihre Hüften nach oben und Ihre Brust nach unten (a), senken Sie dann Ihre Hüften zum Boden ab und heben Sie Ihre Brust (b).

Squats mit Armen in T-Position

Abbildung 12.26 zeigt die Ausgangs- und Endpositionen für Kniebeugen mit Armen in T-Position. Eine vollständige Beschreibung dieser Übung finden Sie in Kapitel 7.

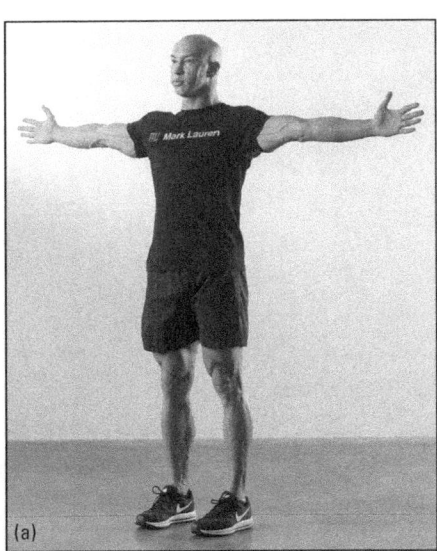
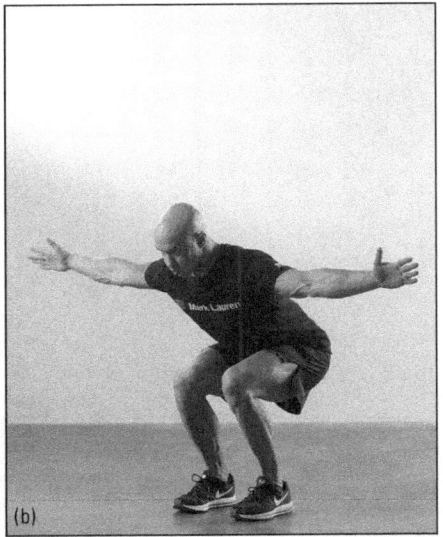

Abbildung 12.26: Nehmen Sie eine stehende Position ein, die Arme in der T-Position und die Füße hüftbreit auseinander (a), und drücken Sie dann Ihre Hüften nach hinten und unten, während Sie Ihre Brust anheben (b).

Parallele Crunches

Abbildung 12.27 zeigt die Ausgangs- und Endpositionen für Crunches mit parallelen Beinen. Eine vollständige Beschreibung dieser Übung finden Sie in Kapitel 6.

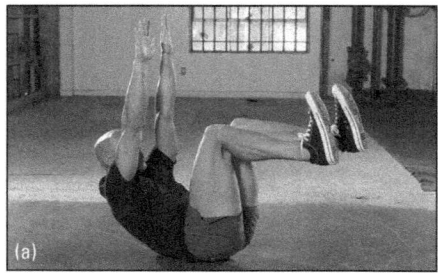 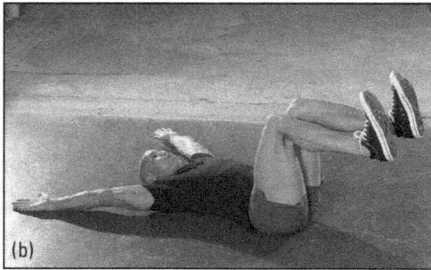

Abbildung 12.27: Strecken Sie die Arme mit den Knien über den Hüften so hoch wie möglich (a) und legen Sie sich dann flach auf den Rücken, während Sie die Arme in die Y-Position bringen (b).

Rumänische Deadlifts

Abbildung 12.28 zeigt die Ausgangs- und Endpositionen für rumänische Deadlifts. Eine vollständige Beschreibung dieser Übung finden Sie in Kapitel 7.

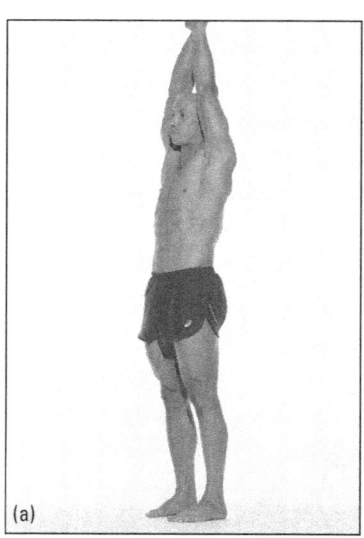 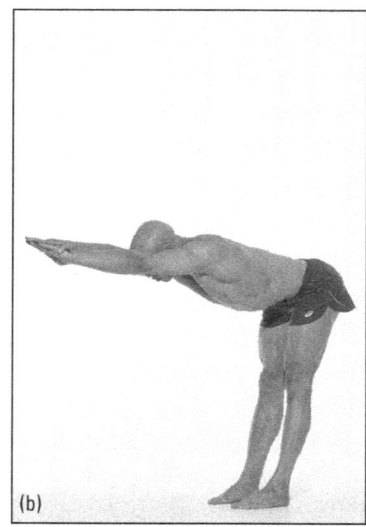

Abbildung 12.28: Nehmen Sie eine stehende Position ein, die Füße hüftbreit auseinander, die Arme über dem Kopf (a), drücken Sie dann Ihre Hüften nach hinten und beugen Sie sich nach vorne, während Sie Ihre Beine und Ihren Rücken gerade halten.

Dienstag

Dienstag sind Übungen in Rückenlage angesagt. Führen Sie jede Übung als einzelnen Satz mit acht Wiederholungen durch. Bei einseitigen Übungen machen Sie alle Wiederholungen auf der linken Seite und dann auf der rechten Seite.

Dead Bugs

Abbildung 12.29 zeigt die Ausgangs- und Endpositionen für Dead Bugs. Eine vollständige Beschreibung dieser Übung finden Sie in Kapitel 4.

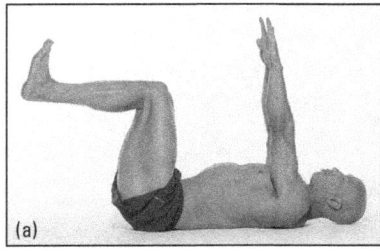 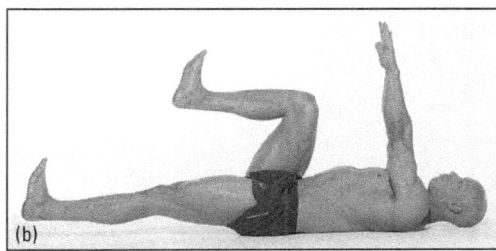

Abbildung 12.29: Legen Sie sich auf den Rücken, sodass sich Ihre Knie direkt über Ihren Hüften befinden (a). Strecken Sie dann Ihr linkes Bein vollständig aus, während Sie Ihren unteren Rücken in den Boden drücken (b).

Glute-Hip-ups

Abbildung 12.30 zeigt die Ausgangs- und Endpositionen für Glute-Hip-ups. Eine vollständige Beschreibung dieser Übung finden Sie in Kapitel 4.

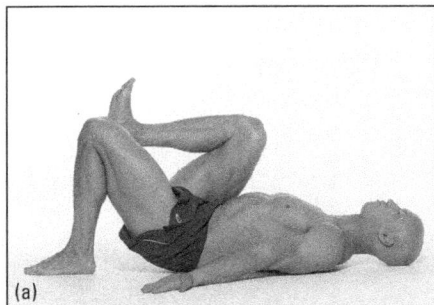 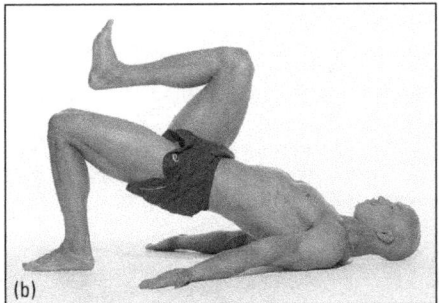

Abbildung 12.30: Platzieren Sie Ihren linken Fuß nahe an Ihren Hüften und ziehen Sie Ihr rechtes Knie zur Brust (a). Heben Sie dann Ihre Hüften vollständig an, während Sie Ihr rechtes Knie zur Brust ziehen (b).

Windshield Wipers

Abbildung 12.31 zeigt die Ausgangs- und Endpositionen der Windshield Wipers. Eine vollständige Beschreibung dieser Übung finden Sie in Kapitel 4.

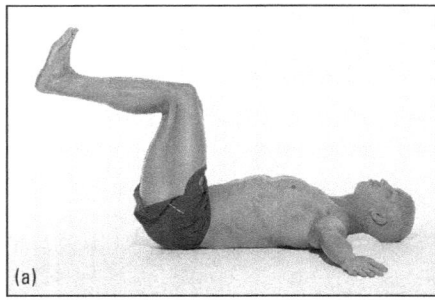 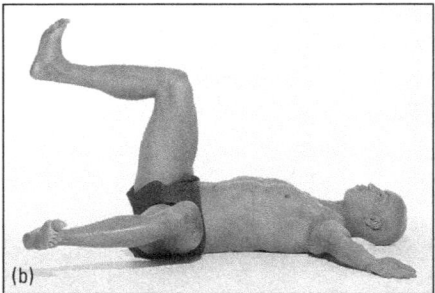

Abbildung 12.31: Bringen Sie Ihre Arme in die T-Position und heben Sie Ihre Beine über Ihre Hüften (a). Senken Sie dann abwechselnd Ihr linkes und rechtes Bein (b).

Ups and overs

Abbildung 12.32 zeigt die Ausgangs- und Endpositionen für Up and overs. Eine vollständige Beschreibung dieser Übung finden Sie in Kapitel 4.

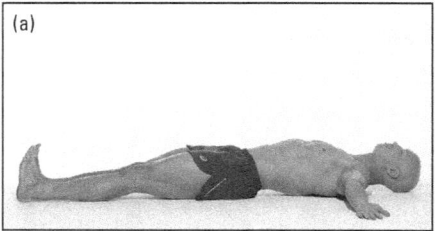 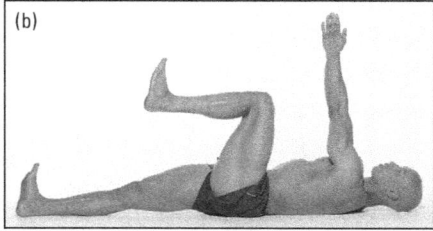

Abbildung 12.32: Strecken Sie Ihre Arme in T-Position (a) und ziehen Sie dann Ihr linkes Knie zur Brust, während Sie mit dem linken Arm nach oben greifen (b). Wiederholen Sie die Übung und strecken Sie Ihren Körper.

Mittwoch

Mittwoch ist es Zeit für AMRAPs (As Many Rounds As Possible). Führen Sie so viele Runden wie möglich in 18 Minuten durch und achten Sie dabei auf die richtige Form. Wechseln Sie bei einseitigen Übungen nach jeder Wiederholung die Seite.

Glute-Hip-ups (sechs Wiederholungen auf jeder Seite)

Abbildung 12.33 zeigt die Ausgangs- und Endpositionen für Glute-Hip-ups. Eine vollständige Beschreibung dieser Übung finden Sie in Kapitel 4.

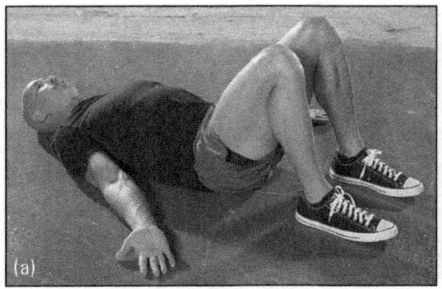 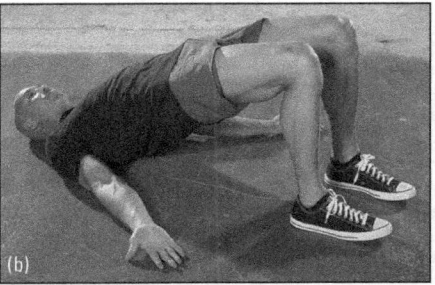

Abbildung 12.33: Setzen Sie Ihren linken Fuß auf den Boden in der Nähe Ihrer Hüfte und ziehen Sie das rechte Knie zur Brust (a). Spannen Sie dann Ihre Körpermitte an und heben Sie Ihre Hüfte ganz an (b).

Tiefe Squats (vier Wiederholungen)

Abbildung 12.34 zeigt die Ausgangs- und Endpositionen für tiefe Kniebeugen. Eine vollständige Beschreibung dieser Übung finden Sie in Kapitel 10.

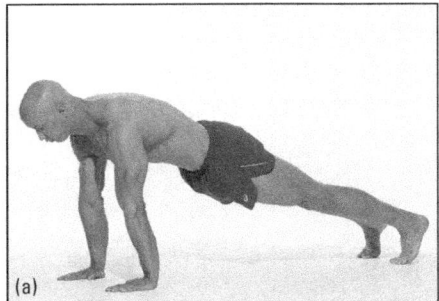 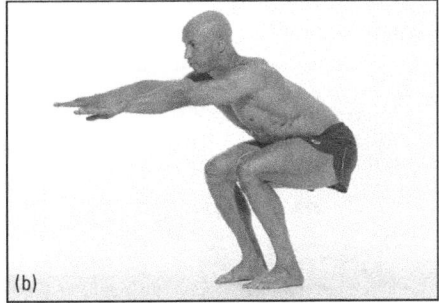

Abbildung 12.34: Beginnen Sie in einer Push-up-Position, die Füße hüftbreit auseinander (a), bewegen Sie dann Ihre Hüften nach hinten und gehen Sie in die untere Squat-Position (b). Stehen Sie aufrecht.

Starfish Twists (vier Wiederholungen)

Abbildung 12.35 zeigt die Ausgangs- und Endpositionen für Starfish Twists. Eine vollständige Beschreibung dieser Übung finden Sie in Kapitel 10.

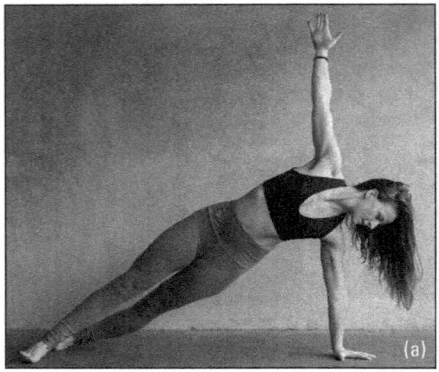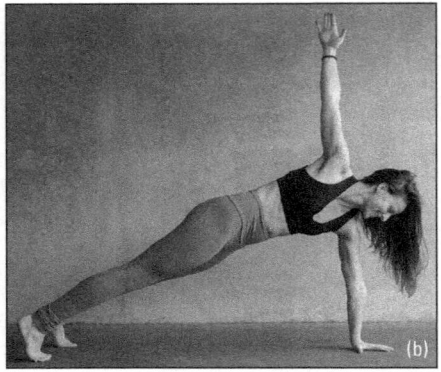

Abbildung 12.35: Wechseln Sie aus der Push-up-Position in die seitliche Plank-Position mit erhobenem rechten Arm (a), drehen Sie dann Ihre Hüften nach rechts und kehren Sie in die Push-up-Position zurück (b).

Lunges nach hinten (sechs Wiederholungen)

Abbildung 12.36 zeigt die Ausgangs- und Endpositionen für Ausfallschritte nach hinten. Eine vollständige Beschreibung dieser Übung finden Sie in Kapitel 7.

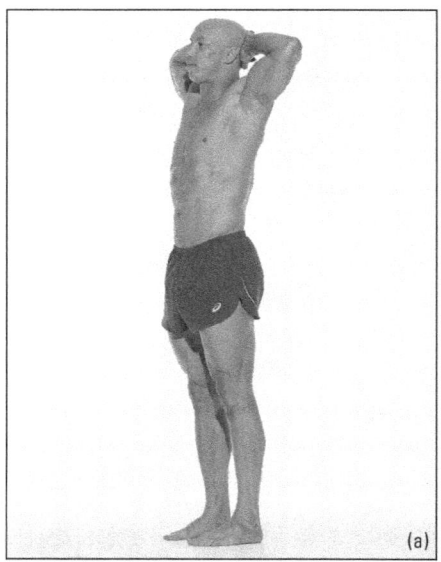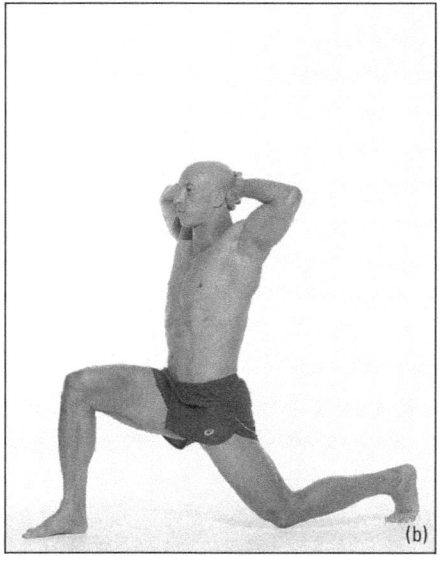

Abbildung 12.36: Nehmen Sie eine aufrecht stehende Position ein, mit den Händen hinter dem Kopf (a), und machen Sie dann einen großen Schritt nach hinten, während Sie den Oberkörper aufrecht halten (b).

Donnerstag

Machen Sie sich bereit! Am Donnerstag stehen Übungen im Vierfüßlerstand auf dem Programm. Führen Sie jede Übung als einzelnen Satz mit acht Wiederholungen durch. Bei einseitigen Übungen machen Sie alle Wiederholungen auf der linken Seite und dann auf der rechten Seite.

Dirty Dogs

Abbildung 12.37 zeigt die Ausgangs- und Endpositionen für Dirty Dogs. Eine vollständige Beschreibung dieser Übung finden Sie in Kapitel 4.

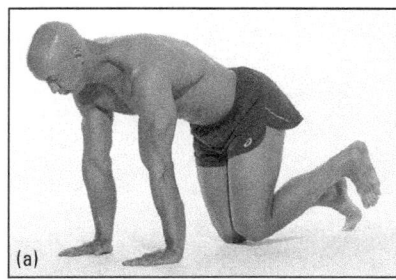 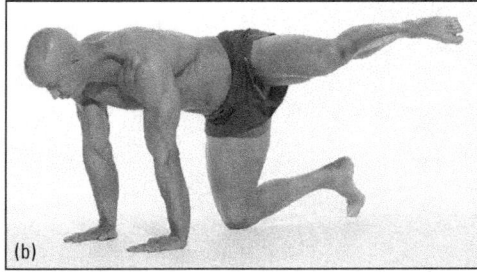

Abbildung 12.37: Gehen Sie in einen Vierfüßlerstand, wobei Ihr linkes Knie leicht über dem Boden bleibt (a), und heben Sie dann Ihr linkes Knie so hoch wie möglich (b).

Hip Circles

Abbildung 12.28 zeigt die Ausgangs- und Endpositionen für Hip Circles. Eine vollständige Beschreibung dieser Übung finden Sie in Kapitel 4.

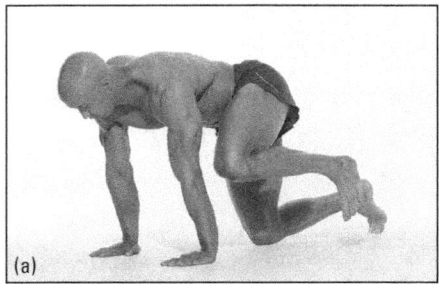 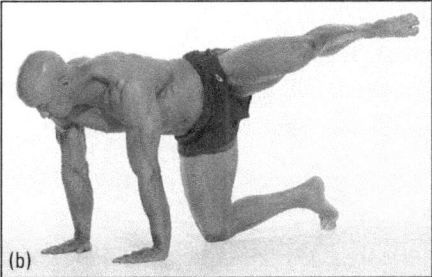

Abbildung 12.38: Gehen Sie in einen Vierfüßlerstand, wobei Ihr linkes Knie leicht über dem Boden bleibt (a), und machen Sie dann mit dem Knie einen großen Kreis, wobei Sie es vor- und zurückbewegen (b).

Straight Wide Legs

Abbildung 12.39 zeigt die Ausgangs- und Endpositionen für Straight Wide Legs. Eine vollständige Beschreibung dieser Übung finden Sie in Kapitel 4.

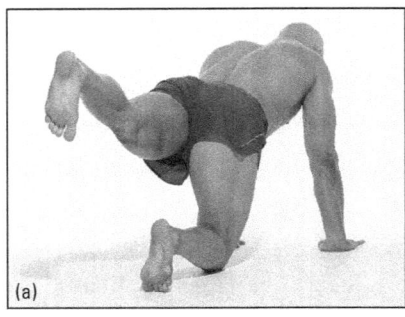
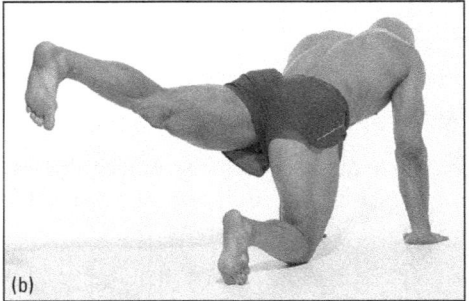

Abbildung 12.39: Gehen Sie in einen Vierfüßlerstand, wobei Ihr linkes Bein vollständig ausgestreckt ist (a), und strecken Sie es dann nach links aus, während Ihr linkes Knie gerade nach unten zeigt (b).

Pointer

Abbildung 12.40 zeigt die Ausgangs- und Endpositionen für Pointer. Eine vollständige Beschreibung dieser Übung finden Sie in Kapitel 4.

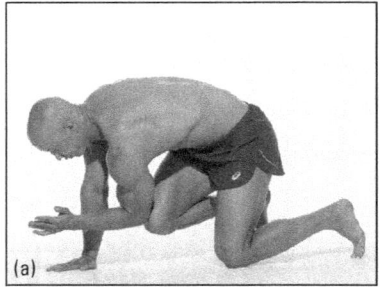
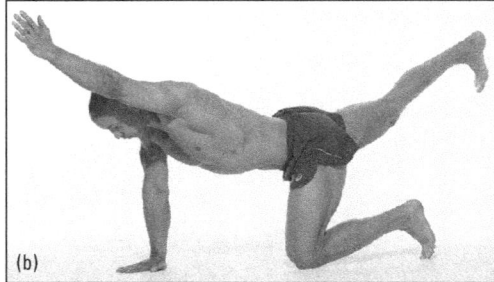

Abbildung 12.40: Bringen Sie Ihren linken Ellbogen zum rechten Knie (a), strecken Sie dann Ihren linken Arm und Ihr rechtes Bein vollständig aus und heben Sie sie so hoch wie möglich (b).

Freitag

Freitag ist Zirkeltraining angesagt! Jede Übung dauert 35 Sekunden. Danach machen Sie 20 Sekunden Pause, bevor Sie mit der nächsten Übung weitermachen. Absolvieren Sie vier Zirkel. Bei einseitigen Übungen nach jeder Wiederholung die Seite wechseln.

Mountain Climbers

Abbildung 12.41 zeigt die Ausgangs- und Endpositionen für Mountain Climbers. Eine vollständige Beschreibung dieser Übung finden Sie in Kapitel 6.

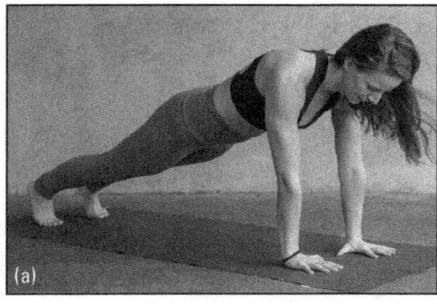 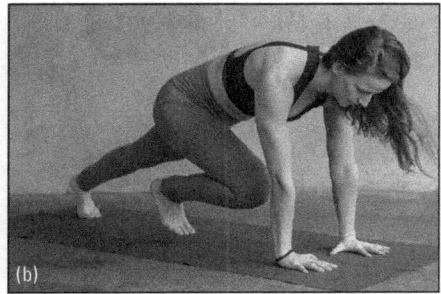

Abbildung 12.41: Gehen Sie in die Ausgangsposition eines Push-ups (a). Dann bringen Sie abwechselnd Ihre Knie zu Ihren Ellbogen, als ob Sie auf der Stelle laufen würden, während Sie eine gerade Push-up-Position beibehalten (b).

Seitliche Lunges

Abbildung 12.42 zeigt die Ausgangs- und Endpositionen für seitliche Lunges. Eine vollständige Beschreibung dieser Übung finden Sie in Kapitel 7.

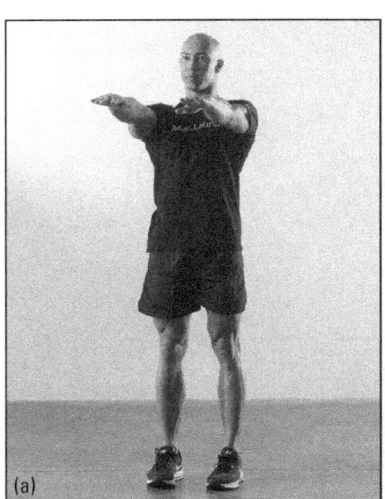 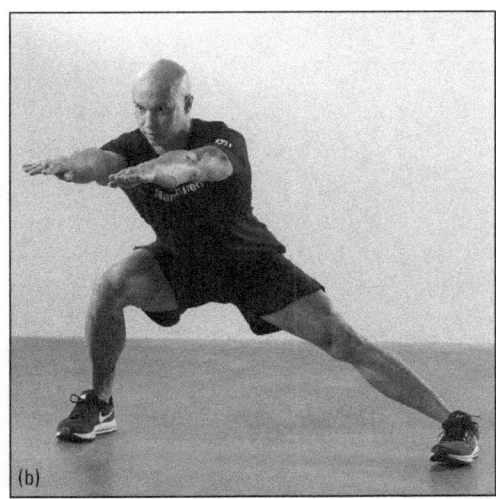

Abbildung 12.42: Nehmen Sie eine aufrecht stehende Position ein, die Arme ausgestreckt (a). Machen Sie dann einen großen Schritt zur Seite, drücken Sie Ihre Hüfte nach hinten und heben Sie Ihre Brust an (b).

Scorpion Kick

Abbildung 12.43 zeigt die Ausgangs- und Endpositionen für Scorpion Kicks. Eine vollständige Beschreibung dieser Übung finden Sie in Kapitel 6.

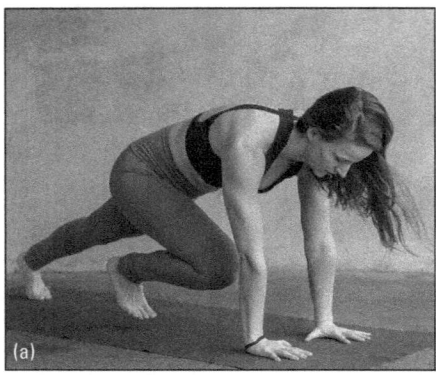
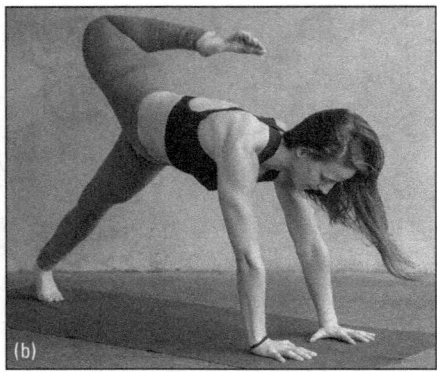

Abbildung 12.43: Ziehen Sie aus der Push-up-Position Ihr rechtes Knie zur Brust (a) und kicken Sie dann mit dem rechten Fuß so weit wie möglich nach oben (b).

Skydivers mit Armen in T-Position

Abbildung 12.44 zeigt die Ausgangs- und Endpositionen des Skydivers mit Armen in T-Position. Eine vollständige Beschreibung dieser Übung finden Sie in Kapitel 6.

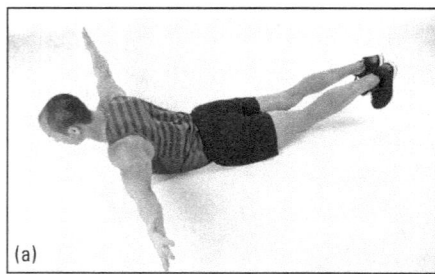
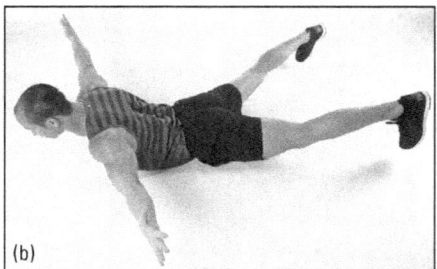

Abbildung 12.44: Legen Sie sich auf den Bauch, heben Sie die Arme in T-Position und legen Sie die Füße hoch und zusammen (a). Öffnen und schließen Sie dann die Beine (b), während Sie Ihre Arme und Beine vom Boden abheben.

Samstag

Am Samstag sind Übungen in Bauchlage angesagt. Führen Sie jede Übung als einzelnen Satz mit sechs Wiederholungen durch. Bei einseitigen Übungen machen Sie alle Wiederholungen auf der linken Seite und dann auf der rechten Seite.

Hip Twists

Abbildung 12.45 zeigt die Ausgangs- und Endpositionen für Hip Twists. Eine vollständige Beschreibung dieser Übung finden Sie in Kapitel 4.

KAPITEL 12 Ein Programm für 13 Wochen 237

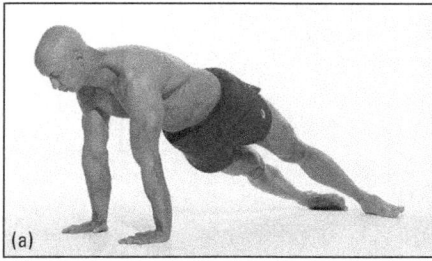 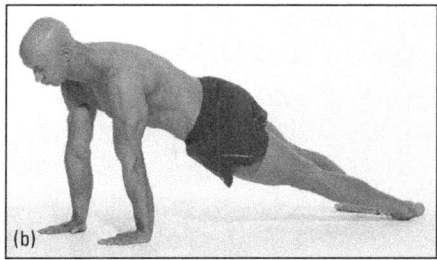

Abbildung 12.45: Rollen Sie aus der Push-up-Position Ihre Fersen nach rechts (a) und dann nach links, während Sie Ihre Hüften zentriert halten (b).

Moose Antlers

Abbildung 12.46 zeigt die Ausgangs- und Endpositionen für Moose Antlers. Eine vollständige Beschreibung dieser Übung finden Sie in Kapitel 4.

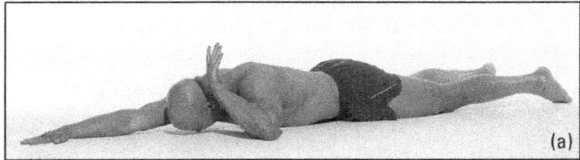

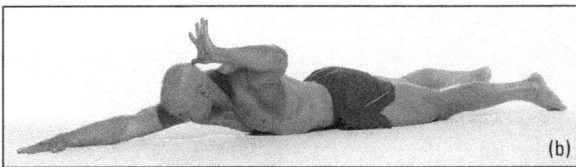

Abbildung 12.46: Strecken Sie Ihren rechten Arm über Ihren Kopf hinaus und legen Sie Ihren linken Daumen auf Ihren Hinterkopf (a). Drücken Sie dann Ihre rechte Hand in den Boden und heben Sie Ihren linken Ellbogen so hoch wie möglich (b).

Twists and Reaches

Abbildung 12.47 zeigt die Ausgangs- und Endpositionen für Twists and Reaches. Eine vollständige Beschreibung dieser Übung finden Sie in Kapitel 4.

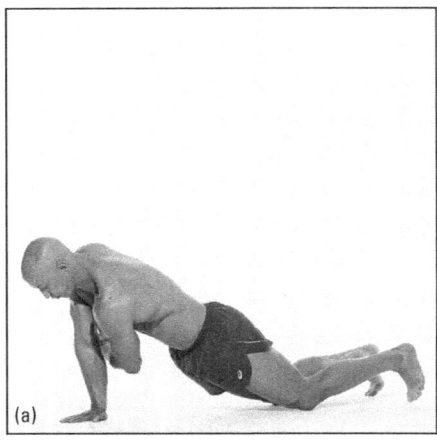 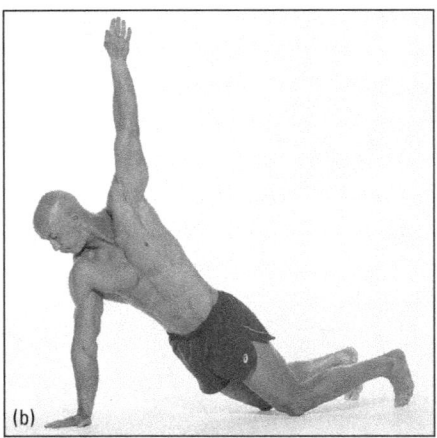

Abbildung 12.47: Greifen Sie mit dem linken Arm rechts unter Ihrem Körper hindurch (a) und strecken Sie ihn dann so hoch wie möglich nach oben (b).

Y-Cuffs

Abbildung 12.48 zeigt die Ausgangs- und Endpositionen für Y-Cuffs. Eine vollständige Beschreibung dieser Übung finden Sie in Kapitel 4.

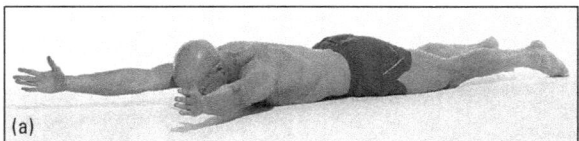

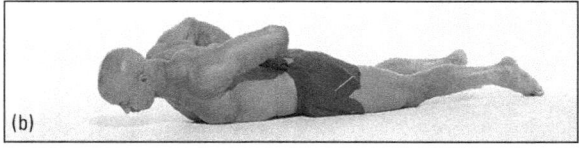

Abbildung 12.48: Strecken Sie Ihre Arme mit den Daumen nach oben in die Y-Position (a), legen Sie dann Ihre Hände auf Ihren unteren Rücken und heben Sie Ihre Ellbogen (b).

Block 3: Wochen 9 bis 12

Block 3 hat die gleiche Trainingsstruktur wie Block 1 und 2, allerdings mit einer weiteren leichten Steigerung des Trainingsvolumens und der Intensität. Auch hier können Sie Bewegungen, die Ihnen zu schwer erscheinen, jederzeit ersetzen.

Sie wiederholen die folgenden Trainingstage vier Wochen lang, bevor Sie mit der letzten Woche dieses Programms fortfahren, der aktiven Erholungswoche.

KAPITEL 12 Ein Programm für 13 Wochen

Montag	Dienstag	Mittwoch	Donnerstag	Freitag	Samstag
Zeitgesteuerte Sets	Übungen in Rückenlage	AMRAP	Übungen im Vierfüßlerstand	Zirkeltraining	Übungen in der Bauchlage
V-ups	Dead Bugs	DF Glides	Dirty Dogs	Gestreckte Bodyrocks	Hip Twists
Squat Thrusts	Glute-Hip-ups	Saxon Lunges	Hip Circles	Saxon Lunges	Moose Antlers
Skydiver mit Armen in Y-Position	Windshield Wipers	Starfisch Twists	Straight Wide Legs	Kickouts	Twists and Reaches
Kickouts	Up and overs	Deadlifts zu Squats	Pointer	Squats zu Deadlifts	Y-Cuffs

Montag

Montag bedeutet zeitgesteuerte Sätze. Führen Sie jede Übung in fünf Sätzen mit 30-sekündigen Belastungsintervallen und 30-sekündigen Ruheintervallen durch. Wechseln Sie bei einseitigen Übungen nach jeder Wiederholung die Seiten.

V-ups

Abbildung 12.49 zeigt die Ausgangs- und Endpositionen für V-ups. Eine vollständige Beschreibung dieser Übung finden Sie in Kapitel 6.

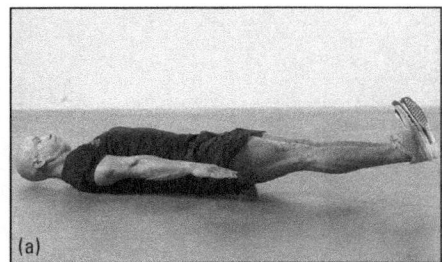 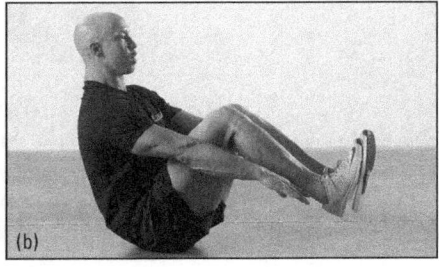

Abbildung 12.49: Strecken Sie sich aus, wobei Ihre Arme und Beine leicht über dem Boden bleiben (a), und bringen Sie dann Ihre Brust zu Ihren Knien, während Sie Ihren Rücken gerade halten (b).

Squat Thrusts

Abbildung 12.50 zeigt die Ausgangs- und Endpositionen für Squat Thrusts. Eine vollständige Beschreibung dieser Übung finden Sie in Kapitel 7.

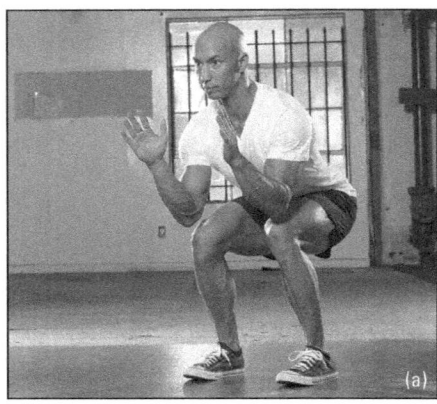
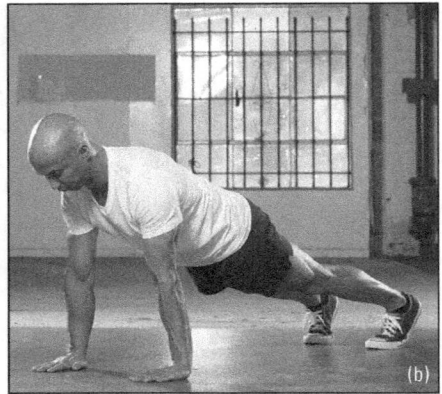

Abbildung 12.50: Gehen Sie in die untere Squat-Position, strecken Sie die Arme vor sich aus (a), legen Sie dann Ihre Hände auf den Boden und treten Sie mit den Beinen nach hinten in die Plank-Position (b).

Skydivers mit Armen in T-Position

Abbildung 12.51 zeigt die Ausgangs- und Endpositionen der Skydivers mit den Armen in T-Position. Eine vollständige Beschreibung dieser Übung finden Sie in Kapitel 6.

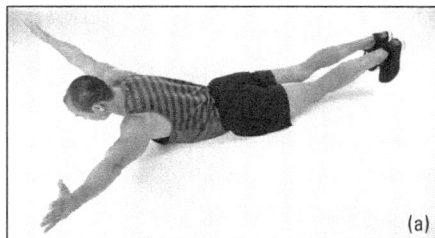
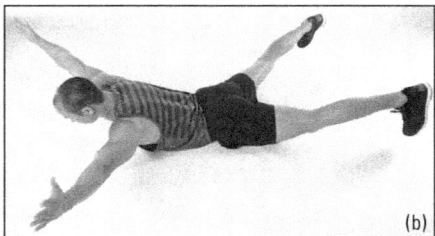

Abbildung 12.51: Legen Sie sich auf den Bauch, strecken Sie die Arme in die Y-Position und halten Sie die Füße zusammen (a). Öffnen und schließen Sie dann die Beine (b), während Sie Ihre Arme und Beine vom Boden abheben.

Kickouts

Abbildung 12.52 zeigt die Ausgangs- und Endpositionen für Kickouts. Eine vollständige Beschreibung dieser Übung finden Sie in Kapitel 10.

Dienstag

Es ist Dienstag – Zeit für Übungen in Rückenlage! Führen Sie jede Übung in einem Satz mit zehn Wiederholungen durch. Bei einseitigen Übungen machen Sie alle Wiederholungen auf der linken Seite und dann auf der rechten Seite.

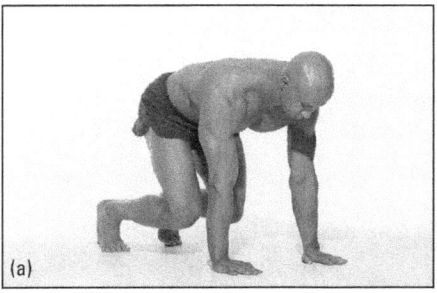 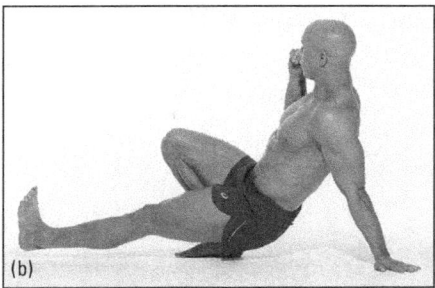

Abbildung 12.52: Gehen Sie in den Vierfüßlerstand, wobei Ihre Knie den Boden berühren (a), drehen Sie sich dann nach rechts und führen Sie mit Ihrem linken Bein einen Kickout aus (b). Wiederholen Sie die Übung mit dem anderen Bein.

Dead Bugs

Abbildung 12.53 zeigt die Ausgangs- und Endpositionen für Dead Bugs. Eine vollständige Beschreibung dieser Übung finden Sie in Kapitel 4.

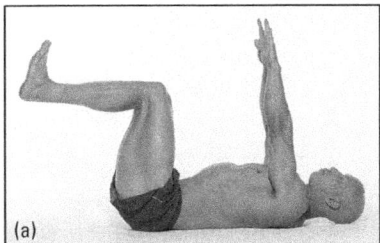 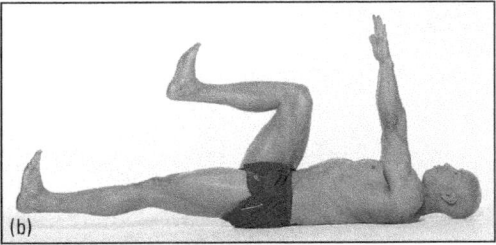

Abbildung 12.53: Legen Sie sich auf den Rücken, sodass Ihre Knie direkt über Ihren Hüften sind (a). Strecken Sie dann Ihr linkes Bein vollständig aus, während Sie Ihren unteren Rücken in den Boden drücken (b).

Glute-Hip-ups

Abbildung 12.54 zeigt die Ausgangs- und Endpositionen für Glute-Hip-ups. Eine vollständige Beschreibung dieser Übung finden Sie in Kapitel 4.

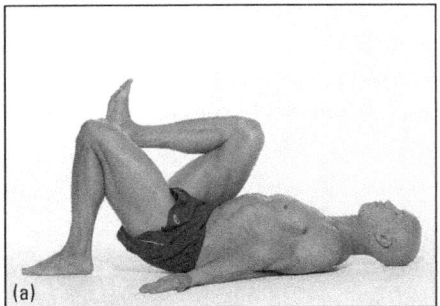 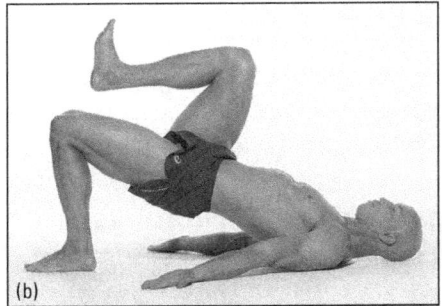

Abbildung 12.54: Platzieren Sie Ihren linken Fuß nahe an Ihren Hüften und ziehen Sie Ihr rechtes Knie an Ihre Brust (a). Heben Sie dann Ihre Hüften vollständig an, während Sie Ihr rechtes Knie an Ihre Brust ziehen (b).

Windshield Wipers

Abbildung 12.55 zeigt die Ausgangs- und Endpositionen der Windshield Wipers. Eine vollständige Beschreibung dieser Übung finden Sie in Kapitel 4.

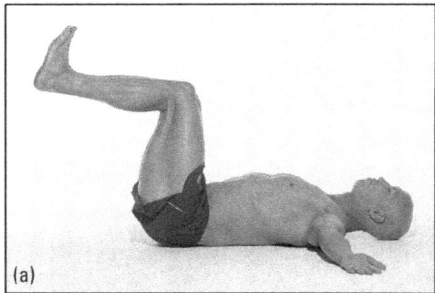 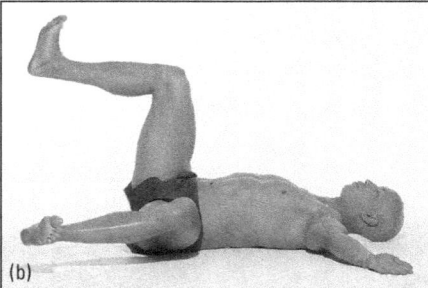

Abbildung 12.55: Bringen Sie Ihre Arme in die T-Position und heben Sie Ihre Beine über Ihre Hüften (a). Senken Sie dann abwechselnd Ihr linkes und rechtes Bein (b).

Up and overs

Abbildung 12.56 zeigt die Ausgangs- und Endpositionen für Up and overs. Eine vollständige Beschreibung dieser Übung finden Sie in Kapitel 4.

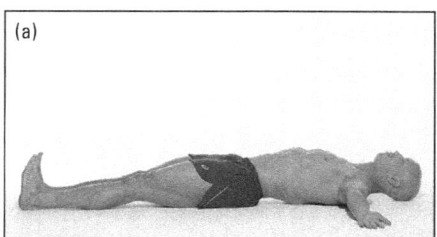 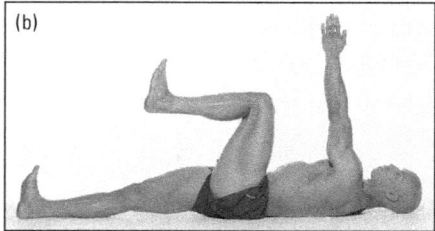

Abbildung 12.56: Strecken Sie sich mit den Armen in T-Position (a). Ziehen Sie dann Ihr linkes Knie zur Brust, während Sie mit dem linken Arm nach oben greifen (b). Wiederholen Sie die Übung und strecken Sie den Arm über Ihren Körper.

Mittwoch

Mittwochs sind AMRAPs (As Many Rounds As Possible) angesagt. Führen Sie in 20 Minuten so viele Runden wie möglich durch und achten Sie dabei auf die richtige Form. Wechseln Sie bei einseitigen Übungen nach jeder Wiederholung die Seite.

DF Glides (fünf Wiederholungen)

Abbildung 12.57 zeigt die Ausgangs- und Endpositionen für DF Glides. Eine vollständige Beschreibung dieser Übung finden Sie in Kapitel 8.

KAPITEL 12 Ein Programm für 13 Wochen   243

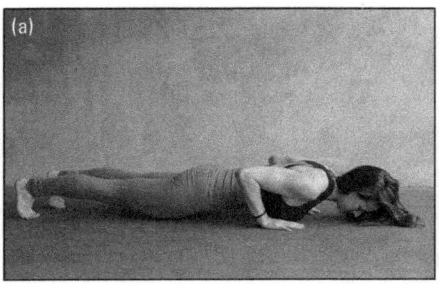 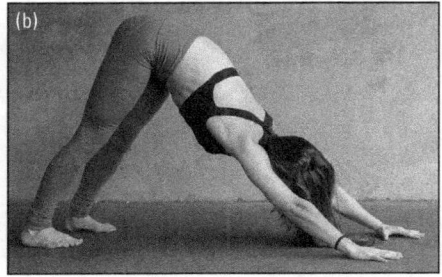

Abbildung 12.57: Gehen Sie in die untere Push-up-Position, wobei sich Ihre Hände unter Ihren Schultern befinden (a). Drücken Sie dann Ihre Hüften so weit wie möglich nach oben und hinten, während Sie Ihre Brust nach unten in Richtung Ihrer Hände drücken (b).

Saxon Lunges (vier Wiederholungen)

Abbildung 12.58 zeigt die Ausgangs- und Endpositionen für Saxon Lunges. Eine vollständige Beschreibung dieser Übung finden Sie in Kapitel 7.

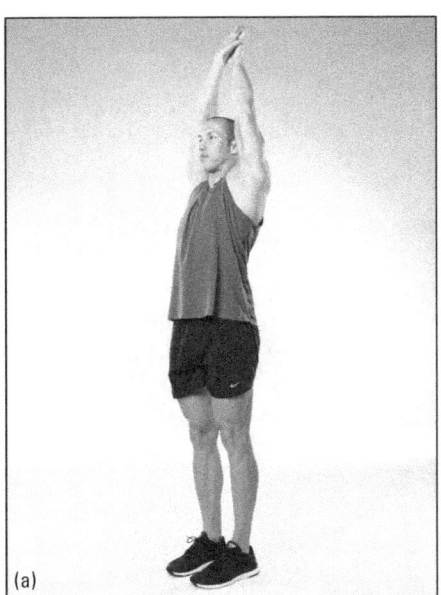 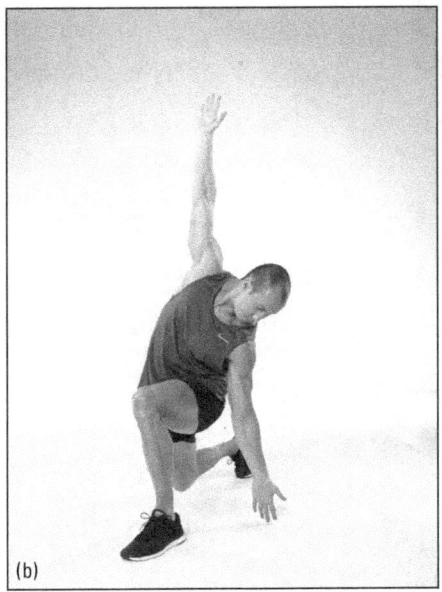

Abbildung 12.58: Begeben Sie sich in eine stehende Position, die Arme über dem Kopf in der Stromlinienposition (a). Nachdem Sie in einen Ausfallschritt nach hinten gemacht haben, greifen Sie seitlich am vorderen Bein nach unten (b).

Starfish Twists (vier Wiederholungen)

Abbildung 12.59 zeigt die Ausgangs- und Endpositionen für Starfish Twists. Eine vollständige Beschreibung dieser Übung finden Sie in Kapitel 10.

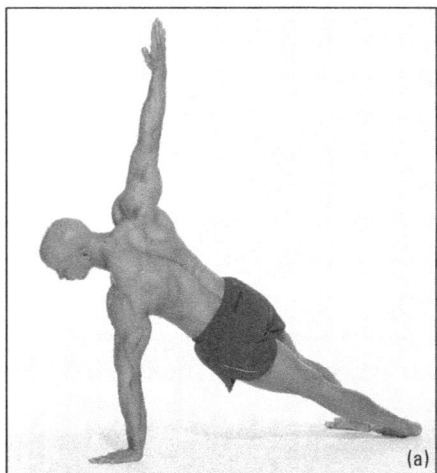
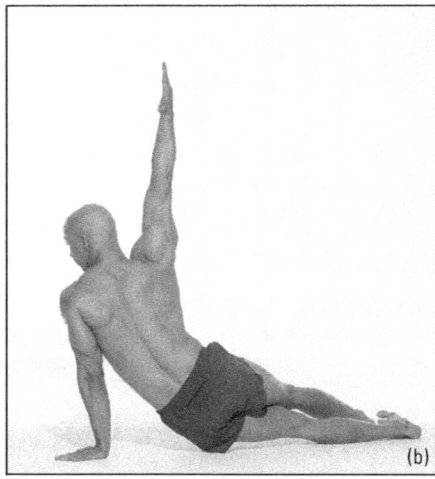

Abbildung 12.59: Wechseln Sie aus der Push-up-Position in die seitliche Plank-Position auf Ihrer linken Seite (a). Senken Sie dann Ihre Hüften zum Boden (b). Heben Sie sie wieder in die mittlere Position und wiederholen Sie die Übung auf der anderen Seite.

Deadlifts zu Squats (vier Wiederholungen)

Abbildung 12.60 zeigt die Ausgangs- und Endpositionen für Deadlifts zu Squats. Eine vollständige Beschreibung dieser Übung finden Sie in Kapitel 7.

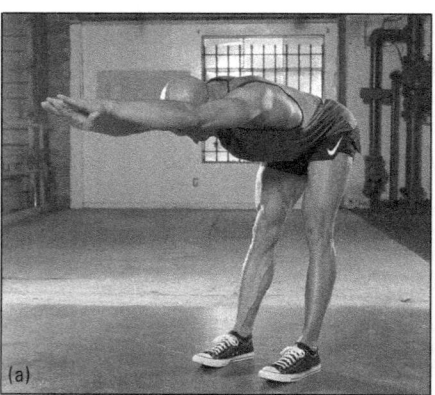
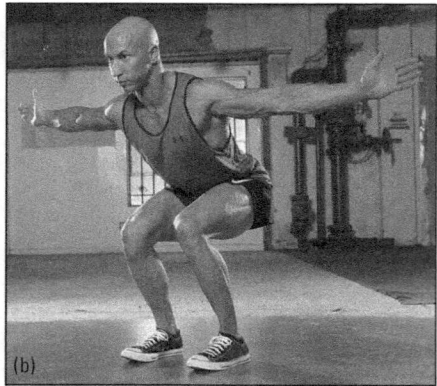

Abbildung 12.60: Beugen Sie sich aus dem Stand nach vorne, bis Sie sich in der untersten Position eines rumänischen Deadlifts befinden (a). Wechseln Sie in die unterste Position eines Squats mit T-Armposition (b). Kehren Sie in die unterste Position eines rumänischen Deadlifts zurück und stehen Sie dann auf.

Donnerstag

Am Donnerstag machen Sie Übungen im Vierfüßlerstand. Führen Sie jede Übung in einem Satz mit zehn Wiederholungen durch. Bei einseitigen Übungen machen Sie alle Wiederholungen auf der linken Seite und dann auf der rechten Seite.

Dirty Dogs

Abbildung 12.61 zeigt die Ausgangs- und Endpositionen für Dirty Dogs. Eine vollständige Beschreibung dieser Übung finden Sie in Kapitel 4.

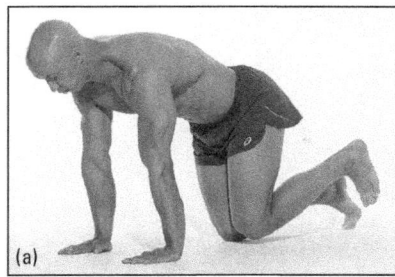 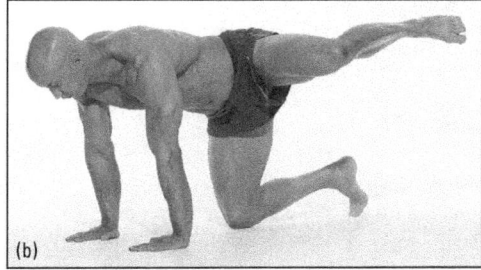

Abbildung 12.61: Gehen Sie in eine Vierfüßlerposition, wobei Ihr linkes Knie leicht über dem Boden bleibt (a), und heben Sie dann Ihr linkes Knie so hoch wie möglich (b).

Hip Circles

Abbildung 12.62 zeigt die Ausgangs- und Endpositionen für Hip Circles. Eine vollständige Beschreibung dieser Übung finden Sie in Kapitel 4.

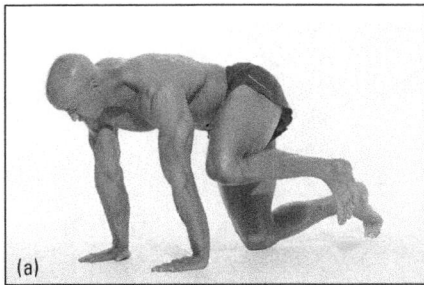 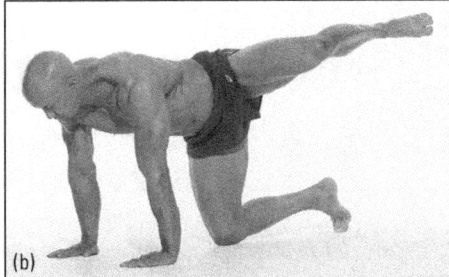

Abbildung 12.62: Gehen Sie in eine Vierfüßlerposition, wobei Ihr linkes Knie leicht über dem Boden bleibt (a), und machen Sie dann mit dem Knie einen großen Kreis, wobei Sie es vor- und zurückbewegen (b).

Straight Wide Legs

Abbildung 12.63 zeigt die Ausgangs- und Endpositionen für Straight Wide Legs. Eine vollständige Beschreibung dieser Übung finden Sie in Kapitel 4.

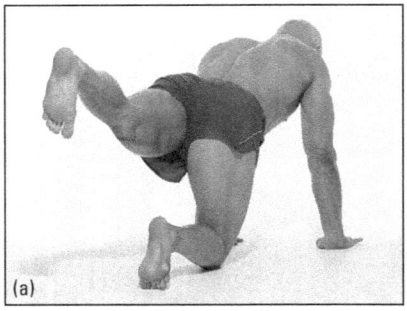 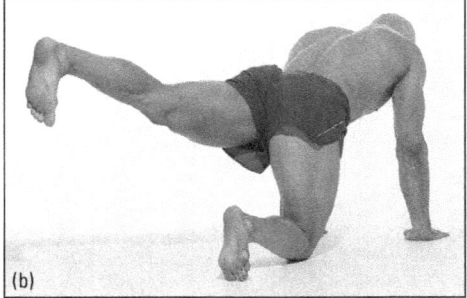

Abbildung 12.63: Gehen Sie in eine Vierfüßlerposition, wobei Ihr linkes Bein vollständig ausgestreckt ist (a), und strecken Sie es dann nach links aus, während Ihr linkes Knie gerade nach unten zeigt (b).

Pointer

Abbildung 12.64 zeigt die Ausgangs- und Endpositionen der Pointer. Eine vollständige Beschreibung dieser Übung finden Sie in Kapitel 4.

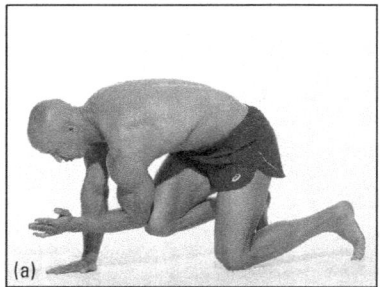 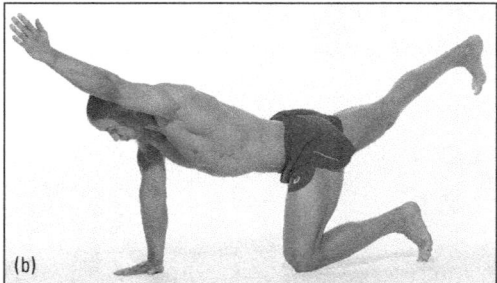

Abbildung 12.64: Bringen Sie Ihren linken Ellbogen zum rechten Knie (a) und strecken Sie dann Ihren linken Arm und Ihr rechtes Bein vollständig aus und heben Sie sie so hoch wie möglich (b).

Freitag

Freitags ist Zirkeltraining angesagt. Machen Sie jede Übung 30 Sekunden lang. Machen Sie dann 20 Sekunden Pause, bevor Sie mit der nächsten Übung fortfahren. Absolvieren Sie fünf Zirkel. Bei einseitigen Übungen wechseln Sie nach jeder Wiederholung die Seite.

Gestreckte Bodyrocks

Abbildung 12.65 zeigt die Ausgangs- und Endpositionen für gestreckte Bodyrocks. Eine vollständige Beschreibung dieser Übung finden Sie in Kapitel 6.

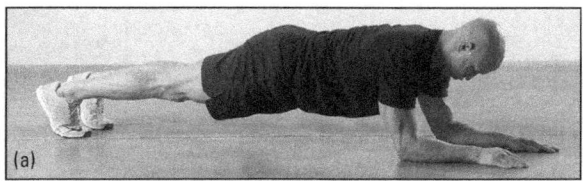
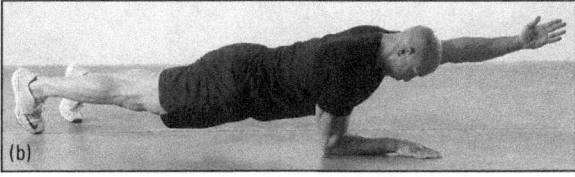

Abbildung 12.65: Gehen Sie in eine gerade Planking-Position auf Ihren Unterarmen (a) und wippen Sie dann so weit wie möglich vor und zurück (b).

Saxon Lunges

Abbildung 12.66 zeigt die Ausgangs- und Endpositionen für Saxon Lunges. Eine vollständige Beschreibung dieser Übung finden Sie in Kapitel 7.

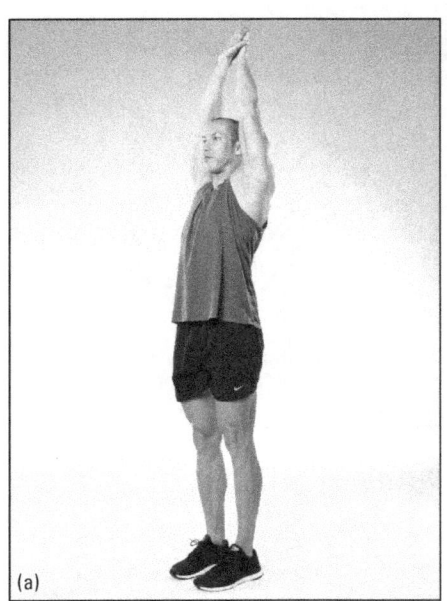
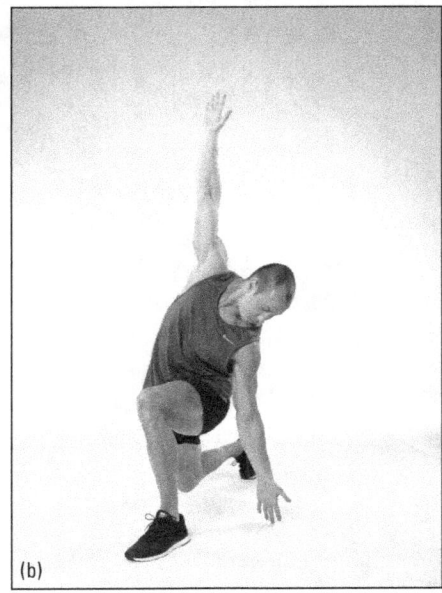

Abbildung 12.66: Begeben Sie sich in eine stehende Position, die Arme über dem Kopf in Stromlinienposition (a). Nachdem Sie einen Ausfallschritt nach hinten gemacht haben, greifen Sie seitlich von dem vorderen Bein nach unten (b).

Kickouts

Abbildung 12.67 zeigt die Ausgangs- und Endpositionen für Kickouts. Eine vollständige Beschreibung dieser Übung finden Sie in Kapitel 10.

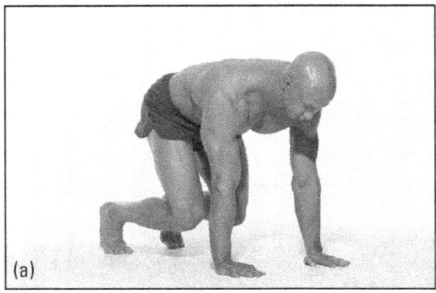 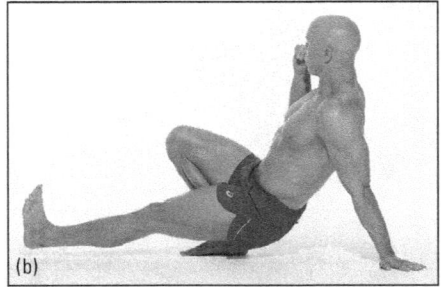

Abbildung 12.67: Gehen Sie in den Vierfüßlerstand, wobei Ihre Knie den Boden berühren (a), drehen Sie sich dann nach rechts und führen Sie mit Ihrem linken Bein einen Kickout aus (b). Wiederholen Sie die Übung mit dem anderen Bein.

Squats zu Deadlifts

Abbildung 12.68 zeigt die Ausgangs- und Endpositionen für Squats zu Deadlifts. Eine vollständige Beschreibung dieser Übung finden Sie in Kapitel 7.

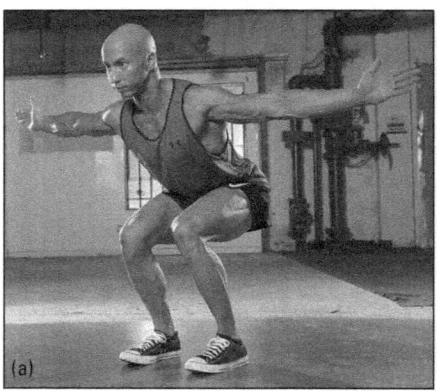 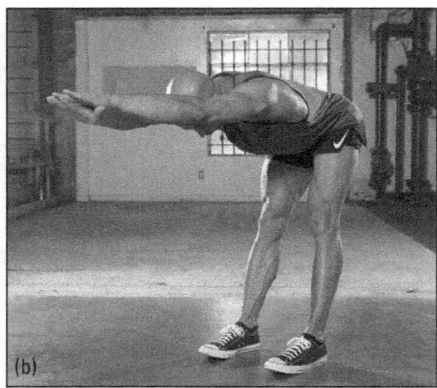

Abbildung 12.68: Setzen Sie sich aus dem Stand in die untere Position eines Squats mit T-Armhaltung zurück (a). Wechseln Sie in die untere Position eines rumänischen Deadlifts (b). Kehren Sie in die untere Position eines Squats mit T-Armhaltung zurück und stehen Sie dann auf.

Samstag

Samstags stehen Übungen in Bauchlage auf dem Programm. Führen Sie jede Übung in einem Satz mit zehn Wiederholungen durch. Bei einseitigen Übungen machen Sie alle Wiederholungen auf der linken Seite und dann auf der rechten Seite.

Hip Twists

Abbildung 12.69 zeigt die Ausgangs- und Endpositionen für Hip Twists. Eine vollständige Beschreibung dieser Übung finden Sie in Kapitel 4.

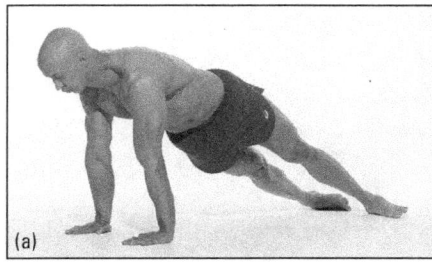 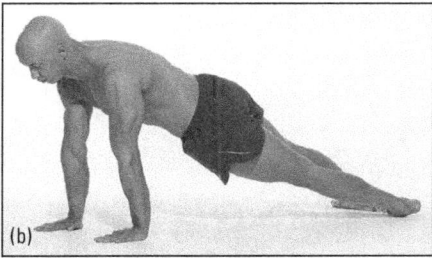

Abbildung 12.69: Rollen Sie aus der Push-up-Position Ihre Fersen nach rechts (a) und dann nach links, während Sie Ihre Hüften zentriert halten (b).

Moose Antlers

Abbildung 12.70 zeigt die Ausgangs- und Endpositionen für Moose Antlers. Eine vollständige Beschreibung dieser Übung finden Sie in Kapitel 4.

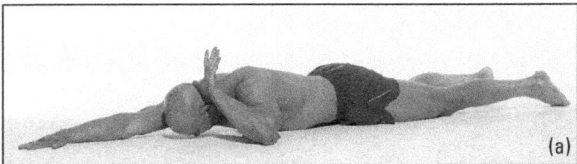

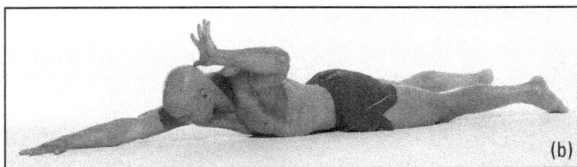

Abbildung 12.70: Strecken Sie Ihren rechten Arm über Ihren Kopf hinaus und legen Sie Ihren linken Daumen auf Ihren Hinterkopf (a). Drücken Sie dann Ihre rechte Hand in den Boden und heben Sie Ihren linken Ellbogen so hoch wie möglich (b).

Twists and Reaches

Abbildung 12.71 zeigt die Ausgangs- und Endpositionen für Twists and Reaches. Eine vollständige Beschreibung dieser Übung finden Sie in Kapitel 4.

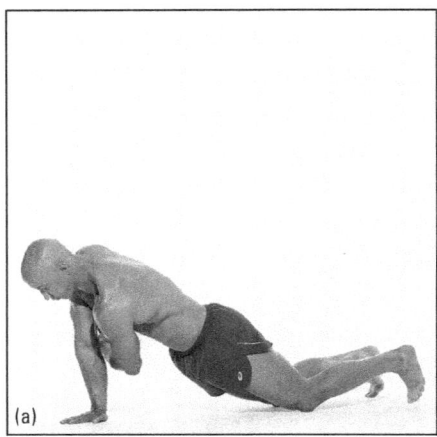 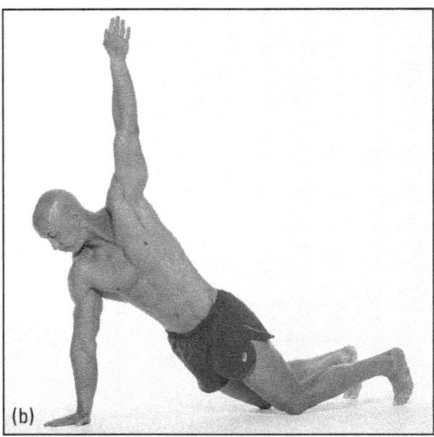

Abbildung 12.71: Greifen Sie mit dem linken Arm rechts unter Ihrem Körper hindurch (a) und strecken Sie ihn dann so hoch wie möglich nach oben (b).

Y-Cuffs

Abbildung 12.72 zeigt die Ausgangs- und Endpositionen für Y-Cuffs. Eine vollständige Beschreibung dieser Übung finden Sie in Kapitel 4.

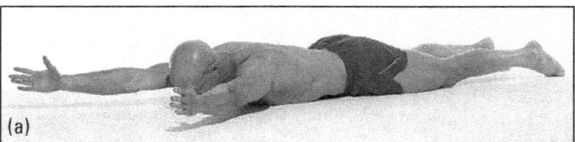

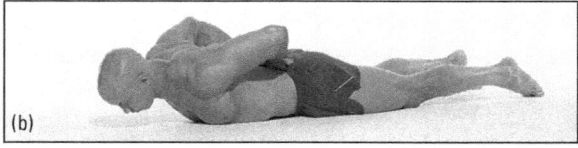

Abbildung 12.72: Strecken Sie Ihre Arme mit den Daumen nach oben in die Y-Position (a), legen Sie dann Ihre Hände auf Ihren unteren Rücken und heben Sie Ihre Ellbogen an (b).

Die aktive Erholungswoche

Herzlichen Glückwunsch – dies ist Ihre letzte Woche des Programms! Das Training dieser Woche soll eine vollständige Erholung und Vorbereitung sicherstellen, bevor Sie dieses Programm wiederholen oder mit Ihrer nächsten Trainingsroutine fortfahren. Woche 13 besteht aus leichten Trainingseinheiten, bei denen nur Bodenübungen verwendet werden. Diese Übungen helfen Ihnen, Ihre Beweglichkeit zu verbessern, und ermöglichen Ihnen gleichzeitig, sich zu erholen und wieder zu voller Kraft zu gelangen. Hier folgt ein Überblick über die Trainingswoche.

Montag	Dienstag	Mittwoch	Donnerstag	Freitag	Samstag
Übungen in Rückenlage	Übungen im Vierfüßlerstand	Übungen in der Bauchlage	Übungen in Rückenlage	Übungen im Vierfüßlerstand	Übungen in der Bauchlage
Dead Bugs	Dirty Dogs	Hip Twists	Dead Bugs	Dirty Dogs	Hip Twists
Glute-Hip-ups	Hip Circles	Moose Antlers	Glute-Hip-ups	Hip Circles	Moose Antlers
Windshield Wipers	Straight Wide Legs	Twists and Reaches	Windshield Wipers	Straight Wide Legs	Twists and Reaches
Ups and overs	Pointers	Y-Cuffs	Ups and overs	Pointers	Y-Cuffs

Montag

Montags stehen Übungen in Rückenlage auf dem Programm. Führen Sie jede Übung als Einzelsatz mit sechs Wiederholungen durch. Bei einseitigen Übungen führen Sie alle Wiederholungen auf der linken Seite und dann auf der rechten Seite durch. Die vollständigen Übungsbeschreibungen für alle diese Bewegungen finden Sie in Kapitel 4.

Dead Bugs

Abbildung 12.73 zeigt die Ausgangs- und Endpositionen für Dead Bugs.

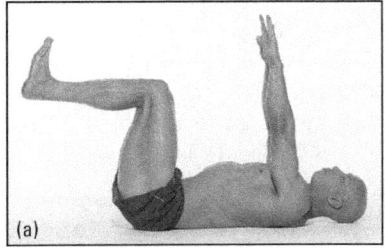
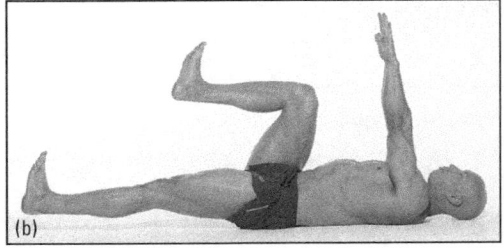

Abbildung 12.73: Legen Sie sich auf den Rücken, sodass sich Ihre Knie direkt über Ihren Hüften befinden (a). Strecken Sie dann Ihr linkes Bein vollständig aus, während Sie Ihren unteren Rücken in den Boden drücken (b).

Glute-Hip-ups

Abbildung 12.74 zeigt die Ausgangs- und Endpositionen für Glute-Hip-ups.

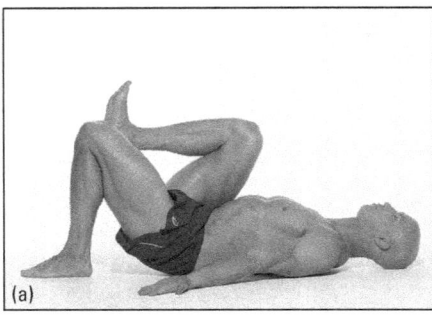 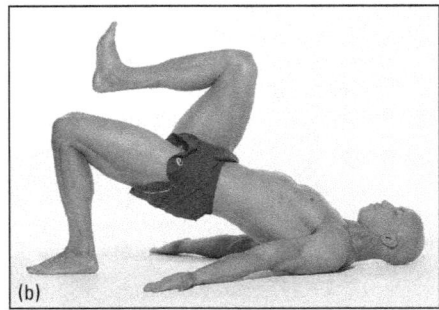

Abbildung 12.74: Platzieren Sie Ihren linken Fuß nahe an Ihren Hüften und ziehen Sie Ihr rechtes Knie an Ihre Brust (a). Heben Sie dann Ihre Hüften vollständig an, während Sie das rechte Knie an Ihre Brust ziehen (b).

Windshield Wipers

Abbildung 12.75 zeigt die Ausgangs- und Endpositionen für Windshield Wipers.

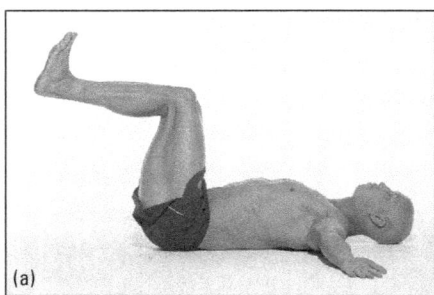 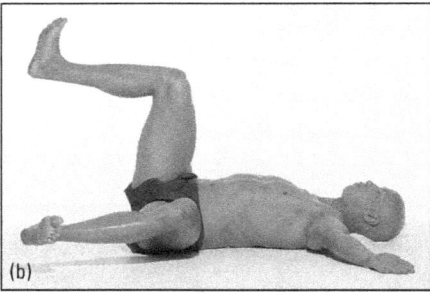

Abbildung 12.75: Bringen Sie Ihre Arme in die T-Position und heben Sie Ihre Beine über Ihre Hüften (a). Senken Sie Ihr linkes Bein und dann Ihr rechtes Bein, wobei Sie die Bewegung umkehren (b).

Ups and overs

Abbildung 12.76 zeigt die Ausgangs- und Endpositionen für Ups and overs.

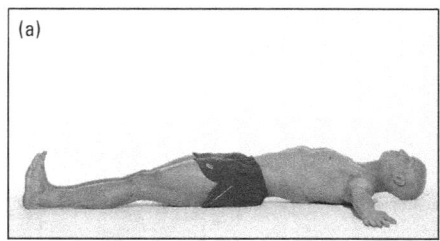 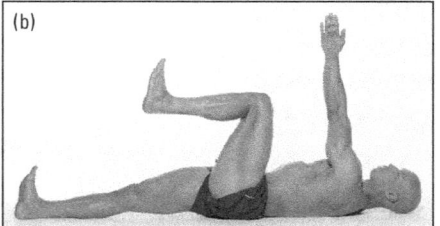

Abbildung 12.76: Strecken Sie Ihre Arme in T-Position (a) und ziehen Sie dann Ihr linkes Knie zur Brust, während Sie mit dem linken Arm nach oben greifen (b). Wiederholen Sie die Übung und strecken Sie Ihren Arm über den Körper.

Dienstag

Dienstag ist für Übungen im Vierfüßlerstand vorgesehen. Führen Sie jede Übung als einzelnen Satz mit sechs Wiederholungen durch. Bei einseitigen Übungen machen Sie alle Wiederholungen auf der linken Seite und dann auf der rechten Seite.

Dirty Dogs

Abbildung 12.77 zeigt die Ausgangs- und Endpositionen für Dirty Dogs.

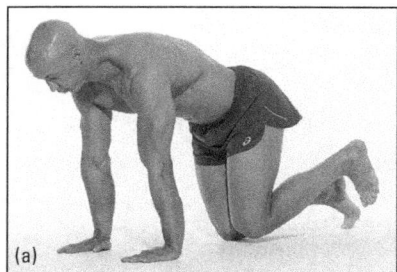 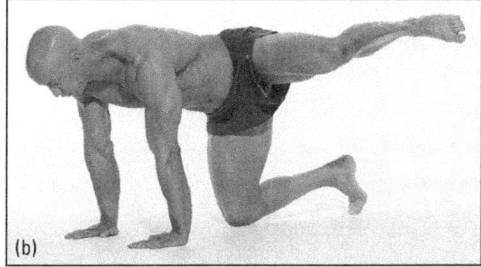

Abbildung 12.77: Gehen Sie in eine Vierfüßlerposition, wobei Ihr linkes Knie leicht über dem Boden bleibt (a), und heben Sie Ihr linkes Knie so hoch wie möglich (b).

Hip Circles

Abbildung 12.78 zeigt die Ausgangs- und Endpositionen für Hip Circles.

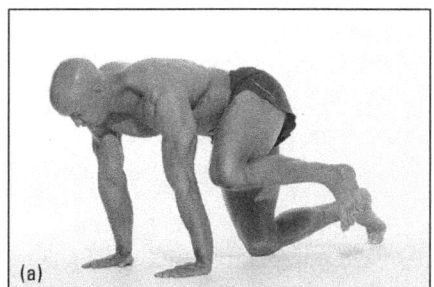 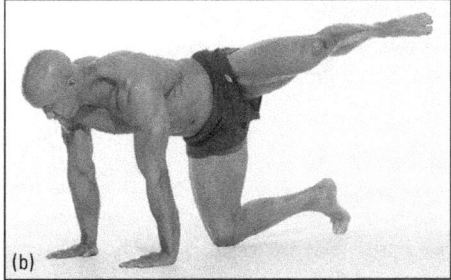

Abbildung 12.78: Gehen Sie in eine Vierfüßlerposition, wobei Ihr linkes Knie leicht über dem Boden bleibt (a), und beschreiben Sie dann mit dem Knie einen großen Kreis, wobei Sie es vor- und zurückbewegen (b).

Straight Wide Legs

Abbildung 12.79 zeigt die Ausgangs- und Endpositionen für Straight Wide Legs.

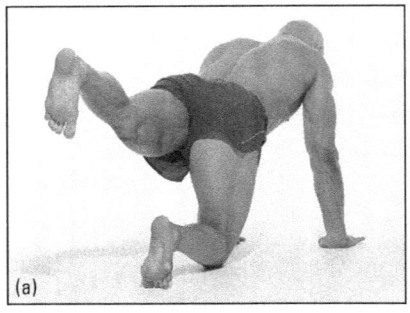
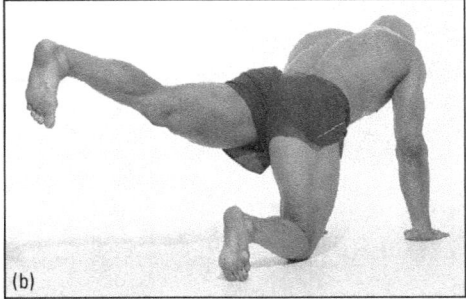

Abbildung 12.79: Gehen Sie in eine Vierfüßlerposition, wobei Ihr linkes Bein vollständig ausgestreckt ist (a). Strecken Sie Ihr linkes Bein nach links aus, während Ihr linkes Knie gerade nach unten zeigt (b).

Pointer

Abbildung 12.80 zeigt die Ausgangs- und Endpositionen für Pointer.

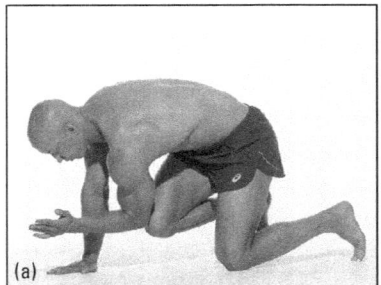
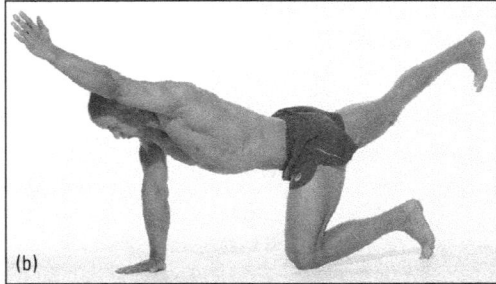

Abbildung 12.80: Bringen Sie Ihren linken Ellbogen zum rechten Knie (a). Strecken Sie dann Ihren linken Arm und Ihr rechtes Bein vollständig aus und heben Sie sie so hoch wie möglich an (b).

Mittwoch

Mittwochs stehen Übungen in Bauchlage auf dem Programm. Führen Sie jede Übung als einzelnen Satz mit sechs Wiederholungen durch. Bei einseitigen Übungen führen Sie alle Wiederholungen auf der linken Seite und dann auf der rechten Seite durch.

Hip Twists

Abbildung 12.81 zeigt die Ausgangs- und Endpositionen für Hip Twists.

KAPITEL 12 Ein Programm für 13 Wochen 255

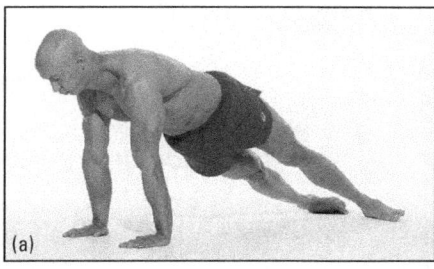 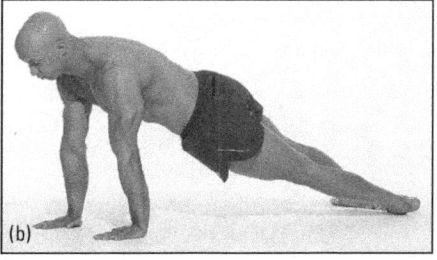

Abbildung 12.81: Rollen Sie aus der Push-up-Position Ihre Fersen nach rechts (a) und dann nach links, während Sie Ihre Hüften zentriert halten (b).

Moose Antlers

Abbildung 12.82 zeigt die Ausgangs- und Endpositionen für Moose Antlers.

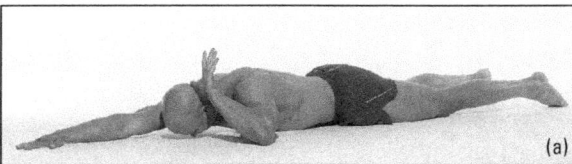

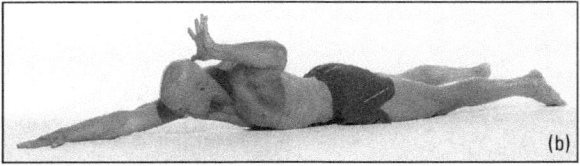

Abbildung 12.82: Strecken Sie den rechten Arm über Ihren Kopf hinaus und legen Sie Ihren linken Daumen auf Ihren Hinterkopf (a). Drücken Sie dann Ihre rechte Hand in den Boden und heben Sie Ihren linken Ellbogen so hoch wie möglich (b).

Twists and Reaches

Abbildung 12.83 zeigt die Ausgangs- und Endpositionen für Twists and Reaches.

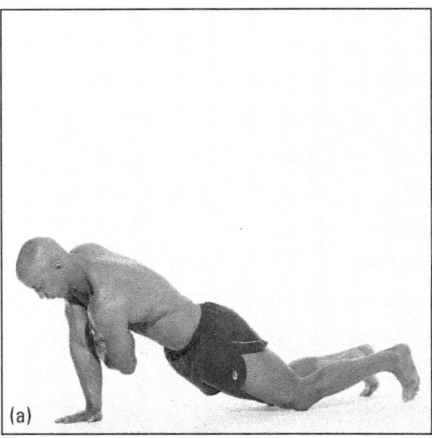
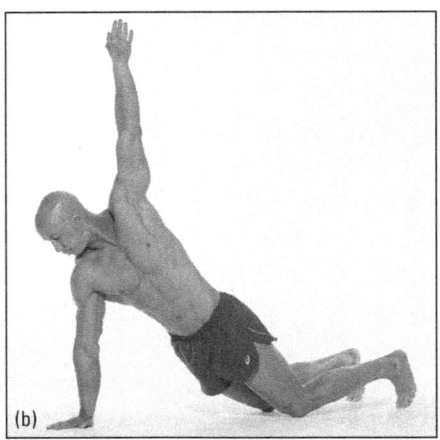

Abbildung 12.83: Greifen Sie mit dem linken Arm rechts unter Ihrem Körper hindurch (a) und strecken Sie ihn so hoch wie möglich nach oben (b).

Y-Cuffs

Abbildung 12.84 zeigt die Anfangs- und Endpositionen für Y-Cuffs.

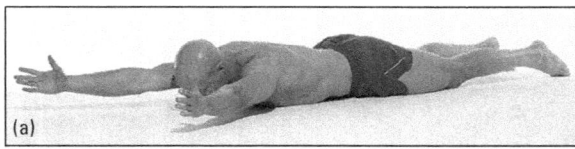
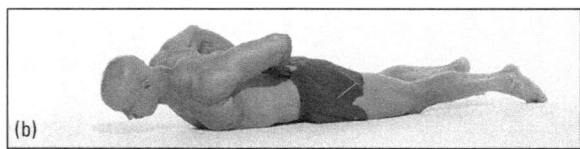

Abbildung 12.84: Strecken Sie Ihre Arme mit den Daumen nach oben in die Y-Position (a), legen Sie dann Ihre Hände auf Ihren unteren Rücken und heben Sie Ihre Ellbogen an (b).

Donnerstag

Donnerstag sind Übungen in Rückenlage angesagt. Führen Sie jede Übung als einzelnen Satz mit sechs Wiederholungen durch. Bei einseitigen Übungen machen Sie alle Wiederholungen auf der linken Seite und dann auf der rechten Seite.

Dead Bugs

Abbildung 12.85 zeigt die Ausgangs- und Endpositionen für Dead Bugs.

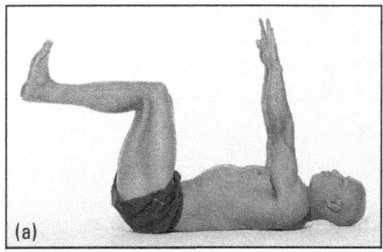 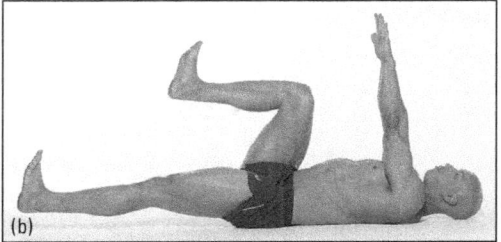

Abbildung 12.85: Legen Sie sich auf den Rücken, sodass sich Ihre Knie direkt über Ihren Hüften befinden (a). Strecken Sie dann Ihr linkes Bein vollständig aus, während Sie Ihren unteren Rücken in den Boden drücken (b).

Glute-Hip-ups

Abbildung 12.86 zeigt die Ausgangs- und Endpositionen für Glute-Hip-ups.

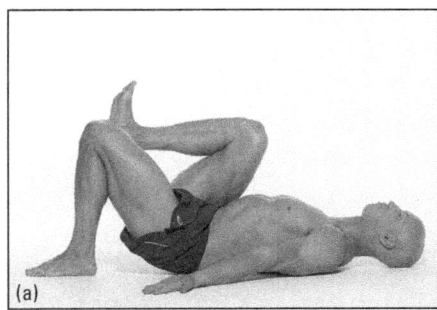 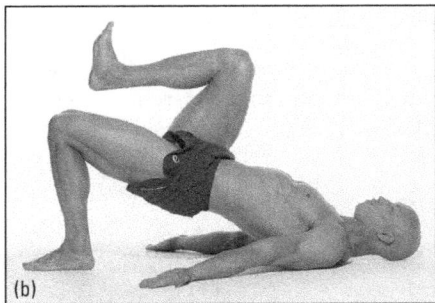

Abbildung 12.86: Platzieren Sie Ihren linken Fuß nahe an Ihren Hüften und ziehen Sie Ihr rechtes Knie an Ihre Brust (a). Heben Sie dann Ihre Hüften vollständig an, während Sie das rechte Knie an Ihre Brust ziehen (b).

Windshield Wipers

Abbildung 12.87 zeigt die Ausgangs- und Endpositionen für Windshield Wipers.

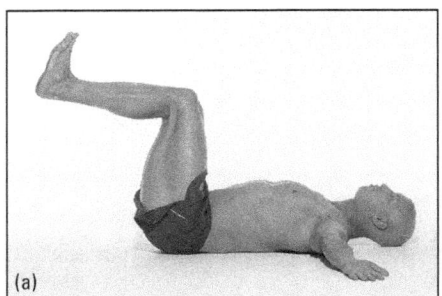 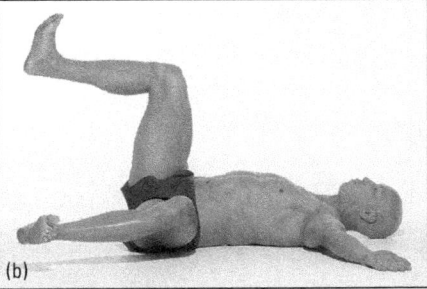

Abbildung 12.87: Bringen Sie Ihre Arme in die T-Position und heben Sie Ihre Beine über Ihre Hüften (a). Senken Sie dann abwechselnd Ihr linkes und rechtes Bein (b).

Up and overs

Abbildung 12.88 zeigt die Ausgangs- und Endpositionen für Up and overs.

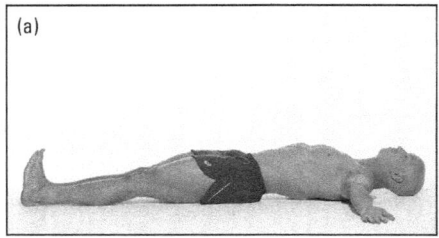 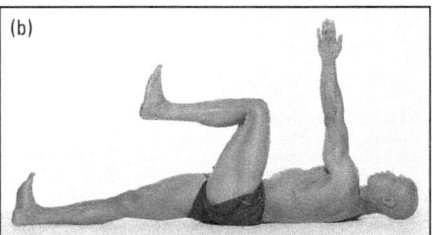

Abbildung 12.88: Strecken Sie sich mit den Armen in T-Position (a). Ziehen Sie dann Ihr linkes Knie zur Brust, während Sie mit dem linken Arm nach oben greifen (b). Wiederholen Sie die Übung und strecken Sie den Arm über Ihren Körper.

Freitag

Am Freitag sind Übungen im Vierfüßlerstand angesagt. Führen Sie jede Übung in einem Satz mit zehn Wiederholungen durch. Bei einseitigen Übungen machen Sie alle Wiederholungen auf der linken Seite und dann auf der rechten Seite.

Dirty Dogs

Abbildung 12.89 zeigt die Ausgangs- und Endpositionen für Dirty Dogs.

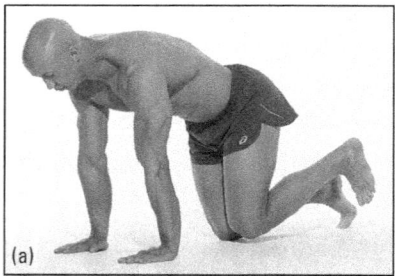 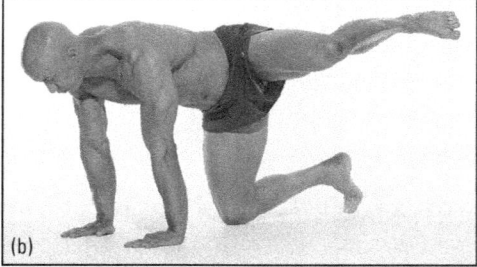

Abbildung 12.89: Gehen Sie in eine Vierfüßlerposition, wobei Ihr linkes Knie leicht über dem Boden bleibt (a), und heben Sie dann Ihr linkes Knie so hoch wie möglich (b).

Hip Circles

Abbildung 12.90 zeigt die Ausgangs- und Endpositionen für Hip Circles.

KAPITEL 12 Ein Programm für 13 Wochen 259

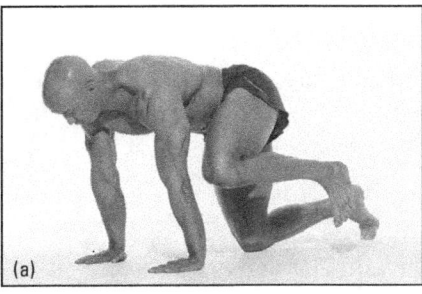 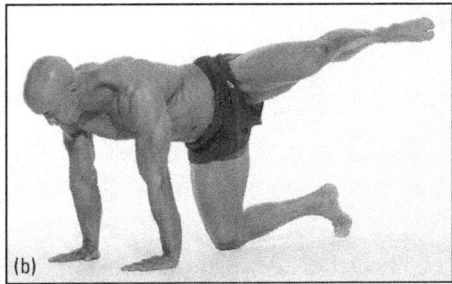

Abbildung 12.90: Gehen Sie in eine Vierfüßlerposition, wobei Ihr linkes Knie leicht über dem Boden bleibt (a), und beschreiben Sie dann mit dem Knie einen großen Kreis, wobei Sie es vor- und zurückbewegen (b).

Straight Wide Legs

Abbildung 12.91 zeigt die Ausgangs- und Endpositionen für Straight Wide Legs.

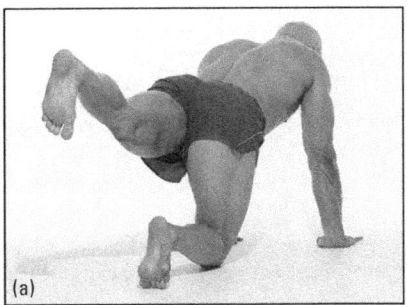 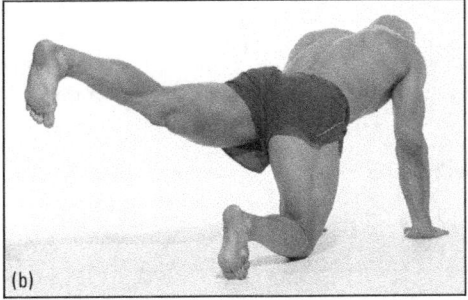

Abbildung 12.91: Gehen Sie in eine Vierfüßlerposition, wobei Ihr linkes Bein vollständig ausgestreckt ist (a), und strecken Sie es dann nach links aus, während Ihr linkes Knie gerade nach unten zeigt (b).

Pointer

Abbildung 12.92 zeigt die Ausgangs- und Endpositionen für Pointer.

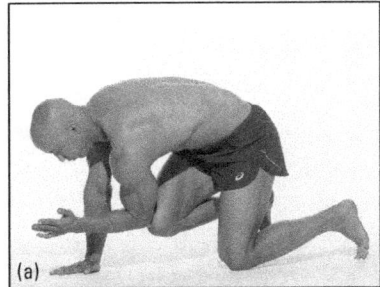 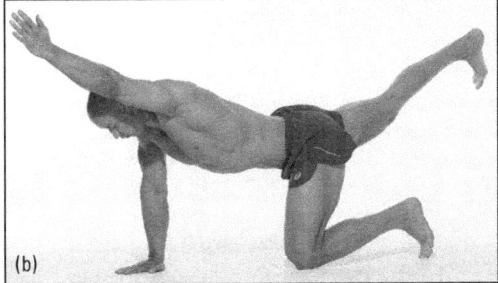

Abbildung 12.92: Bringen Sie Ihren linken Ellbogen zum rechten Knie (a). Strecken Sie dann Ihren linken Arm und Ihr rechtes Bein vollständig aus und heben Sie sie so hoch wie möglich an (b).

Samstag

Samstags stehen Übungen in Bauchlage auf dem Programm. Führen Sie jede Übung als einzelnen Satz mit sechs Wiederholungen durch. Bei einseitigen Übungen führen Sie alle Wiederholungen auf der linken Seite und dann auf der rechten Seite durch.

Hip Twists

Abbildung 12.93 zeigt die Ausgangs- und Endpositionen für Hip Twists.

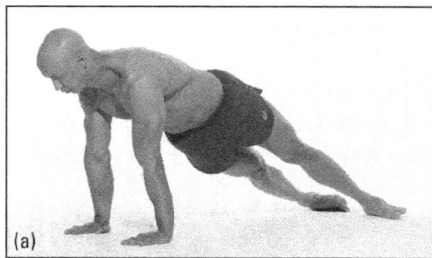 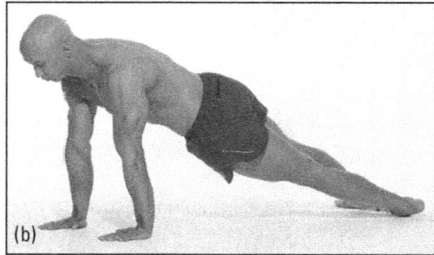

Abbildung 12.93: Rollen Sie aus der Push-up-Position Ihre Fersen nach rechts (a) und dann nach links, während Sie Ihre Hüften zentriert halten (b).

Moose Antlers

Abbildung 12.94 zeigt die Ausgangs- und Endpositionen für Moose Antlers.

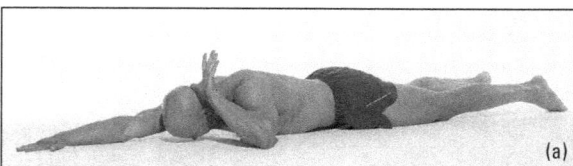

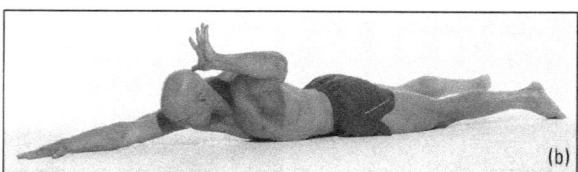

Abbildung 12.94: Strecken Sie Ihren rechten Arm über Ihren Kopf hinaus und legen Sie Ihren linken Daumen auf Ihren Hinterkopf (a). Drücken Sie dann Ihre rechte Hand in den Boden und heben Sie Ihren linken Ellbogen so hoch wie möglich (b).

Twists and Reaches

Abbildung 12.95 zeigt die Ausgangs- und Endpositionen für Twists and Reaches.

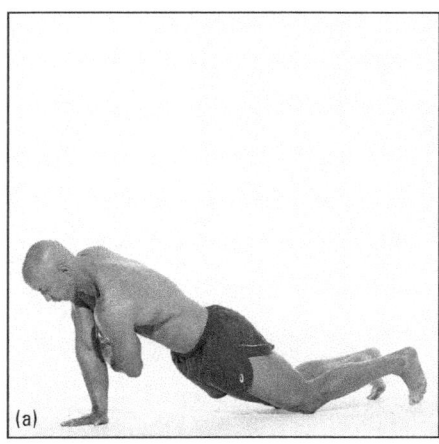 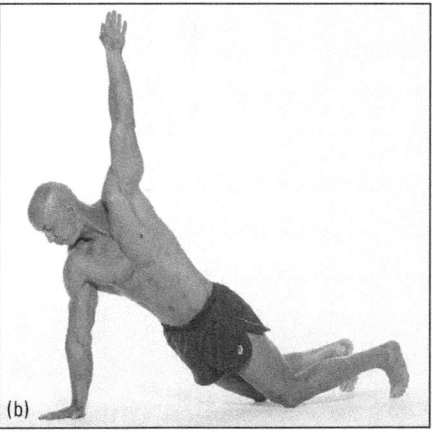

Abbildung 12.95: Greifen Sie mit dem linken Arm rechts unter Ihrem Körper hindurch (a) und strecken Sie ihn dann so hoch wie möglich nach oben (b).

Y-Cuffs

Abbildung 12.96 zeigt die Anfangs- und Endpositionen für Y-Cuffs.

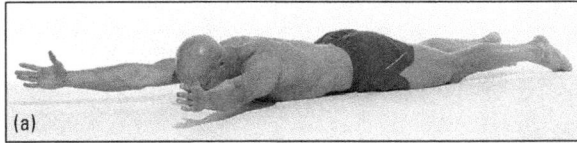

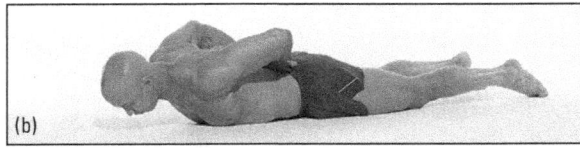

Abbildung 12.96: Strecken Sie Ihre Arme mit den Daumen nach oben in die Y-Position (a), legen Sie dann Ihre Hände auf Ihren unteren Rücken und heben Sie Ihre Ellbogen (b).

 Wenn Sie dieses 13-wöchige Programm abgeschlossen haben oder sich per Video anleiten lassen möchten, besuchen Sie marklauren.com. Dort haben wir Programme für Jahre, die Sie Wiederholung für Wiederholung und Tag für Tag begleiten. Mit Programmen wie dem Vorbereitungsprogramm, täglichen Workouts und der 90-Tage-Challenge können Sie auf intelligente Weise zu einem sehr viel höheren Fitnessniveau gelangen. Verwenden Sie den Promocode STRONG15, um 15 % auf das Jahresabo zu sparen. Wir haben auch eine hilfreiche und aktive Community, der Sie unter community.marklauren.com kostenlos beitreten können.

Teil IV
Calisthenics für besondere Umstände

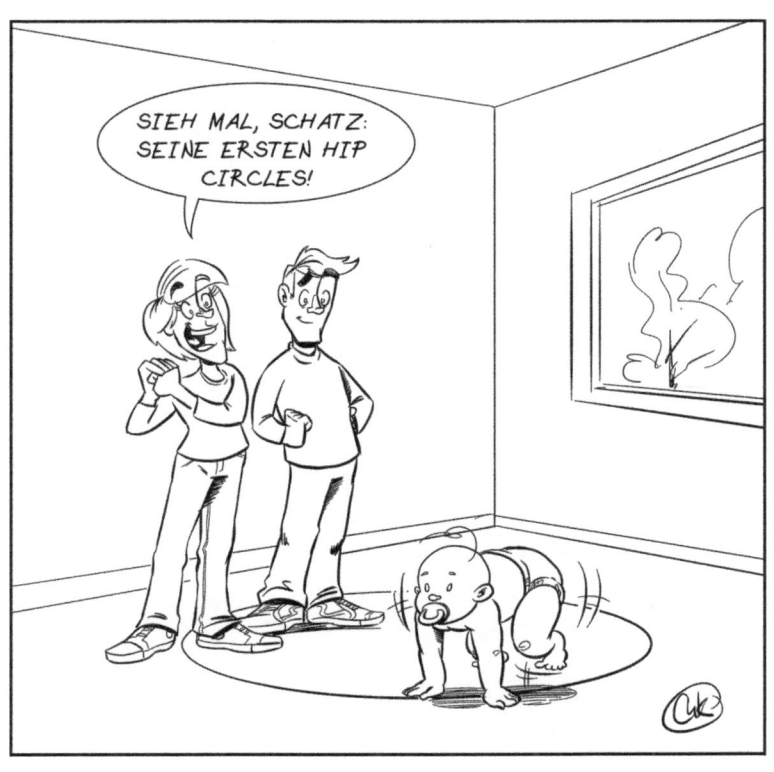

IN DIESEM TEIL ...

✔ Bereiten Sie Ihren Körper und Ihren Geist vor und nach einer Entbindung vor.

✔ Überwinden Sie Verletzungen und eingeschränkte Mobilität durch einen Neuaufbau Ihrer Fitness-Grundlage.

✔ Halten Sie Ihre Kinder (und sich selbst) gesund und glücklich durch Bewegung.

✔ Erledigen Sie Ihr Workout für Ihren gesamten Körper in nur neun Minuten täglich.

> **IN DIESEM KAPITEL**
>
> Vor, während und nach der Schwangerschaft fit sein
>
> Entspannt trainieren
>
> Die Stresstoleranz steigern
>
> Die Regeneration verbessern

Kapitel 13
Calisthenics während der Schwangerschaft

Calisthenics bereitet Sie nicht nur auf eine bestimmte Sportart vor. Es bereitet Sie auch auf das Leben vor. Und wofür könnte eine perfekte Vorbereitung wichtiger sein als für neues Leben selbst? In diesem Kapitel erfahren Sie, wie Sie vor, während und nach der Schwangerschaft fit bleiben.

Es ist immer eine gute Idee, vor Beginn eines Trainingsprogramms Ihren Arzt zu konsultieren, und das gilt umso mehr, wenn Sie während der Schwangerschaft trainieren! Vergewissern Sie sich vor dem Training, dass Ihr Gynäkologe grünes Licht für das Training gegeben hat, insbesondere wenn Sie ein neues Programm beginnen.

Die Vorteile von Sport vor und nach der Geburt

Alle Vorteile, die Calisthenics für das allgemeine Wohlbefinden einer Person bietet, werden in der Schwangerschaft noch verstärkt. Körpergewichtsübungen können einer Frau helfen, sich auf die körperlichen und emotionalen Veränderungen vorzubereiten, die sie während der Schwangerschaft erlebt. Zu den Vorteilen regelmäßiger, aber vorsichtiger Übungen während dieser transformativen Phase gehören verbesserte Kraft, bessere Stimmung und eine leichtere Geburt.

Bewegung verbessert auch Ihr geistiges Wohlbefinden. Gibt es eine Zeit, in der dies für Sie und Ihr Baby wichtiger sein könnte?

Regelmäßige körperliche Aktivität hilft, übermäßige Gewichtszunahme einzudämmen, das Risiko von Schwangerschaftsdiabetes zu verringern und die allgemeine Stoffwechselgesundheit zu verbessern. Die Aufrechterhaltung eines gesunden Gewichts ist für das Wohlbefinden sowohl der Mutter als auch des sich entwickelnden Kindes von entscheidender Bedeutung.

Aufpassen und es langsam angehen

Schwangere sollten unbedingt ihren Arzt konsultieren, bevor sie während der Schwangerschaft mit einem Trainingsprogramm beginnen oder es fortsetzen. Zu den Risiken gehören:

- ✔ **Verletzung:** Die Teilnahme an Aktivitäten mit hoher Belastung oder Übungen, bei denen Sturzgefahr besteht, kann die Verletzungsgefahr sowohl für die Mutter als auch für das sich entwickelnde Baby erhöhen. Aktivitäten wie Kontaktsportarten, Skifahren oder intensives Cardiotraining können ein höheres Risiko darstellen.

  Außerdem ist während einer Schwangerschaft die Produktion von Relaxin erhöht, einem Hormon, das die Elastizität des Bindegewebes fördert. Wenn Ihr Bewegungsradius praktisch über Nacht zunimmt, ohne dass Sie vorher die Möglichkeit hatten, Kraft in diesen Extrempositionen aufzubauen, kann es leicht zu Verletzungen kommen.

- ✔ **Überhitzung:** Eine Erhöhung der Körpertemperatur während des Trainings kann für den Fötus schädlich sein. Überhitzung steht in Zusammenhang mit einem erhöhten Risiko von Geburtsfehlern in der Frühschwangerschaft und einem erhöhten Risiko von Dehydrierung, Frühgeburten und Neuralrohrdefekten in späteren Stadien. Es ist wichtig, das Training in heißen und feuchten Umgebungen zu vermeiden, ausreichend zu trinken und auf die Signale Ihres Körpers zu hören, um eine Überhitzung zu vermeiden.

- ✔ **Vorzeitige Wehen:** Intensives Training und übermäßige körperliche Anstrengung können Wehen auslösen und in manchen Fällen zu vorzeitigen Wehen führen. Es ist wichtig, die Grenzen Ihres Körpers zu kennen und zu vermeiden, sich über das hinaus zu bewegen, was sich angenehm anfühlt.

- ✔ **Reduzierte Durchblutung der Gebärmutter:** Bestimmte Übungen, bei denen Sie über längere Zeit flach auf dem Rücken liegen müssen, insbesondere nach dem ersten Trimester, können die untere Hohlvene (eine große Vene) zusammendrücken und die Durchblutung der Gebärmutter verringern. Dies kann möglicherweise die Sauerstoffversorgung des Fötus beeinträchtigen. Es sollte vermieden werden, längere Zeit flach auf dem Rücken zu liegen.

Vorbereitung auf eine schöne Schwangerschaft und Geburt

Einer der größten Vorteile von Calisthenics besteht vielleicht darin, dass es die Ausdauer und das Durchhaltevermögen verbessert, was bei Wehen und Entbindung von Vorteil sein kann.

Fit werden vor der Schwangerschaft

Ihre Fähigkeit, während der Schwangerschaft Aktivitäten beibehalten zu können, hängt hauptsächlich von Ihrem Fitnessniveau vor der Schwangerschaft ab. Wenn Sie vor der Schwangerschaft in Form kommen, verbessern Sie Ihre Fitness (oder Vorbereitung) für die Schwangerschaft, was sich wiederum auf Ihre Fähigkeit auswirkt, sich an die körperlichen Veränderungen anzupassen, die während der Schwangerschaft auftreten.

Während der Schwangerschaft ist nicht der beste Zeitpunkt, um mit einem Trainingsprogramm zu beginnen. Wenn Sie es aber tun, sollten Sie mit einem äußerst sanften Trainingsprogramm beginnen, das mithilfe Ihres Arztes entwickelt wurde.

Volumen vor Intensität

Wie bereits erwähnt, sollten Sie vor Beginn eines Trainingsprogramms immer Ihren Arzt konsultieren, insbesondere während der Schwangerschaft. Er kann Ihnen Hinweise geben, was Sie individuell sicher vertragen. Einige offensichtliche Tabus während der Schwangerschaft sind Aktivitäten, bei denen Stürze oder harte Stöße riskiert werden.

Als allgemeine Regel gilt, dass es am besten ist, sich auf leichte Übungen zu konzentrieren. Wenn Sie den Schwierigkeitsgrad Ihrer Aktivität steigern wollen, erhöhen Sie die Anzahl an leichten Übungen, statt den Schwierigkeitsgrad oder die Intensität Ihrer Aktivität zu erhöhen.

Versuchen Sie beispielsweise, das Volumen statt der Intensität zu erhöhen, indem Sie die Häufigkeit Ihrer Trainingseinheiten erhöhen, statt den Schwierigkeitsgrad zu steigern. Oder versuchen Sie, die Anzahl der Sätze in einer Trainingseinheit zu erhöhen, statt den Schwierigkeitsgrad der Übungen zu steigern.

Gehen Sie gegebenenfalls einen Schritt zurück und konzentrieren Sie sich auf einfachere Bewegungen, und erhöhen Sie einfach deren Häufigkeit, wenn Sie das Gefühl haben, dass Sie eine größere Herausforderung brauchen.

Gesteigerte Stresstoleranz

Sport kann viele potenziell negative Nebenwirkungen einer Schwangerschaft bekämpfen. Frauen erleben beispielsweise häufig hormonelle Veränderungen, die zu Stimmungsschwankungen und erhöhtem Stress führen können. Sport setzt Endorphine frei – die sogenannten »Wohlfühlhormone« –, die Stress, Angst und Depressionen entgegenwirken. Sie fördern bessere Schlafmuster, steigern das Selbstwertgefühl und verbessern das Körperbild. Außerdem können sie werdenden Müttern helfen, sich an die körperlichen und emotionalen Veränderungen anzupassen, die mit der Schwangerschaft einhergehen.

Tatsächlich kann Calisthenics vom ersten Tag der Schwangerschaft über die Geburt bis hin zur Mutterschaft hilfreich sein. Stärkere Muskeln tragen zu einer besseren Haltung, weniger Rückenschmerzen und einem verbesserten Gleichgewicht bei. Dies bekämpft den körperlichen Stress, der entsteht, wenn man eine zusätzliche Person in seinem Bauch und später in seinen Armen herumträgt.

Die Bodyweight-Übungen in diesem Buch helfen, die für die Geburt benötigten Muskeln wie Rumpf-, Beckenboden- und Beinmuskulatur zu stärken. Und da Calisthenics das Energieniveau steigert, lindert es die Erschöpfung, die oft in den ersten Phasen der Mutterschaft auftritt.

Verbesserte Regeneration

Durch körperliche Betätigung können Sie sich besser von körperlich, geistig und emotional belastenden Situationen erholen. Schwangerschaft, Geburt und Mutterschaft sind dabei vielleicht die extremsten Situationen.

Gesunde Frauen haben eine höhere Wahrscheinlichkeit, gesunde Babys zu bekommen. Und das sind noch nicht alle Vorteile. Nach der Geburt hilft Calisthenics bei der Erholung nach der Entbindung, stellt Kraft und Energie wieder her und fördert das geistige Wohlbefinden.

Idealerweise sind Sie bereits vor der Schwangerschaft fit, damit Sie während der Schwangerschaft mit sicherem und sanftem Training fortfahren und Ihre Fitness bis zur Entbindung möglichst aufrechterhalten können.

Die Bodyweight-Übungen in diesem Buch helfen, den Muskeltonus wiederherzustellen, insbesondere im Bauchbereich, der während der Schwangerschaft und der Entbindung geschwächt werden kann. Die Stärkung dieser Muskeln kann Rückenschmerzen lindern, die Körperhaltung verbessern und Problemen wie Harninkontinenz vorbeugen. Bewegung liefert auch dringend benötigte Energie und bekämpft die Müdigkeit nach der Entbindung. Und wie immer stimuliert Bewegung die Produktion von Endorphinen, lindert die Symptome einer postnatalen Depression und fördert das allgemeine geistige Wohlbefinden.

Die Pflege eines Neugeborenen kann die zeitaufwendigste Aufgabe sein, die ein Mensch jemals erledigen wird. Wenn Sie sich jedoch Zeit für Ihre eigene körperliche Betätigung nehmen, kann das die Arbeit nur erleichtern. Sowohl Sie als auch Ihr Kind brauchen und verdienen Ihr stärkstes Ich.

> **IN DIESEM KAPITEL**
>
> Auf das Leben vorbereitet sein und bleiben
>
> Körperhaltung und Gelenkfunktionen verbessern
>
> Vom Boden aufstehen und sich auf den Boden setzen
>
> Fit bleiben bis ins hohe Alter

Kapitel 14
Training bei eingeschränkter Mobilität

Wie Sie inzwischen gelernt haben, hängt die sportliche Leistung in erster Linie von der richtigen Körperhaltung ab, und diese beruht auf einer idealen Gelenkausrichtung. Aber was, wenn Sie Ihre Gelenke nicht optimal ausrichten können? Millionen von Menschen leiden unter kurzfristigen, akuten Verletzungen oder kämpfen mit längerfristigen, chronischen Mobilitätsproblemen. Wenn Sie einer von ihnen sind, birgt ein falsches Training große Risiken.

Im Gegensatz dazu kann richtiges Calisthenics-Training große Vorteile bringen. In diesem Kapitel wird erklärt, warum es wichtig ist, Calisthenics in Ihr Leben zu integrieren, selbst wenn (und insbesondere wenn!) Sie Probleme mit der Beweglichkeit haben. Die Übungen in diesem Kapitel können Ihnen helfen, Ihre allgemeine Beweglichkeit zu steigern und sich besser zu fühlen. Kapitel 10 enthält auch Übungen, die Ihnen helfen können, Ihre Beweglichkeit zu verbessern.

Das Wesentliche richtig machen

Sich in idealer Gelenkausrichtung zu bewegen bedeutet, so effizient wie möglich durchs Leben zu gehen. Aber wenn Sie die ideale Gelenkausrichtung nicht erreichen können, wird das Training ineffizient. Ihr Körper wird oft versuchen, dies zu kompensieren, indem er seine besser funktionierenden Gelenke und Gliedmaßen nutzt, um das Ganze auszugleichen.

Kehren wir zurück zu der Analogie aus Kapitel 1, die Ihren Körper mit einem Turm vergleicht, der nur dank der Spannleinen (Schnüre, die den Turm festhalten) aufrecht steht.

Wenn sie alle perfekt positioniert und ausbalanciert sind, können Türme Hurrikanen und Erdbeben standhalten.

Stellen Sie sich nun vor, eine Spannleine wird locker. Wenn Sie als Reaktion darauf die anderen Spannleinen verstärken und festziehen, was passiert dann mit dem Turm? Ihr Turm biegt und neigt sich in diese Richtungen. Und wenn er nicht von selbst umfällt, wird er beim nächsten Sturm zu Boden stürzen.

Die Ironie besteht darin, dass der Versuch, dies durch die Nutzung funktionierender Gelenke und Gliedmaßen auszugleichen, Sie nicht gesünder macht, sondern oft zu weiteren Verletzungen führt. Ihr Körper tut dies auf natürliche Weise, ohne dass Sie es überhaupt bemerken, bis es allzu oft zu spät ist.

Der Schlüssel zur Verbesserung der Kraft Ihres Körpers liegt darin, sicher zu beginnen und dann effektiv Ihre sportliche Grundlage aufzubauen.

Finden Sie Ihren sichersten Ausgangspunkt

Es kommt vor allem darauf an, zum sichersten Ausgangspunkt zurückzukehren. Eine ideale Ausrichtung bedeutet, dass Sie sich in Positionen begeben können, in denen Sie Kraft sicher aufnehmen können. Stresstoleranz und sportliche Leistung hängen unter anderem von Ihrer Fähigkeit ab, Ihren Körper richtig zu positionieren. Bodenübungen sind hierfür ideal. Die Bewegungen in Bauchlage, Seitenlage, Rückenlage und im Vierfüßlerstand machen es einfach, eine gute Haltung beizubehalten und gleichzeitig alle Gelenkfunktionen zu trainieren.

 Die Bodenübungen in diesem Buch kann praktisch jeder machen. Dies sind die Trainingseinheiten am Dienstag, Donnerstag und Samstag im 13-wöchigen Trainingsprogramm. Fangen Sie also dort an. Halten Sie alle Teile Ihres Körpers gerade und in perfekter Ausrichtung, wie beschrieben und auf den Fotos gezeigt.

Die einzige Variable ist Ihr Bewegungsbereich.

Wenn Sie beispielsweise bei Dirty Dogs, bei denen es um die externe Hüftrotation geht, nur einen Bewegungsspielraum von fünf Zentimetern haben, ist das völlig in Ordnung. Und genau so führen Sie die Übung dann aus.

In der nächsten Woche schaffen Sie vielleicht sechs Zentimeter, dann in der darauf folgenden Woche sieben Zentimeter, bis Sie schließlich einen zufriedenstellenden, schmerzfreien Bewegungsbereich erreichen. Der Bewegungsbereich ist bei jedem anders. Ihr ultimativer Bewegungsbereich ist der, der für Sie zufriedenstellend ist, um mit optimaler Leistung und ohne Schmerzen durchs Leben zu gehen. Das ist Ihr Fortschritt.

Üben Sie die Bodenübungen so lange, wie Sie Fortschritte machen. Normalerweise bedeutet das, dass Sie den 13-Wochen-Zyklus zwei- oder dreimal durchlaufen. Dann können Sie mit dem Krafttraining am Montag, Mittwoch und Freitag fortfahren.

Das 13-Wochen-Programm in Kapitel 12 wurde bewusst so konzipiert. Fortgeschrittene können alle sechs Trainingstage pro Woche absolvieren, während jemand mit eingeschränkter Mobilität es mit drei Tagen dienstags, donnerstags und samstags versuchen sollte. Sie werden großartige Ergebnisse erzielen, wenn Sie ein paar 13-Wochen-Zyklen lang bei den Bodenübungen bleiben, bis Sie bereit sind, mit den schwierigeren Übungen zu beginnen. Das systematische Training aller Gelenkfunktionen ist eine unglaublich einfache und effektive Möglichkeit, Schmerzen zu beseitigen und die Mobilität zu steigern.

Das ultimative Beispiel für die Überwindung eingeschränkter Mobilität

Vor ein paar Jahren bat mich der Direktor des Rehabilitationszentrums der Sporthochschule Köln, das Zentrum für Kinder mit Zerebralparese zu besuchen. Ich erfuhr bald, dass es als die weltweit führende Klinik für Kinder mit dauerhaften Bewegungsstörungen gilt. Viele von ihnen können sich überhaupt nicht mehr fortbewegen. Die Kinder trainieren den ganzen Tag mit renommierten Therapeuten, Tag für Tag. Die Pflege und die Technologie, die diese Kinder erhalten, verblüfften mich. Wir unterbrachen unseren Rundgang durch die Einrichtung, um einen kleinen Jungen namens Fabien zu beobachten, der in einer monströsen, komplexen, computergesteuerten, Science-Fiction-ähnlichen Maschine hing, die ihn zum Gehen brachte, etwas, das er nie allein schaffen würde.

»Aber kann er überhaupt vom Boden aufstehen?«, fragte ich.

Der Direktor schüttelte den Kopf.

Es war, als würde eine Maschine Ihre Hand zwingen, Gleichungen aus der Analysis zu schreiben, während Sie noch mit der Grundrechenart kämpfen.

Am nächsten Tag durfte ich eine Stunde mit dem neunjährigen Fabien verbringen. Ich trug Fabien zu einer Trainingsmatte und legte ihn in Wiegeposition auf die Seite, wobei seine Knie übereinander lagen und zur Brust gezogen waren. Anfangs konnte er sein oberes Knie kaum vom unteren Knie heben, was eine Außenrotation der Hüfte erfordert. Aber er war ein extrem aufgewecktes und motiviertes Kind. Wir übten daran, bis er seine Beine schnell öffnen und tatsächlich meinem Druck auf sein Knie widerstehen konnte. Nach weiteren isolierten Gelenkfunktionen in Liegepositionen brachte ich ihn zum Rollen. Dann arbeiteten wir uns Bewegung für Bewegung vor, um ihn von der Bauchlage in eine Vierfüßlerposition zu bringen. Ich zeigte ihm, wie er sein Gewicht verlagern musste, um sein Bein unter sich zu bekommen, und wie er sich in eine vollständige Vierfüßlerposition vorarbeiten konnte. Eine Stunde später sah ich, wie Fabien zum ersten Mal in seinem Leben allein vom Boden aufstand.

Und mir wurde klar, dass ich vielleicht gerade die Lösung des großen Fitnessrätsels vor mir hatte. Denn hier war sie: die ganze wissenschaftliche Komplexität des funktionalen Krafttrainings, vereinfacht auf ihre grundlegendste Essenz. Indem ich alles wegließ, was nicht nötig war, setzte ich das in die Praxis um, was ich für den gemeinsamen Nenner der Fortbewegung hielt. Und ich sah einen Jungen, der sich auf eine Weise bewegte, von der die Welt ihm sagte, dass sie niemals möglich wäre.

Wie die Arbeit mit eingeschränkter Mobilität mein Programm inspirierte

Die Arbeit mit den Kindern im Reha-Zentrum in Köln war einfach unglaublich. Sie hatten einen scharfen Verstand und einen starken Willen. Sie wussten, was sie mit ihrem Körper tun wollten. Aber man hatte ihnen nie gezeigt, wie. Also flog ich im nächsten Monat wieder nach Deutschland, blieb länger in der Klinik und entwarf ein Programm für sie. Ich sah es immer wieder: Diese Kinder, die zuvor keine Motivation für traditionelles Krafttraining hatten, übten eifrig die Bewegungen, die ich ihnen zeigte. Weil sie intuitiv wussten, dass sie sie brauchten. Die Belohnung kam sofort, was das gewünschte Verhalten auslöste. Ihre Reaktionen auf neu eroberte Positionen waren wie die von Kleinkindern, die zum ersten Mal aufrecht sitzen und die Welt aus einer neuen Perspektive sehen.

Das war die ultimative Ironie: Kinder mit Zerebralparese bestätigten meine Methoden, möglichst schnell und einfach Höchstleistungen im Sport zu erzielen.

Ich wollte meine Methoden am anderen Ende des Spektrums testen. Also begann ich, mit älteren Menschen in Pflegeheimen zu arbeiten. Während die Kinder in Köln nie die grundlegenden sportlichen Fähigkeiten erlernt hatten, hatten die älteren Menschen sie verloren. Ihre körperlichen Fähigkeiten nahmen rapide ab. Als ich in eine Einrichtung in Portland kam, spielten sie mit kleinen rosa Hanteln und machten Wassergymnastik. Ihre Trainer versuchten lediglich, den Rückgang ihrer sportlichen Fähigkeiten zu verlangsamen. Aber die Zeit ist nicht aufzuhalten, oder?

Ich bin der Meinung, dass man in der Lage sein muss, zwischen liegender und stehender Position zu wechseln, um Fortschritte machen zu können. Ich habe einer 84-jährigen Frau beigebracht, zum ersten Mal seit 20 Jahren vom Boden aufzustehen und ohne Stock zu gehen.

Mir wurde klar, dass ich, wenn ich diesen Menschen Bewegungen beibringen könnte, die sie zuvor für unmöglich gehalten hätten, mit derselben Methode aus einem Durchschnittsmenschen einen Sportler machen könnte. Und das tat ich bald. Denn die Lernkurve des Durchschnittsmenschen ist weitaus weniger steil und sein Potenzial weitaus größer.

So habe ich gelernt, den besten Körper aufzubauen: indem ich nur die Bewegungen einübte, die genau das nachbilden, was wir brauchen, um uns wie Athleten so effizient wie möglich zu bewegen, und diese dann in Abfolgen aneinanderreihte.

Auf das Leben vorbereitet sein und bleiben

Fitness erfordert Vorbereitung. Das Geheimnis, um Ihre Spitzenfitness zu erreichen und beizubehalten, liegt in der kontinuierlichen Verfeinerung und Verbesserung der Grundlagen, auf denen alles andere aufbaut. Um Ihre eigene Spitzenleistung zu erreichen, müssen Sie Ihr ganzes Leben lang an der Verbesserung der Bodenübungen und der Übergänge zwischen liegender, kniender und stehender Position arbeiten.

Es wird nie einen Punkt geben, an dem Sie nicht mehr trainieren müssen, denn es gibt nie einen Punkt, an dem Sie es sich leisten können, Ihre Grundlagen verfallen zu lassen. Die fortgeschrittenen Athleten, mit denen ich gearbeitet habe, trainieren diese grundlegenden Bewegungen immer noch regelmäßig, ebenso wie jeder mit eingeschränkter Mobilität. Der einzige Unterschied besteht darin, dass Sie sich bei eingeschränkter Mobilität zunächst auf die Bodenübungen und Entwicklungsbewegungen konzentrieren müssen. Sobald Sie sicher auf den Beinen sind und eine solide Grundlage haben, können Sie zu schwierigeren Bewegungen übergehen.

Vom Boden aufstehen und sich setzen

Abgesehen von der Verbesserung der Gelenkfunktion sind diese Übergänge genau das, was Sie brauchen, um sicher und selbstbewusst durchs Leben zu gehen. In diesen Übergängen haben wir zum ersten Mal gelernt, die Gewichtsverlagerung zu kontrollieren und gleichzeitig die Koordination, Kraft und Flexibilität zu entwickeln, die für komplexere Aktivitäten wie Gehen und Sport erforderlich sind. Wenn Sie diese Bewegungen regelmäßig wiederholen, können Sie die wesentlichen Elemente beibehalten, die Sie für die Aufrechterhaltung Ihrer Unabhängigkeit und Ihres Wohlbefindens benötigen.

Das Risiko schwerer Verletzungen durch Stürze steigt mit zunehmendem Alter, oft weil wir die sportlichen Fähigkeiten verlieren, die für die mühelosen Übergänge zwischen liegender und stehender Position erforderlich sind. Wenn Sie diese Grundlage stärken, können Sie nicht nur länger leben, sondern auch gesünder und glücklicher.

Um diese wesentlichen Bewegungsfähigkeiten zu verbessern, üben Sie die folgenden Übergänge dreimal pro Woche zusammen mit den Bodenübungen im 13-Wochen-Programm.

Rollübungen

Mit dieser einfachen Übung lernen Sie, Ihre Arme um eine neutrale Wirbelsäule herum zu bewegen und dabei Ihr Gewicht seitlich zu verlagern, was auch für viel komplexere Bewegungen wie Sprinten und Boxen erforderlich ist. Weitere Informationen zu dieser Übung finden Sie in Kapitel 5.

1. **Beginnen Sie in Rückenlage, wie in Abbildung 14.1a gezeigt.**

2. **Rollen Sie nach links, indem Sie mit dem rechten Arm über Ihren Körper greifen, wie in Abbildung 14.1b gezeigt.**

    Sie müssen Ihren Kopf heben und eine Crunch-Übung ausführen, um Ihre Brust anzuheben, damit Sie rollen können.

3. **Gehen Sie in Bauchlage, mit dem rechten Arm unter der rechten Schulter, wie in Abbildung 14.1c gezeigt, und kehren Sie dann die Bewegung um, um die Wiederholung abzuschließen.**

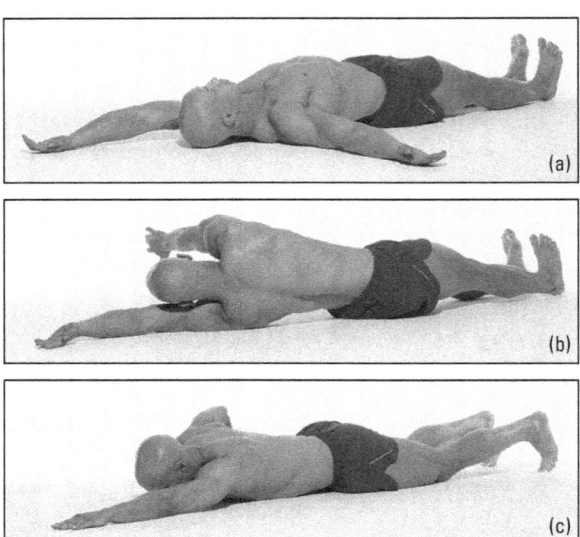

Abbildung 14.1: Diese einfache Rollübung hilft Ihnen, Ihren Rumpf zu stärken.

Führen Sie vier Rollen nach links und vier Rollen nach rechts aus.

 Machen Sie mit Ihren Bauchmuskeln einen Crunch, während Sie über Ihren Körper greifen, um aus der Rückenlage in die Bauchlage zu rollen. Dies ist nicht nur eine äußerst nützliche Bewegung im wirklichen Leben, sondern auch eine großartige Übung für die Körpermitte.

Übergänge vom Liegen zum Knien

Dies ist eine Ganzkörperbewegung, mit der Sie den fließenden Übergang von der Bauchlage in die aufrechte kniende Position beider Beine erlernen. Sie entwickeln nützliche Kraft und verbessern gleichzeitig Ihre Haltung. Weitere Informationen zu dieser Übung finden Sie in Kapitel 5.

1. **Beginnen Sie in der Bauchlage, mit den Händen unter den Schultern und den Knien auf dem Boden, wie in Abbildung 14.2a gezeigt.**

2. **Schieben Sie Ihre Hüften hinter Ihre Knie, wie in Abbildung 14.2b gezeigt.**

3. **Gehen Sie in eine hohe doppelt kniende Position, wie in Abbildung 14.2c gezeigt, und kehren Sie dann die Bewegung um, um wieder in die Bauchlage zu gelangen.**

Führen Sie vier Übergänge von der Bauchlage zur knienden Position durch.

 Legen Sie ein Handtuch oder ein Kissen unter Ihre Knie, wenn die doppelt kniende Position unangenehm ist.

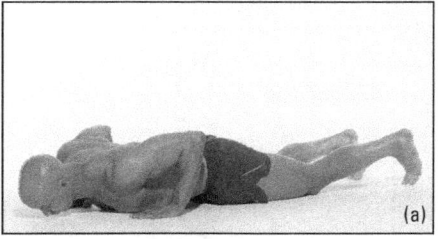
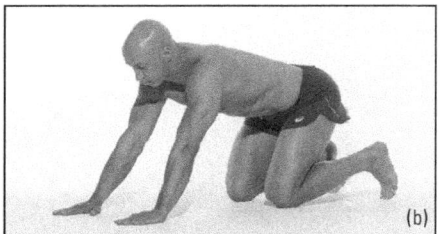
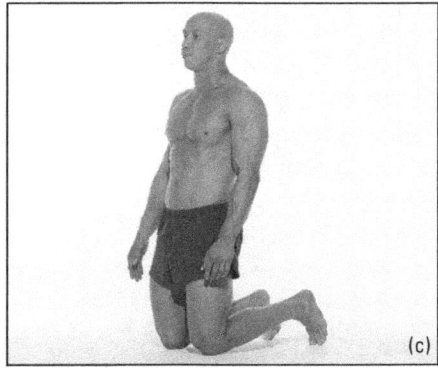

Abbildung 14.2: Beginnen Sie in der Bauchlage, mit den Händen unter den Schultern (a), schieben Sie Ihre Hüften nach hinten über Ihre Knie (b) und gehen Sie in eine doppelt kniende Position (c).

Übergänge vom Knien zum Stehen

Diese Übung eignet sich hervorragend, um Kraft, Flexibilität und Gleichgewicht zu entwickeln, was im realen Leben von Nutzen ist. Wie bereits erwähnt, sind Schritte fast alles, was Sie im Leben tun. Wenn Sie mit dieser Übung Fortschritte machen, bemühen Sie sich, große Ausfallschritte zu machen und dabei eine aufrechte Haltung beizubehalten.

1. Verlagern Sie aus einer hohen, doppelt knienden Position Ihr Gewicht auf Ihre rechte Hüfte und treten dann mit dem linken Bein nach vorne in eine einfach kniende Position, wie in Abbildung 14.3a gezeigt.

2. Verlagern Sie Ihr Gewicht auf das linke Bein und nehmen Sie eine aufrechte Standposition ein, wie in Abbildung 14.3b gezeigt. Führen Sie die Bewegung in umgekehrter Reihenfolge aus, um die Wiederholung abzuschließen.

Führen Sie vier Übergänge vom Knien zum Stehen durch, indem Sie mit dem linken Bein nach vorne treten, und führen Sie dann vier Wiederholungen durch, indem Sie mit dem rechten Bein nach vorne treten.

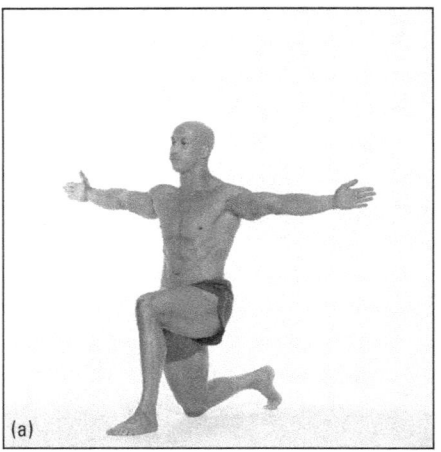 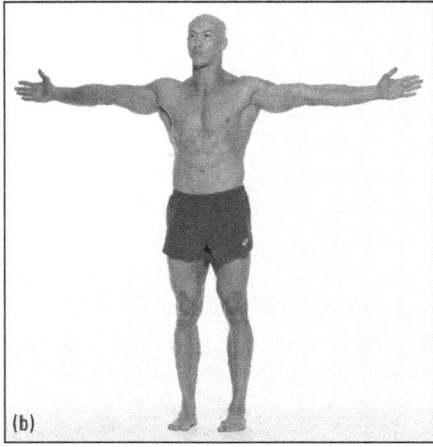

Abbildung 14.3: Gehen Sie in eine aufrechte Standposition, entweder mit ausgestreckten Armen oder indem Sie diese zur Unterstützung Ihrer Bewegung verwenden.

 Sie müssen Ihre Arme nicht in der T-Position halten, wie in Abbildung 14.3 gezeigt. Stattdessen können Sie sich mit den Händen abstützen, indem Sie sie auf das Knie Ihres vorderen Beins legen. Das hilft vor allem beim Aufstehen. Wenn Sie immer noch Schwierigkeiten haben, zwischen kniender und stehender Position zu wechseln, versuchen Sie, sich an einer stabilen Oberfläche abzustützen, beispielsweise einem Sofa.

Übergang von der Rückenlage in den Stand

Jetzt ist es an der Zeit, alles zusammenzusetzen! Beachten Sie, dass diese Übung eine Fortsetzung der vorhergehenden Übung ist und daher natürlich anspruchsvoller. Nehmen Sie sich Zeit und lassen Sie sich nicht entmutigen, wenn Sie sie nicht auf Anhieb schaffen.

1. **Beginnen Sie in der Rückenlage und rollen Sie sich auf den Bauch.**
2. **Schieben Sie Ihre Hüften nach hinten und gehen Sie in eine kniende Position.**
3. **Machen Sie mit dem linken Bein einen Schritt nach vorne und richten Sie sich dann auf. Führen Sie die Bewegung in umgekehrter Reihenfolge aus, um die Wiederholung abzuschließen.**

Führen Sie vier Wiederholungen durch, indem Sie zuerst nach links abrollen und mit dem linken Bein nach vorne treten, und dann vier Wiederholungen auf der rechten Seite durchführen.

Wenn Sie sich stark und sicher fühlen, können Sie einen zusätzlichen Schritt hinzufügen und in eine einbeinige Standposition wechseln (Storchenstand, siehe Abbildung 14.4).

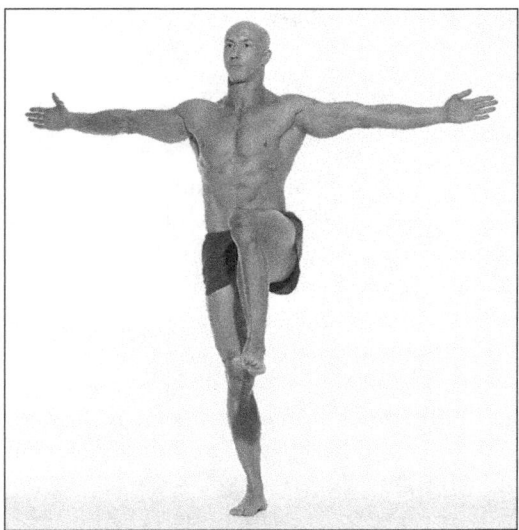

Abbildung 14.4: Die Storchenposition verbessert Gleichgewicht, Haltung und Hüftbeweglichkeit.

Säugetiere auf zwei Beinen

Es gibt nur zwei Säugetiere, die sich überhaupt größtenteils auf zwei Beinen fortbewegen können. Das andere ist das Känguru. Und ehrlich gestanden, zählen sie kaum, weil sie oft ihren Schwanz zum Balancieren verwenden wie das dritte Bein eines Stativs.

Unsere Spezies allein ist ein wandelnder, sprechender Knochenturm. Wir balancieren auf unseren Beinen, wobei unsere Füße die einzigen beiden Kontaktpunkte mit dem Boden sind. Wenn ein Hund ein schwaches Bein hat, hinkt er.

Wenn ein Körperteil von uns aus dem Gleichgewicht gerät oder verkümmert, wird es sehr schnell sehr schwierig, aufrecht zu bleiben. Jeder, der sich schon einmal einen Oberschenkelmuskel gezerrt hat, lernt ziemlich schnell, dass wir jede einzelne Gelenkfunktion brauchen, um überhaupt aufrecht stehen zu können. Bei einem gezerrten Oberschenkelmuskel reicht es aus, ein paar Zentimeter zur Seite zu treten, um im Gleichgewicht zu bleiben – etwas, das wir Dutzende Male am Tag gedankenlos tun –, und schon gehen Sie mit zehn von zehn Schmerzen zu Boden.

Es ist unglaublich, wie oft die gesamte Bewegungskette beeinträchtigt wird, wenn eine einzige Verbindung geschwächt wird. Schnell können sich unsichere und ineffektive Bewegungsmuster entwickeln, die nach und nach zu ernsteren Verletzungen führen. Aus diesem Grund müssen Sie vermeiden, in die Falle von Vermeidungsstrategien zu tappen, bei denen Sie anfangen, grundlegende Dinge auf nicht mehr optimale Weise zu tun, um Schmerzen und Beschwerden zu vermeiden. Es ist ein Teufelskreis, der vor allem ältere Menschen betrifft, vor allem in westlichen Kulturen, wo die Bewegungsentwicklung durch ein Leben auf Stühlen behindert ist.

> ### Östliche Weisheit
>
> In Südostasien ist mir aufgefallen, dass ältere Menschen sicherer auf den Beinen sind. Dort setzen sich 80-Jährige auf den Boden, um sich auszuruhen. Sie sitzen 45 Minuten lang in der Hocke, während sie essen. Sie sitzen wunderschön und mühelos. Ihre Haltung ist perfekt. Ihre Linien sind gerade. Absolut effizient. Die Männer und Frauen, die ich dort kennengelernt habe, leiden kaum unter den Hüft- und Rückenproblemen, die in der westlichen Welt so viele Menschen plagen.
>
> Aber für viele Menschen bei uns im Westen kann es demütigend sein, einfach nur aufrecht in einer natürlichen Position zu sitzen. Und wie jeder weiß, der schon einmal an einem zehntägigen Meditationsretreat teilgenommen hat, verursacht es oft unerträgliche Schmerzen, einfach eine Stunde oder länger im Schneidersitz auf einem Kissen zu sitzen, ohne Rückenlehne und ohne sich zu bewegen. Egal, wie stark Sie sind, ich eingeschlossen, es ist unglaublich, wie viele funktionsfähige Muskeln Sie brauchen, um Ihre Wirbelsäule ohne Stuhl aufrecht zu halten. Dabei hatten wir Hunderte von Jahrtausenden lang keine Stühle. Wir ruhten und bewegten uns mit unseren Körpern, wie es vorgesehen war. Wenn Sie Gymnastiktraining machen, können Sie dorthin zurückkehren. Sie können in jedem Alter wieder zu einem schönen und mühelosen Ruhe- und Bewegungserlebnis zurückkehren.

 Fangen Sie klein an und steigern Sie sich allmählich.

Besonders wenn Sie älter sind, braucht es oft nicht viel, um Sie wund und müde zu machen. Idealerweise möchten Sie vermeiden, nach dem Training größere Schmerzen zu haben. Andernfalls können Sie in ein oder zwei Tagen nicht mehr trainieren. Und dann ist Ihre Beständigkeit dahin. Und Beständigkeit ist das, was zu Fortschritt führt.

> **IN DIESEM KAPITEL**
>
> Kinder durch Bewegung glücklich und gesund halten
>
> Mit gutem Beispiel vorangehen und gemeinsam trainieren
>
> Die Widerstandsfähigkeit gegenüber Verletzungen Ihres Kindes steigern
>
> Beschwerden über das Training überwinden

Kapitel 15
So führen Sie Ihre Kinder in die Calisthenics-Übungen ein

Kinder lernen durch Spielen. Aber heute spielen sie oft nicht mehr in der physischen Welt. Sie spielen auf Bildschirmen. Deshalb ist es wichtiger denn je, aktiv an der Fitness Ihrer Kinder mitzuwirken. Das ist nicht nur fruchtbar, sondern auch effizient: Sie verbringen wertvolle Zeit mit Ihren Kindern und stärken gleichzeitig Ihre Beziehung und Ihren Körper. Und dank dieses Buches brauchen Sie dafür auch nur wenig Platz.

In diesem Kapitel erfahren Sie, wie Sie Ihren Kindern Fitness näherbringen und mit ihnen trainieren. Außerdem wird erklärt, warum Bewegung für den wachsenden Körper so wichtig ist.

Halten Sie Ihre Kinder durch Bewegung glücklich und gesund

Wenn Kinder Calisthenics in ihren Alltag integrieren, stärken sie sich sowohl körperlich als auch geistig. Wenn es ihnen Spaß macht, fördert dies eine positive Einstellung gegenüber körperlicher Betätigung und kann zu einer lebenslangen Fitnessgrundlage führen.

Und es macht sie glücklich, denn körperliche Aktivität setzt Hormone frei, die die Stimmung verbessern. Sportliche Betätigung bietet auch die Möglichkeit, angestaute Energie freizusetzen, Stress abzubauen und Ängsten oder Langeweile entgegenzuwirken.

Darüber hinaus ist das gemeinsame Training mit Ihren Kindern eine großartige Form der sozialen Interaktion in der realen Welt. Wenn Familie oder Freunde zusammen trainieren, vertiefen sie ihre Beziehungen und entwickeln Teamfähigkeit. All dies trägt zum Zugehörigkeitsgefühl eines Kindes bei.

Mit gutem Beispiel vorangehen und gemeinsam trainieren

Es gibt keine wirkungsvollere Führungstechnik, als das Verhalten zu zeigen, das Sie bei anderen sehen möchten. Wenn Sie möchten, dass Ihre Kinder gesund sind und regelmäßig Sport treiben, können Sie sie am besten beeinflussen, indem Sie selbst gesunde Trainingsgewohnheiten entwickeln. Das sollte mit Gymnastik beginnen.

Im Gegensatz zu anderen Trainingsformen ist Calisthenics bereits kinderfreundlich. Da diese Bewegungen für unseren Körper praktisch die sichersten und funktionalsten sind, gibt es in diesem Buch praktisch keine Übung, die für Kinder unsicher ist. Aber ich hoffe, es versteht sich mittlerweile von selbst, dass dies nur gilt, solange sie die Schritte für eine korrekte Haltung sorgfältig befolgen.

Aber der Reihe nach. Kinder sollten mit den Bodenübungen in Kapitel 4 beginnen, um sicherzustellen, dass sie systematisch alle Gelenkfunktionen für Hüfte, Wirbelsäule und Schultern entwickeln. Wenn sie diese Übungen richtig ausführen können, sind sie gut darauf vorbereitet, mit den Übungen in den verbleibenden Kapiteln von Teil II zu experimentieren. Wenn Sie weitere Anleitungen wünschen, folgen Sie einfach dem 13-Wochen-Programm in Kapitel 12. Kinder lernen und passen sich schnell an, also seien Sie nicht überrascht, wenn sie Sie bald übertreffen.

Wir ebnen den Weg für eine bessere und bessere Zukunft für alle Menschen um Sie herum

Aus Gesprächen mit Frauen auf der ganzen Welt über ihre Fitnessziele und ihre Trainingsgewohnheiten geht hervor, dass eines der größten Hindernisse für viele von ihnen, einen schlanken, starken Körper zu entwickeln, die mangelnde Bereitschaft der Frau ist, sich auf ihre eigenen Bedürfnisse zu konzentrieren. Zwischen Familie und/oder Karriere sind viele Frauen heute beschäftigter als je zuvor. Sie sind so auf andere konzentriert, dass sie kaum Zeit für sich selbst haben.

Das finde ich ironisch: Wenn Sie so viel von sich selbst an Ihre Mitmenschen weitergeben, kann das Leben für Sie tatsächlich schwieriger und nicht einfacher werden. Das trifft auf jeden Fall zu, wenn es um Ihre langfristige Gesundheit geht. Natürlich gibt es unvermeidliche Beschwerden, die mit dem Alter einhergehen. Aber manche können Sie verhindern, und wenn Sie körperlich fit bleiben, sind Sie dafür in der besten Lage. Wollen Sie sich nicht in die beste Position bringen, damit Ihre Lieben Sie zu Hause und nicht im Krankenhaus besuchen können? Wollen Sie nicht alles tun, um nicht im Rollstuhl sitzen zu müssen? Wenn Sie sich auf Kosten Ihrer eigenen Gesundheit auf andere konzentrieren, führt dies zu einem sich endlos wiederholenden Nullsummenspiel, bei dem niemand gewinnt. Sie verbringen Zeit und Energie damit, sich um andere zu kümmern, die später ihre Zeit und Energie darauf verwenden müssen, sich um Sie zu kümmern. Sie haben Ihr Lebenspotenzial eingeschränkt, damit sie ein gutes Leben haben können, aber dann müssen auch sie ihr Potenzial einschränken, indem sie sich nicht nur um die eigenen Nachkommen, sondern auch um Sie kümmern.

Es gibt zwar keinen echten Jungbrunnen, aber es hat sich immer wieder gezeigt, dass Bewegung dem am nächsten kommt. Jetzt stärker und gesund zu werden, ebnet den Weg für eine bessere, stärkere Zukunft für alle Menschen um Sie herum. Wenn Ihnen ihr Glück am Herzen liegt, liegt Ihnen auch Ihr eigenes am Herzen. Dann können Sie mit gutem Beispiel vorangehen. Und auch den Weg für eine bessere Zukunft für die nächsten Generationen ebnen.

Freude an der Bewegung vermitteln/fördern

Gestalten Sie die Übungseinheiten für Ihre Kinder unterhaltsam. Erzwingen Sie keine Bewegungen, für die sie noch nicht bereit sind oder die sie nicht richtig ausführen können. Es ist viel besser, ihnen in diesem Stadium die Freude an Bewegung und Spiel beizubringen, als sie zu zwingen, eine bestimmte Strecke mit dem Fahrrad zurückzulegen, eine Sportart auszuüben, die ihnen nicht gefällt, oder ein anstrengendes Trainingsprogramm zu absolvieren.

Das Beste ist natürlich, dass Sie Ihren Kindern zeigen, wie viel Freude Ihnen die Bewegung macht, indem Sie mit ihnen freudig Sport treiben und spielen.

Die Verletzungsresistenz Ihres Kindes erhöhen

Wenn Sie Ihrem Kind die grundlegenden Bausteine vermitteln, die es für richtige Bewegungen braucht, kann es seine körperliche Fitness optimal erlernen und gleichzeitig das Verletzungsrisiko verringern.

Durch Bewegung entwickeln Kinder eine bessere Koordination, ein besseres Gleichgewicht, mehr Flexibilität und Beweglichkeit. Dies sind entscheidende Faktoren, um Unfälle wie Verstauchungen und Zerrungen zu verhindern und die Schwere möglicher Verletzungen zu minimieren.

Vielleicht am wichtigsten ist, dass Gymnastik, wenn sie richtig ausgeführt wird, den Körper Ihres Kindes in die richtige Ausrichtung und Haltung bringt. Schon in der Grundschule kann jeder aufmerksame Beobachter sehen, dass viele Kinder bereits eine schlechte Haltung haben. Der Nacken ist nach vorne gebeugt und die Schultern hängen. Diese Fehler verschlimmern sich nur, wenn sie Teenager werden und übermäßig viel Zeit über ihre Smartphones und andere Geräte gebeugt verbringen.

Wenn wir Kinder dazu ermutigen, einen aktiven Lebensstil zu führen, geben wir ihnen die Werkzeuge an die Hand, die sie brauchen, um einen widerstandsfähigen Körper aufzubauen, der den Herausforderungen und Anforderungen ihrer täglichen Aktivitäten standhält.

Lernen, besser zu lernen

Sportliche Fähigkeiten werden wie jedes andere Fach erlernt. Wenn die grundlegenden Bausteine vorhanden sind, ist es viel einfacher, alles andere zu lernen, was darauf aufbaut. Sie können sich Gelenkfunktionen als das ABC der Bewegung vorstellen. Sie benötigen das gesamte Alphabet, wenn Sie mit dem Schreiben beginnen möchten. Mit Ihrem Körper ist es nicht anders.

Um grundlegende sportliche Fähigkeiten zu entwickeln, sind die Übungen in Kapitel 4 ideal. Sie decken systematisch die Funktionen von Hüfte, Wirbelsäule und Schulter in Positionen ab, in denen eine gute Haltung leicht zu bewahren ist, sodass jeder lernen kann, Arme und Beine um eine neutrale Wirbelsäule herum zu bewegen.

Beginnen Sie mit einem leichten und spielerischen Ansatz, mit der Absicht, nützliche sportliche Fähigkeiten zu verbessern, nämlich den Bodenübungen. Mit diesem Ansatz werden Sie rasche Fortschritte erzielen, da eine bessere Leistung größtenteils das Ergebnis einer verbesserten Koordination ist. Das Minimum sollte ein Satz mit vier Wiederholungen bei jeder Übung sein. Von dort aus steigern Sie sich allmählich auf acht Wiederholungen pro Übung. Sobald dies einfach ist, können Sie alle Übungen zweimal durchlaufen.

Die richtige Haltung und Bewegung ist tatsächlich wie das Erlernen einer Sprache. Lernen Sie sie, wenn Sie sehr jung sind, und Sie werden sie Ihr ganzes Leben lang fließend sprechen. Versuchen Sie, sie später zu lernen, und es dauert Jahre.

Einfach Ihr Kind nach draußen zum »Spielen« zu schicken, ist ein guter erster Schritt, vor allem, um die Liebe zur Bewegung und zur Natur zu fördern. Aber durch zufälliges Spielen werden normalerweise nicht alle Gelenke und Muskeln ausbalanciert. Sicher, sie bauen Stärken auf, aber sie entwickeln auch Schwächen in ihrer Fitnessgrundlage. Dasselbe gilt für Sport, vor allem, wenn sich Kinder auf ein oder zwei davon spezialisieren. Selbst den Lebensstil des aktivsten Kindes durch Gymnastik zu ergänzen, wie etwa Bodenübungen oder vielleicht sogar das gesamte 13-wöchige Programm in diesem Buch, kann ihm helfen, im organisierten Sport erfolgreich zu sein und Verletzungen vorzubeugen. Wenn sie ihren Körper ausrichten und die Grundlagen der menschlichen Bewegung beherrschen, fällt es ihnen viel leichter, später komplexere sportliche Fähigkeiten und Aktivitäten zu erlernen.

 Und das ist das Merkwürdige: Sie können vielleicht tatsächlich das eine oder andere davon lernen, wie sich Ihre Kinder bewegen. Kinder besitzen eine angeborene Fähigkeit, Probleme zu lösen. Oft führen sie Bewegungen einfacher und effizienter aus als Erwachsene, beispielsweise wenn sie einfach nur vom Boden aufstehen. Kinder können sich auf eine natürliche Weise bewegen, die viele der Übungen in diesem Buch nachahmen. Ein Verhalten, das viele Erwachsene nur durch hartes Training wieder erreichen können.

Beschwerden über das Training überwinden

Belohntes Verhalten wird wiederholt. Daher ist es besonders bei jungen Kindern wichtig, positive und lohnende Aspekte zu berücksichtigen. Halten Sie die Trainingseinheiten vor allem am Anfang locker und sorgen Sie dafür, dass es am Ende der Einheit eine Belohnung gibt, selbst wenn es nur ein paar High Fives oder ein Lieblingssnack sind.

Idealerweise sollten Sie eine Umgebung schaffen, in der Ihre Kinder Freude am Sport haben und dauerhafte Fitnessgewohnheiten entwickeln. Das ist für das Kind viel nützlicher, als zu versuchen, es »abzuhärten«. Der Wunsch nach härteren Trainingseinheiten sollte sich auf natürliche Weise aus der Verbundenheit des Kindes mit dem Training entwickeln, insbesondere wenn es die Vorteile erkennt, die sich daraus ergeben. Deshalb sollten die Trainingseinheiten ihrem Fitnessniveau angemessen und nicht übermäßig hart sein.

 Denken Sie immer daran: Halten Sie das Training spielerisch, halten Sie es positiv und begrüßen Sie Fortschritte.

> **Marks inspirierende Reise**
>
> Wie viele andere war es mein Körperbild, das mich dazu brachte, es mit Fitness zu versuchen. Ich war 13, ein dürrer, schüchterner Junge, und ich wollte etwas dagegen tun. Ich hatte keinen Zugang zu Gewichten, also machte ich vor dem Abendessen Push-ups und Sit-ups in meinem Zimmer. Irgendwann schaffte ich 75 Push-ups und 600 Sit-ups am Stück. Dann machte ich noch mehr. Es ist vielleicht schwer, die Welt um einen herum zu formen. Aber ich fand einen Weg, die Welt in mir zu formen. Ich wurde bald in jeder Hinsicht eine stärkere Version meiner selbst. Mein Selbstvertrauen in alles, was ich tat, stieg sprunghaft an, was nicht zuletzt zu den regionalen Titelgewinnen im Bodybuilding an der High School führte.
>
> Viele Jahre später, bei der 22. Special Tactics Squadron der Air Force, machte ich weiterhin Bodyweight-Übungen, um mich körperlich fit zu halten und den extremen Anforderungen von Flugfeldbesetzungen, Such- und Rettungseinsätzen sowie Aufklärungs- und Überwachungsmissionen gewachsen zu sein. Dort gelang es mir, den US-Militärrekord für das längste Unterwasserschwimmen (133 Meter in zweieinhalb Minuten) zu brechen (und ich halte ihn immer noch).
>
> Dann, fünf Tage vor dem 11. September 2001, verließ ich mein Team, um Vollzeit-Spezialist für militärisches Training zu werden. Meine Aufgabe war es, die Elitetruppen der Spezialeinheiten körperlich auf den sofortigen Einsatz in Kampfgebieten vorzubereiten.
>
> Alle sechs Wochen bekam ich eine neue Ladung untrainierter Rekruten. Die meisten kamen weich und schwach zu mir. Am Ende des Kurses waren sie schlank, stark und selbstbewusst. Durch Überarbeitung der körperlichen Trainingsprogramme konnte ich

in einem Bruchteil der Zeit bessere Ergebnisse erzielen und weniger Verletzungen verursachen. Ich sah stolz zu, wie meine Auszubildenden der unterschiedlichsten Einheiten Medaillen sammelten. Ich erarbeitete ein reines Bodyweight-Programm, das ich weiterentwickelte, bis meine Staffeln es nicht nur im Feld, sondern auch dann einsetzten, wenn Geräte verfügbar waren.

Mein Weg vom Militärtrainer zum internationalen Bestsellerautor war ein wahr gewordener Traum. Ich hatte die Gelegenheit, Tausende von Menschen zu trainieren, Hunderte von Trainern zu zertifizieren und die Trainer der Trainer auszubilden. Ich saß in der ersten Reihe neben den Männern und Frauen an der Spitze des Elitetrainings und der Sportwissenschaft. Aber mehr als all die Wissenschaft, die ich studierte, und die Forschung, die ich betrieb, inspirierte mich die Erfahrung: von Dubai bis Laos, von Afghanistan bis Portland. Ich arbeitete hart daran, eine Trainingsmethode zu entwickeln, die allen anderen überlegen ist, um so schnell wie möglich muskulöse, schlanke, körperlich fitte Körper aufzubauen. Und jetzt teile ich sie mit Ihnen.

Wenn ein Kind zum ersten Mal in Form kommt, verändert das sein ganzes Leben. Das Selbstvertrauen, das aus guten Leistungen, Wettkämpfen und ja, aus einem guten Aussehen unter Gleichaltrigen entsteht, kann sich auf alle Bereiche der Entwicklung eines Kindes auswirken.

Wenn Sie Eltern werden, sollte das Ihr Hauptmotivator für sportliche Betätigung sein. Es ist ein Grund, gut auszusehen, sich gut zu fühlen und die beste Leistung zu bringen. Seien Sie ein Vorbild. Sie sind es Ihren Mitmenschen ebenso schuldig wie sich selbst. Und oft ist der einfachste Weg, selbst Sport zu treiben, gemeinsam mit Ihren Kindern Sport zu treiben.

> **IN DIESEM KAPITEL**
>
> Die effektivste Form der Fitness ausüben
>
> Ihre eigenen neunminütigen Trainingseinheiten zusammenstellen
>
> Neun-Minuten-Workouts für Straffung und Toning entwickeln
>
> Neun-Minuten-Workouts für Ihre Gesäßmuskulatur planen

Kapitel 16
Neun-Minuten-Workouts

Behalten Sie, was die besten Ergebnisse bringt, und schmeißen Sie den Rest weg. Wenn Sie das Training auf die wesentlichsten Bodyweight-Übungen reduzieren, müssen Sie praktisch keine Zeit und kein Geld mehr investieren und erzielen gleichzeitig höhere Erträge. Genau wie viele Profisportler erreichen Sie die meiste Kraft und den schlanksten Körper durch die für unser Überleben wichtigsten Übungen.

Die neunminütigen Trainingseinheiten in diesem Kapitel helfen Ihnen, drei der Hauptgründe zu überwinden, die viele Menschen nennen, warum sie keinen Sport treiben:

✔ Ich habe keine Zeit.

✔ Ich kann mir keine Ausrüstung und keine Mitgliedschaft im Fitnessstudio leisten.

✔ Ich habe nicht genügend Platz.

Wir alle können neun Minuten aufbringen. Ich kenne einen Lkw-Fahrer, der einmal am Tag an einer Raststätte anhält und eine Isomatte ausbreitet. Ein paar Minuten später fährt er weiter, fitter als noch zehn Minuten zuvor. Und da die Übungen Energie und Konzentration steigern, werden die Minuten, die Sie opfern, um sie mehrmals pro Woche durchzuführen, viele andere Dinge in Ihrem Leben schneller und effizienter machen.

 Weitere Anleitungen, wie Sie diese Übungen in Ihr Training integrieren können, finden Sie im 13-Wochen-Programm in Kapitel 12. Auf der Website marklauren.com finden Sie außerdem viele weitere Trainingsprogramme für unterschiedliche Fitnessstufen sowie Video-Tutorials. Verwenden Sie den Promo-Code STRONG15, um 15 % für Jahresmitgliedschaften zu sparen.

Athletik führt zu Effizienz

Diese neunminütigen Trainingseinheiten trainieren nur die Bewegungen, die genau das nachbilden, was Sie brauchen, um sich so effizient wie möglich zu bewegen, und reihen diese dann aneinander. Sie kombinieren die isolierten Funktionen Ihrer Gelenke zu Ganzkörperbewegungen und fügen diese Ganzkörperübungen dann zu dynamischen, fließenden Bewegungen zusammen, die Ihren gesamten Körper stärken.

Für diejenigen, die Fett verlieren möchten, ist es unglaublich ineffizient, Sport zu treiben, nur um Kalorien zu verbrennen. Eine Stunde auf dem Laufband kann durch eine Scheibe Brot zunichtegemacht werden. Es ist also viel effizienter, einfach etwas weniger zu essen. Und mit diesem Programm bauen Sie Kraft und Geschwindigkeit auf. Die aufgebauten Muskeln verbrennen Energie (Kalorien), sogar während Sie schlafen. Darüber hinaus wird dieses neunminütige Programm auch Ihre Herz-Kreislauf-Kondition aufbauen.

Jeder wird von diesem Programm profitieren, unabhängig vom aktuellen Fitnessniveau. Wenn Sie gerade erst anfangen, wird die Anzahl der Wiederholungen, die Sie in der vorgegebenen Zeit schaffen, kontinuierlich zunehmen. Sie werden Ihren Körper besser aufbauen, wenn Sie die Fähigkeiten trainieren, diese Übungen richtig auszuführen. Dann werden Sie erstaunt sein, wie schnell Sie in fortgeschrittene Level vordringen.

Strukturieren Sie Ihr Training

Jede Übung in diesem Programm bereitet Sie auf die jeweils nächste vor. Jeder Tag Ihres neunminütigen Trainings bereitet Sie auch auf den nächsten vor. Planen Sie, in sechswöchigen Zyklen von drei auf fünf Trainingstage pro Woche zu gelangen.

Die Bewegungen werden in drei Grundkategorien unterteilt:

✔ Drückübungen

✔ Zugübungen

✔ Übungen zur Hüftbeugung

Jedes Training umfasst Übungen aus jeder dieser Kategorien und stellt sicher, dass in jeder neunminütigen Routine Ihr gesamter Körper von Kopf bis Fuß trainiert wird.

Wie erwähnt, ist das Programm in Sechs-Wochen-Zyklen unterteilt. So wie jeder Tag auf dem jeweils vorhergehenden aufbaut, baut jeder Zyklus mehr Kraft und Fähigkeiten auf als der vorhergehende. Sie beginnen mit Zyklus 1 und arbeiten sich bis zu Zyklus 4 vor. Danach können Sie die Zyklen 3 und 4 endlos wiederholen. Sie werden weiterhin Fortschritte machen, weil Sie feststellen werden, dass Sie in der Lage sind, mehr Wiederholungen jeder Übung zu machen.

Tabelle 16.1 zeigt eine Matrix der neun Krafttrainingsübungen, die in drei Kategorien für Drücken, Ziehen und Hüftbeugen unterteilt sind. Jede dieser Kategorien umfasst drei Übungen. Um ein neunminütiges Training zu absolvieren, wählen Sie aus jeder der drei Kategorien eine Bewegung aus. Sie können Übungen aus den verschiedenen Kategorien beliebig kombinieren, achten Sie nur darauf, dass Sie aus jeder Kategorie eine Übung haben.

Drücken	Ziehen	Hüftbeugung
Push-ups	Let-me-ins	Squats mit Armen in T-Position
Military Press	Let-me-ups (Knie gebeugt)	Rumänisches Deadlifts
DF Glides	Let-me-ups (Beine angehoben)	Back Lunges

Tabelle 16.1: Die Neun-Minuten-Übungsmatrix

Diese Workouts funktionieren am besten mit einem Timer. Ihr Smartphone-Bildschirm darf nur nicht in den Ruhezustand wechseln.

Nach einem kurzen Aufwärmen machen Sie eine Minute lang die von Ihnen gewählte Übung zum Drücken, gefolgt von einer Minute Zugübung und einer Minute Hüftbeugeübung. Anschließend wiederholen Sie diesen Kreislauf noch zwei Mal. Das macht insgesamt neun Minuten.

Das Training beginnt mit 40/20-Intervallen, das heißt, Sie machen jede Übung 40 Sekunden lang und machen dann 20 Sekunden Pause. Dann steigern Sie sich auf 45/15, 50/10 und schließlich auf Workout-Intervalle über eine ganze Minute ohne Pause. Eine kleine Verkürzung Ihrer Ruhezeit kann zu einer enormen Steigerung Ihres Workout-Anteils führen.

Der Intervallansatz ist die effizienteste Methode und bietet genügend Fortschritt, Konsistenz und Abwechslung, um ein Ganzkörpertraining aufzubauen, das genug Belastung erzeugt, um Sie stärker zu machen.

Beginnen Sie langsam mit diesen Übungen. Niemand sieht zu, also gibt es auch niemanden, den Sie beeindrucken müssen. Nutzen Sie die leichtesten 40/20-Übungen für Ruheintervalle und wählen Sie Übungsvarianten, die Sie auch dann noch mit guter Form ausführen können, wenn Sie müde sind.

Lernen Sie, Ihr Tempo zu bestimmen. Statt einen Satz bis zur völligen Erschöpfung zu absolvieren und dann für den Rest des Workout-Intervalls keine Energie mehr zu haben, sollten Sie ein nachhaltiges Tempo finden und alle paar Wiederholungen kurze Pausen machen. Dadurch verbessern Sie die Qualität und Quantität Ihrer Arbeit. Ein Beispiel für ein geeignetes Tempo wäre, vier Wiederholungen zu machen und vor jeder Wiederholung eine Pause von zwei Atemzügen einzulegen. Passen Sie Ihr Tempo nach Bedarf an, um während der gesamten Dauer jedes Workout-Intervalls zu trainieren.

Beginnen Sie mit den Übungen zum Drücken

In diesem Abschnitt werden die drei Übungen zum Drücken erläutert, mit denen Sie neunminütige Trainingseinheiten zusammenstellen können (Push-ups, Military Press und DF Glides). Beachten Sie, dass es für jede dieser Übungen Variationen gibt, um die Bewegungen einfacher oder schwieriger zu gestalten.

Die Übungen zum Drücken können schwieriger gestaltet werden, indem man sich auf die Kontrolle des Abwärtsteils der Bewegung konzentriert und sich dann selbst wieder in die Ausgangsposition »schummelt«. In Kapitel 8 erfahren Sie viel mehr über diese Übungen.

Push-ups – Liegestütze

Der Schlüssel zur richtigen Ausführung von Push-ups besteht darin, den vollen Bewegungsumfang zu erreichen und dabei eine gerade Körperhaltung vom Kopf bis zu den Fersen beizubehalten. Wenn nötig, können Sie mit den Knien auf dem Boden beginnen (auch als Liegestützen im Knien bezeichnet) – immer noch ein gutes Training!

Um sich in jeder Position aufzurichten, spannen Sie leicht Ihre Gesäß- und Bauchmuskeln an, während Sie Ihre Brust leicht anheben. Positionieren Sie zum Schluss Ihren Kopf so, dass Ihr Hals relativ gerade ist, wie in Abbildung 16.1 gezeigt.

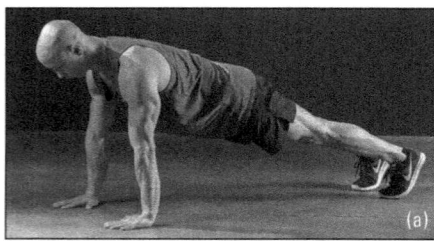
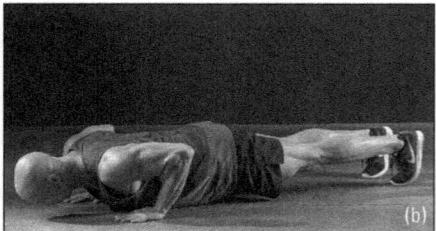

Abbildung 16.1: Push-ups trainieren den Trizeps, die Brustmuskulatur und die Schultern.

Military Press

Die Military Press, dargestellt in Abbildung 16.2, trainiert den Trizeps und die Deltamuskeln. Ihre Ellbogen sollten weder ganz nach außen zeigen noch ganz angezogen sein. Sie sollten sich irgendwo in der Mitte befinden.

Sie können diese Übung etwas einfacher machen, indem Sie Ihre Hände auf eine erhöhte Fläche legen.

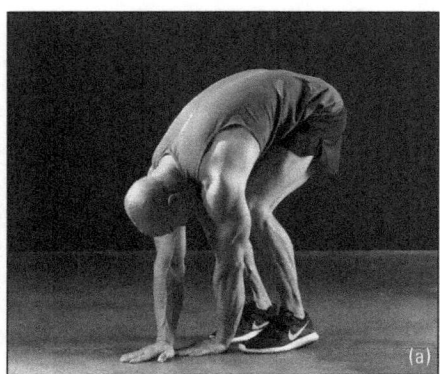
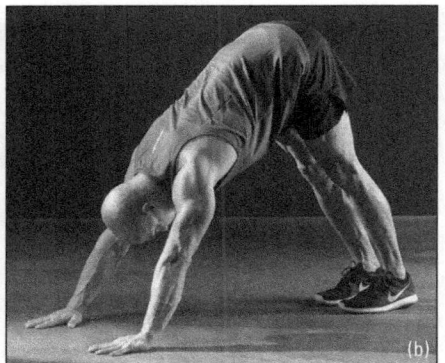
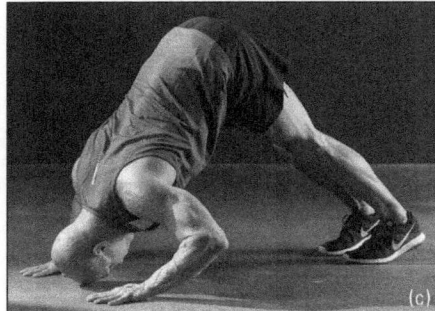

Abbildung 16.2: Legen Sie Ihre Hände schulterbreit auseinander auf den Boden und senken Sie Ihren Kopf zwischen Ihre Hände.

DF Glides

Stellen Sie sich diese Übung wie einen Push-up vor, bei dem Sie Ihre Hüften nach oben drücken, um sich nach jeder Wiederholung gut zu dehnen. (DF steht für *Dorsalflexion*, das Rückwärtsbeugen Ihres Fußes oder Ihrer Hand.)

Um diese Übung einfacher zu machen, bringen Sie sich in die Ausgangsposition eines Push-ups und heben Sie dann Ihre Hüften nach oben. Konzentrieren Sie sich auf ein kontrolliertes Absenken mit einer langen, geraden Körperposition am Ende. Abbildung 16.3 zeigt den Ablauf.

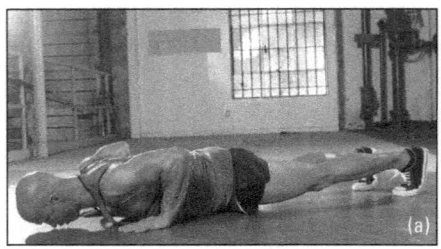
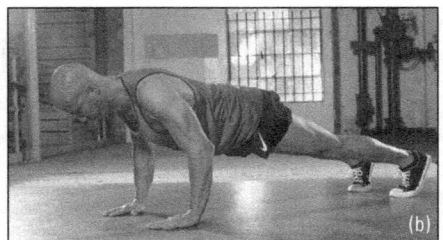
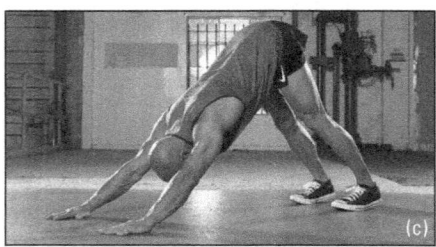

Abbildung 16.3: Diese Übung ergänzt den klassischen Push-up und trainiert gleichmäßig Brust, Schultern und Trizeps.

Die Zugübungen ausprobieren

In diesem Abschnitt werden drei Zugübungen erläutert, mit denen Sie Ihr neunminütiges Training zusammenstellen können. Weitere Informationen zu diesen Übungen finden Sie in Kapitel 9.

 Bei der Suche nach Orten für Zugübungen ist viel Raum für Kreativität. Sie können beispielsweise auf einen Spielplatz gehen und dort Klettergerüste benutzen, einen Baum, einen Schreibtisch, eine Tür oder Hängeschlingen. Seien Sie jedoch vernünftig und achten Sie darauf, dass Sie eine geeignete Auswahl treffen. Überzeugen Sie sich, dass das Objekt stabil genug ist, um Ihr Gewicht problemlos zu tragen!

Let-me-ins

Let-me-ins sind die einfachsten Zugbewegungen und ein guter Ausgangspunkt für Anfänger. Sie können beispielsweise ein Handtuch um eine Türklinke, ein Geländer oder irgendetwas anderes wickeln, das stabil genug ist, um Ihrem Gewicht standzuhalten. Abbildung 16.4 zeigt diese Übung.

Let-me-ups (Knie gebeugt)

Sobald Sie Let-me-ins relativ leicht ausführen können, können Sie mit Let-me-ups beginnen. Dabei handelt es sich um Zugbewegungen, bei denen Ihre Arme senkrecht zum Körper stehen. Bei Let-me-ups ist Ihr Körper jedoch horizontal statt vertikal. Wenn Sie Ihre Knie gebeugt halten, ist die Übung einfacher, wie in Abbildung 16.5 gezeigt.

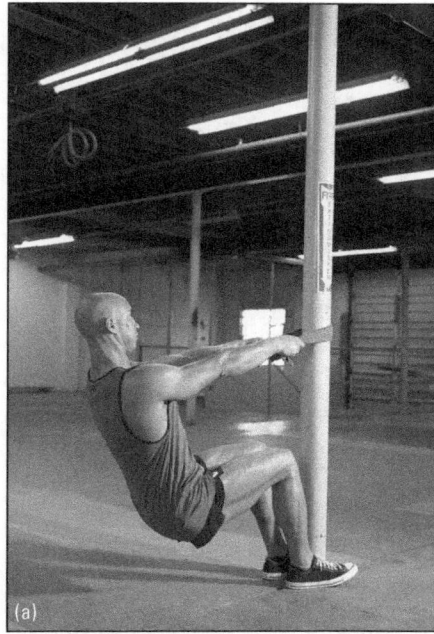 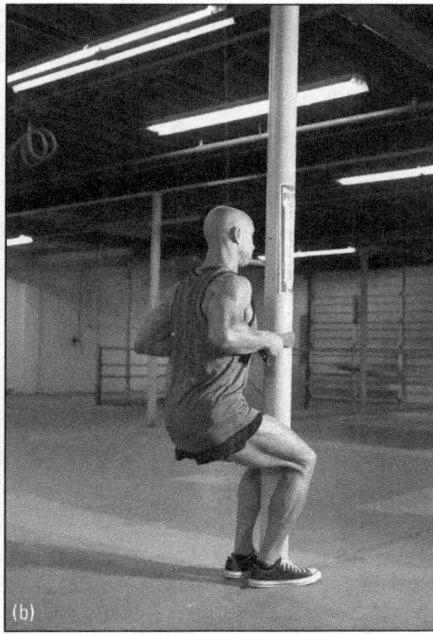

Abbildung 16.4: Ziehen Sie Ihre Brust zu Ihren Händen und drücken Sie Ihre Schulterblätter zusammen.

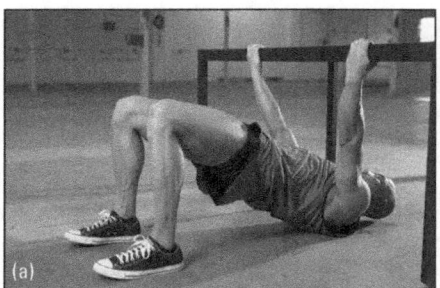 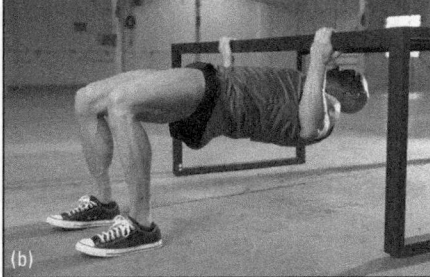

Abbildung 16.5: Es gibt zahlreiche Variationen von Let-me-ups, die es Ihnen ermöglichen, den Schwierigkeitsgrad für einen langfristigen Fortschritt anzupassen.

Let-me-ups (Beine gerade)

Let-me-ups mit ausgestreckten Beinen sind anspruchsvoller, da ein größerer Teil Ihres Gewichts von den Armen als von den Beinen getragen wird (siehe Abbildung 16.6). Sobald Sie das Aufstehüben mit gebeugten Knien beherrschen, sind Sie bereit, mit diesen Übungen fortzufahren!

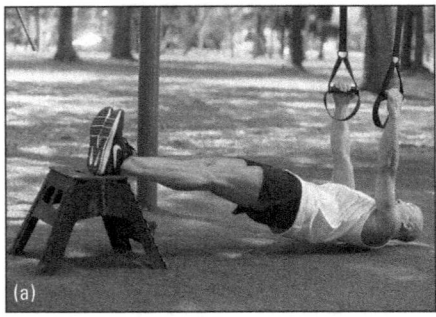 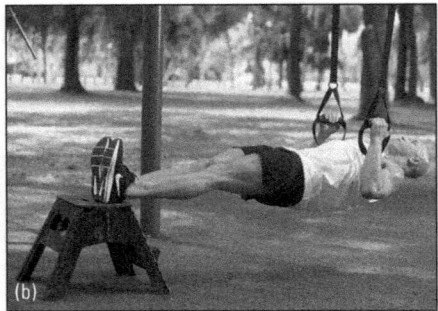

Abbildung 16.6: Richten Sie sich vom Kopf bis zu den Fersen auf (a) und ziehen Sie sich dann zwischen Ihren Händen hoch (b).

Weiter zu den Hüftbeugeübungen

In diesem Abschnitt werden drei Hüftbeugeübungen beschrieben, die Sie in Ihr neunminütiges Training einbauen können. Weitere Informationen zu diesen Übungen finden Sie in Kapitel 7.

 Sie können den Schwierigkeitsgrad dieser Übungen im Stehen leicht variieren, indem Sie verschiedene Armpositionen verwenden. Normalerweise haben Sie, vom einfachsten bis zum schwierigsten Grad, die Arme nach vorne (Zombie-Stil), die Arme in T-Position, die Hände hinter dem Kopf und die Arme gerade über dem Kopf. Jede Position erfordert zunehmend mehr Beweglichkeit und Gleichgewicht.

Squats – Kniebeugen

Abbildung 16.7 zeigt den Squat in T-Position. Squats mit den Armen in der T-Position stärken den oberen Rücken, öffnen den Brustkorb und fordern die Beweglichkeit des Fußgelenks. Der Schlüssel liegt darin, die perfekte Ausrichtung beizubehalten, auch wenn dies bedeutet, dass ein relativ kurzer Bewegungsbereich genutzt wird.

 Nehmen Sie eine stehende Position ein, die Füße hüftbreit auseinander, drücken Sie die Hüfte nach hinten und beugen Sie die Knie, als ob Sie auf einem Stuhl sitzen würden. Heben Sie beim Zurücklehnen die Brust an und halten Sie Ihre Zehen und Knie gerade nach vorne gerichtet. Bemühen Sie sich, so tief wie möglich zu gehen und dabei die richtige Ausrichtung beizubehalten. Stehen Sie dann aufrecht und gerade auf, bevor Sie die Übung wiederholen.

Für eine einfachere Variante versuchen Sie, Ihre Arme im Zombie-Stil nach vorne zu halten, wie in Abbildung 16.8 gezeigt.

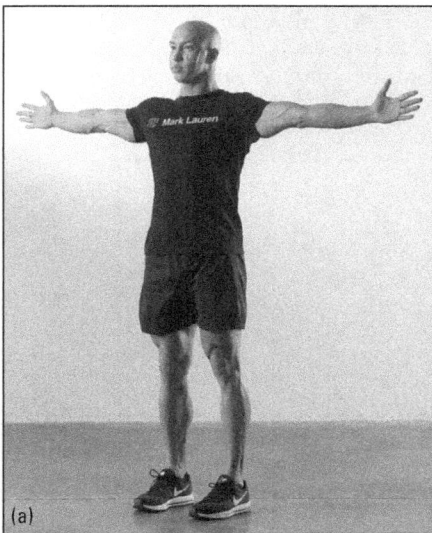 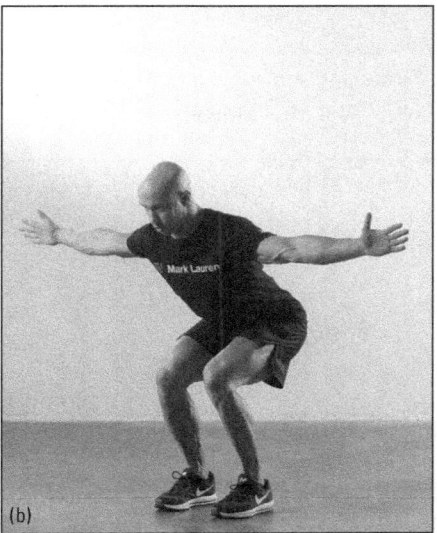

Abbildung 16.7: Senken Sie Ihre Hüften so weit wie möglich nach hinten und unten, während Sie Ihre Brust hochhalten und die Fersen auf dem Boden bleiben.

 Es gibt viele Variationen von Kniebeugen, darunter enge, weite, Overhead-Squats, einbeinige Squats und mehr. Weitere Informationen zu Squats finden Sie in Kapitel 7.

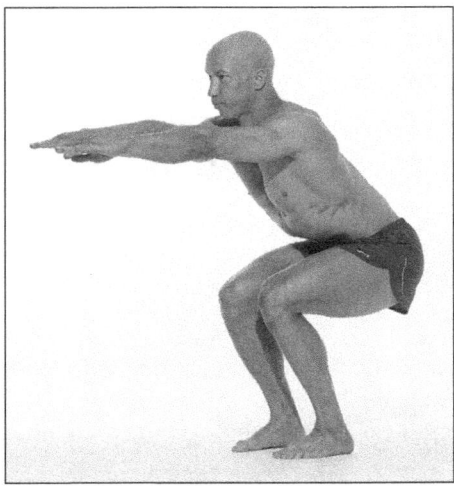

Abbildung 16.8: Das Hocken mit ausgestreckten Armen nach vorne ist etwas einfacher als der T-Squat.

Rumänische Deadlifts (Kreuzheben)

Dies ist eine außergewöhnliche Übung, die Ihren gesamten Körper von Kopf bis Fuß dehnt und stärkt, insbesondere Ihre Oberschenkelmuskulatur.

Nehmen Sie dazu eine stehende Position ein, die Arme über dem Kopf, und stellen Sie die Füße hüftbreit auseinander. Zeigen Sie mit den Zehen gerade nach vorne. Halten Sie dabei Rücken und Beine gerade, drücken Sie die Hüfte nach hinten und beugen Sie sich nach vorne, wie in Abbildung 16.9 gezeigt.

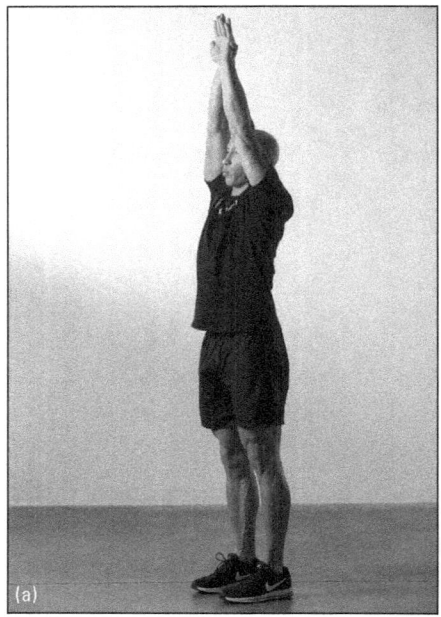
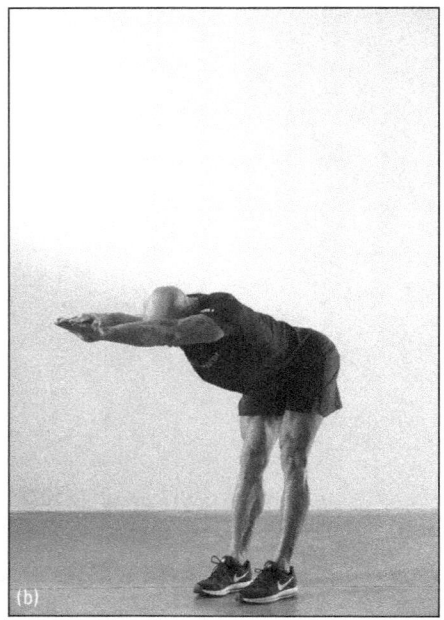

Abbildung 16.9: Legen Sie Ihre Hände hinter Ihren Kopf für eine etwas einfachere Variante des rumänischen Deadlifts.

Back Lunges – Ausfallschritte nach hinten

Mit den Back Lunges erlernen Sie Ausfallschrittbewegungen am besten, denn wenn Sie nach hinten treten, wird Ihre Hüfte automatisch von Ihren Füßen weggezogen, wodurch Sie eine bessere Ausrichtung erreichen und die Kraft sicher aufnehmen können.

 Squats sind ausgewogener als Ausfallschritte, und Ausfallschritte erfordern mehr Koordination. Einige Experten in der Fitnesswelt sind der Meinung, dass Anfänger besser mit Kniebeugen beginnen sollten. Außerdem sind Ausfallschritte keine gute Idee für Personen mit Knieschmerzen. Wenn dies auf Sie zutrifft, versuchen Sie es stattdessen mit Squats.

Nehmen Sie zunächst eine stehende Position ein, die Füße hüftbreit auseinander, die Zehen gerade nach vorne. Machen Sie dann einen großen Schritt nach hinten und senken Sie das hintere Knie, wie in Abbildung 16.10 gezeigt.

KAPITEL 16 Neun-Minuten-Workouts   295

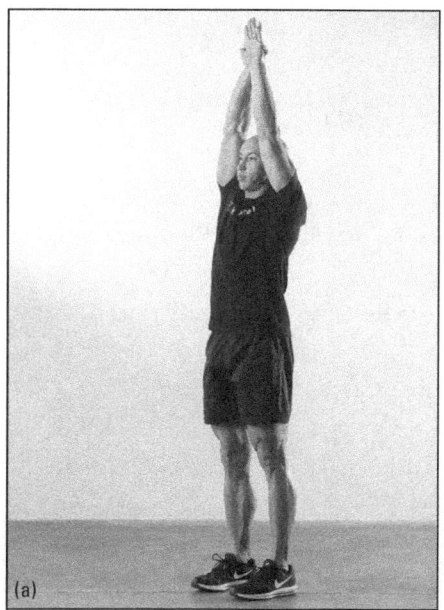 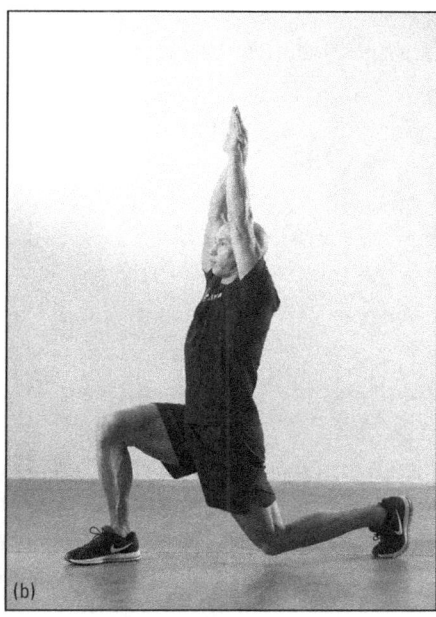

Abbildung 16.10: Sie können Ausfallschritte erleichtern, indem Sie Ihre Hände auf die Hüften legen.

Neun-Minuten-Workouts zum Straffen und Tonen

Dieser Bonusabschnitt enthält drei Bewegungen, die Sie drei Runden lang ausführen, um ein neunminütiges Training zu absolvieren, das die Vorder- und Seitenpartie Ihrer Mitte trainiert. Führen Sie jede Bewegung 40 Sekunden lang aus, gefolgt von einer 20-sekündigen Ruhepause, bevor Sie mit der nächsten Übung fortfahren.

Mountain Climbers – Bergsteiger

Diese Übung ist so einfach wie effektiv. Gehen Sie in eine gerade Push-up-Position und ziehen Sie abwechselnd die Knie zur Brust, als würden Sie beim Planking auf der Stelle laufen.

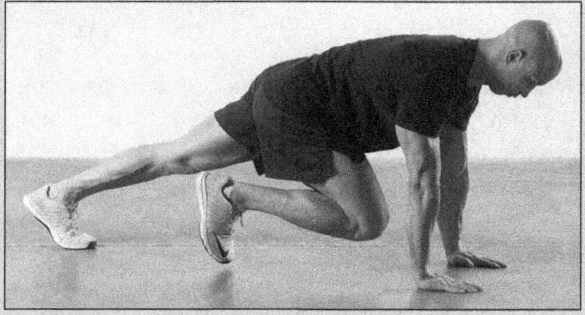

Bei den Mountain Climbers laufen Sie in der Planking-Position auf der Stelle.

Seitliche V-ups (rechts und links)

Seitliche V-ups trainieren die Seiten Ihrer Mitte. Beenden Sie einen Satz auf der linken Seite liegend. Ruhen Sie sich dann aus, bevor Sie einen weiteren Satz auf der rechten Seite liegend machen.

1. Legen Sie sich auf die linke Seite, wobei Ihr linker Arm vor Ihnen auf dem Boden liegt. Legen Sie Ihre rechte Hand auf Ihren Kopf und heben Sie Ihre Beine leicht vom Boden ab.
2. Halten Sie die Beine zusammen und bringen Sie die Knie an Ihren rechten Ellbogen.
3. Kehren Sie in die Ausgangsposition zurück, um eine Wiederholung abzuschließen.

Diese Übung erfordert ein wenig Koordination, also haben Sie Geduld. Es wird viel einfacher, wenn Sie ein Gefühl für das Timing bekommen haben.

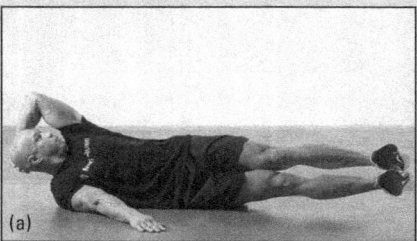 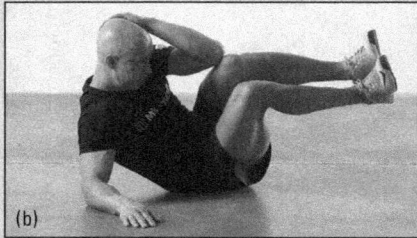

Seitliche V-ups, Ausgangsposition (a) und Endposition (b)

Wiederholen Sie dies, aber liegen Sie diesmal auf der rechten Seite.

Neun-Minuten-Gesäß-Training

In diesem Bonusabschnitt führen Sie drei Bewegungen in drei Runden aus, um ein neunminütiges Training zu absolvieren, das hauptsächlich Ihre Gesäßmuskulatur trainiert. Üben Sie jede Bewegung 40 Sekunden lang, gefolgt von einer 20-sekündigen Ruhepause, bevor Sie mit der nächsten Übung fortfahren.

Breite Squats

Dies ist eine hervorragende Squats-Variante zum Aufbau Ihres Gluteus maximus, dem größten Teil Ihrer Gesäßmuskulatur.

1. Stehen Sie aufrecht und gerade, die Füße etwas weiter als schulterbreit auseinander. Ihre Zehen sollten geradeaus zeigen.

2. **Schieben Sie Ihre Hüften nach hinten und beugen Sie Ihre Knie, als ob Sie auf einem Stuhl hinter Ihnen sitzen würden.**

3. **Sobald Ihre Hüften auf Kniehöhe sind, spannen Sie Ihre Gesäßmuskeln an, um aufrecht und gerade zu stehen.**

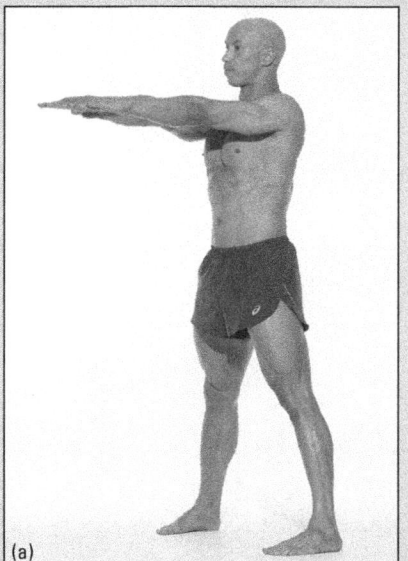 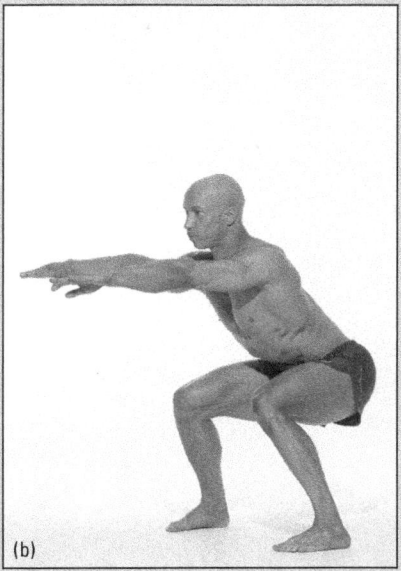

Weite Squats, Ausgangsposition (a) und Endposition (b)

Hip Circles – Hüftkreisen

Hip Circles (Hüftkreise) verbessern die Hüftbeweglichkeit hervorragend und trainieren gleichzeitig den oberen Teil Ihrer Gesäßmuskulatur.

1. **Gehen Sie in den Vierfüßlerstand und heben Sie das linke Bein leicht vom Boden.**
2. **Machen Sie große Kreise, wobei Sie das linke Knie nach hinten bewegen.**

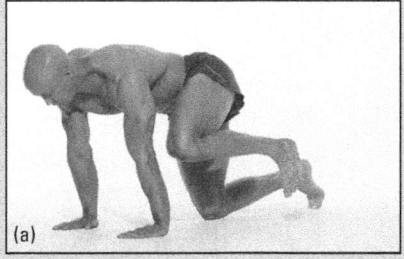 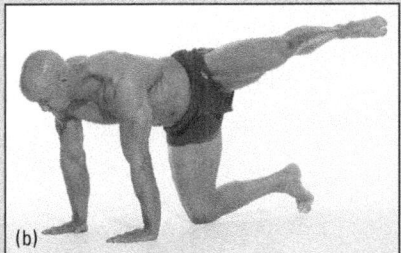

Machen Sie mit Ihrem linken Knie große Kreise nach hinten und heben Sie Ihr Knie so hoch, wie es angenehm ist.

Machen Sie die Hüftkreise zuerst mit dem linken Bein und dann mit dem rechten.

Teil V
Top-Ten-Teil

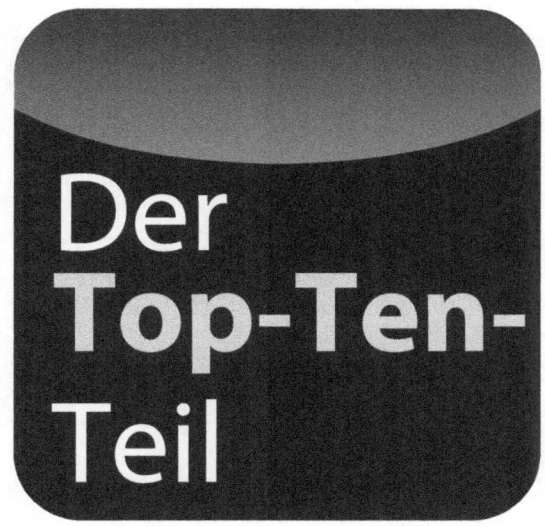

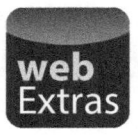
Mehr über die »...für Dummies«-Bücher finden Sie auf Instagram:
https://www.instagram.com/furdummies/

IN DIESEM TEIL ...

✔ Erzielen Sie Fitness-Erfolge dank zehn hilfreicher Tipps.

✔ Entdecken Sie zehn Schritte, wie Sie Ihren Körper tonen und stärken können.

✔ Erfahren Sie, was an den zehn hartnäckigsten Gerüchten über Bodyweight-Training dran ist.

> **IN DIESEM KAPITEL**
>
> Konsequent bleiben
>
> Sich Zeit für das Training nehmen
>
> Eine spielerische Einstellung bewahren
>
> Ihre Gewinne zählen

Kapitel 17
Zehn Tipps für den Erfolg

Bleiben Sie konsequent

Im Allgemeinen erzielen Sie mit kleinen, häufigen Trainingseinheiten viel bessere Erfolge als mit großen, seltenen Trainingseinheiten. Dies ist einer der Gründe, warum Bodyweight-Übungen so unglaublich effektiv sind. Dieses Buch eliminiert das Unnötige und konzentriert sich auf das Wesentliche, sodass Sie mehr für weniger bekommen.

Genauere Anleitungen zur Ausführung dieser Übungen in einem Trainingsplan finden Sie im 13-Wochen-Programm in Kapitel 12. Auf der Website marklauren.com finden Sie außerdem viele weitere Trainingsprogramme für unterschiedliche Fitnessniveaus sowie Video-Tutorials. Verwenden Sie den Promo-Code STRONG15, um 15 % bei Jahresmitgliedschaften zu sparen.

Planen Sie Ihre Trainingseinheiten

Der perfekte Zeitpunkt zum Trainieren fällt Ihnen selten in den Schoß. Sie müssen sich Zeit nehmen. Schauen Sie sich also Ihren Zeitplan an und hören Sie auf Ihren Körper.

Wenn das morgendliche Training Ihren Kreislauf in Schwung bringt und Ihnen Energie für den Rest des Tages gibt, sollten Sie sich diese Zeit nehmen. Schlaf ist für Ihr geistiges und körperliches Wohlbefinden enorm wichtig. Daher ist es wichtig, rechtzeitig ins Bett zu gehen.

Manche Leute hassen es, morgens zu trainieren! Wenn das bei Ihnen der Fall ist, versuchen Sie, ein paar Minuten Training in Ihre Mittagspause, Ihren Nachmittag oder Ihren Abend einzubauen. Und halten Sie sich jeden Tag an diese Zeit. Es wird bald selbstverständliche

Routine. Kapitel 16 enthält mehrere neunminütige Trainingsroutinen, aus denen Sie wählen können.

Hören Sie auf Ihren Körper

Nur *Sie* wissen, was Sie brauchen und wann Sie es brauchen. Nur *Sie* spüren Ihre Muskeln, Lungen, Knochen und Bänder. Letztendlich können nur *Sie* sich in Form bringen. Und das ist alles, was Sie brauchen: sich selbst.

Vieles von dem, was die Leute über Fitness gelernt haben, behindert ihr Potenzial nur. Unrealistische Erwartungen, »ohne Fleiß kein Preis«, Verletzungen und mehr. Lassen Sie nicht zu, dass die Angst vor Hanteln, Maschinen oder Gadgets Sie davon abhält, Ihr optimales Fitnessniveau zu erreichen. Sie brauchen das alles nicht!

Stärken Sie zuerst Ihre schwache Seite

Wenn ein Arm schwächer ist als der andere, verschaffen Sie ihm nach Möglichkeit einen Vorteil, indem Sie mit ihm beginnen. Übungen für jeweils eine Gliedmaße auf einmal sind eine der effektivsten Methoden, um alle Komponenten der Fitness aufzubauen. Dadurch wird nicht nur jedes Ungleichgewicht korrigiert, das unbemerkt bleibt, wenn beide Gliedmaßen gleichzeitig beansprucht werden, sondern eine Gliedmaße, die allein beansprucht wird, hat auch mehr als die Hälfte der Kraft, als wenn beide Gliedmaßen zusammen beansprucht würden. Denn wenn Sie beide Gliedmaßen gleichzeitig beanspruchen, setzt ein Abwehrmechanismus (*bilaterales Defizit* genannt) ein, der einige Ihrer motorischen Einheiten ausbremst, um Verletzungen Ihres Körpers beim Heben schwerster Gewichte zu verhindern.

Ausruhen und erholen

Denken Sie daran, dass sich Ihr Körper nicht verändert, wenn Sie trainieren, sondern wenn Sie sich ausruhen. Sieben bis acht Stunden Schlaf sind ebenfalls von größter Bedeutung. Trainieren Sie hart, aber trainieren Sie intelligent. Nehmen Sie sich wertvolle Zeit zur Erholung. Wenn Sie das tun, werden Sie körperlich und geistig erfrischt zurückkommen.

Übertreiben Sie es nicht

Für viele Anfänger und Fortgeschrittene gleichermaßen reichen etwa 90 Minuten oder weniger Krafttraining pro *Woche* aus.

Alle darüber hinausgehenden Aktivitäten sollten entweder leicht sein, um die Regeneration zu unterstützen, oder sportartspezifisch sein – zum Beispiel Fußballtraining, wenn Sie Fußball spielen. Mehr Training als nötig verlängert nur die Regenerationszeit und verlangsamt den Fortschritt.

Einfach anfangen

Wie bei vielen Dingen ist der Anfang oft der schwierigste Teil. Wenn Sie das nächste Mal keine Lust auf Training haben, versuchen Sie, sich selbst auszutricksen: Sagen Sie sich, dass Sie nur ein paar Sätze machen werden. Sie werden feststellen, dass Sie sich nach dem Aufwärmen normalerweise besser fühlen, Ihre Energie steigt und aus diesen paar Sätzen ein vollwertiges Training wird. Im schlimmsten Fall endet es mit einem verkürzten Training. Es ist immer noch besser, als nichts zu tun!

Eine spielerische Einstellung behalten

Wenn Sie wirklich keine Lust haben, probieren Sie einfach ein paar Übungen aus. Es muss nicht immer alles komplett durchstrukturiert oder ernst sein. Das Tolle daran ist, dass Sie nicht einmal den Raum verlassen müssen. Lassen Sie sich einfach fallen und machen Sie ein paar Dive Bomber (siehe Kapitel 8) oder legen Sie sich unter Ihren Schreibtisch und machen Sie ein paar Let-me-ups (Kapitel 9) oder halten Sie sich an einem Geländer fest und machen Sie ein paar Let-me-ins (Kapitel 9). Ich mache oft Trainingseinheiten, bei denen ich einfach nur mit verschiedenen Übungen herumspiele. Viel Spaß dabei.

Zählen Sie Ihre Gewinne, nicht Ihre Verluste

Sogar die Delta Force, die wohl elitärste (und geheimste) Militäreinheit der Welt, zählt nur die Menschen, die sie rettet, nicht die, die sie verliert. Sich auf seine Erfolge zu konzentrieren, hilft Ihnen, eine positive Einstellung zu bewahren.

Sich um seinen Körper zu kümmern, ist eine Entscheidung, die Sie jeden Tag treffen. Gratulieren Sie sich also, wenn Sie eine Wiederholung mehr schaffen als letzte Woche. Oder wenn Sie eine neue Bewegung richtig ausführen können, die Sie vorher nicht konnten. Sie verändern sich buchstäblich zum Besseren.

Nehmen Sie nach dem Training eine gesunde Mahlzeit zu sich

Nach dem Training haben Sie ein kleines Zeitfenster – etwa 45 Minuten –, in dem Ihre Muskeln besonders aufnahmefähig für die Nährstoffe sind, die sie zur Regeneration benötigen. Da Sie Ihren Muskelfasern Mikroschäden zugefügt und ihre Zuckerreserven aufgebraucht haben, hungern sie nach Proteinen und Kohlenhydraten.

 Abhängig von Ihrem Gewicht sollten Sie täglich 50 bis 175 Gramm Protein zu sich nehmen. Dazu kommen 200 bis 300 Gramm Kohlenhydrate pro Tag.

Die Mahlzeiten nach dem Training sind die einzigen Momente, in denen Sie Ihrem Shake oder Ihrer Mahlzeit kein Fett hinzufügen sollten, da Fett die Aufnahme von Kohlenhydraten verlangsamt und somit die Insulinreaktion abschwächt. Dies wiederum verlangsamt die Geschwindigkeit, mit der die Muskeln wieder mit den für die Regeneration und das Wachstum benötigten Nährstoffen versorgt werden.

> **IN DIESEM KAPITEL**
>
> Auf die unterschiedlichen Bedürfnisse von Männern und Frauen eingehen
>
> Die Wahrheit über Toning und Straffung erfahren
>
> Mit Krafttraining Kalorien verbrennen
>
> Muskeln aufbauen und gleichzeitig Fett abbauen

Kapitel 18
Zehn Mythen über das Bodyweight-Training

Männer und Frauen sollten unterschiedlich trainieren

Die Muskeln von Frauen bestehen aus den gleichen Fasern wie die von Männern. Der einzige Unterschied besteht normalerweise aufgrund von Hormonen in der Menge.

Es gibt keinen Grund, nur aufgrund des Geschlechts unterschiedlich zu trainieren. Alle Geschlechter bauen Muskeln und Fett auf und ab, und zwar auf genau die gleiche Weise. Es stimmt, dass Männer und Frauen oft unterschiedliche Ziele haben. Aber überraschenderweise können diese unterschiedlichen Ziele mit demselben Programm erreicht werden.

Die meisten Frauen wollen nicht große Brüste und Arme entwickeln, sondern ihren gesamten Körper straffen und stärken, insbesondere ihre Beine und Gesäßmuskeln, die im Alter am schwierigsten zu erhalten sind. Die Ironie dabei ist, dass sie genau dasselbe tun sollten, um diese Ziele zu erreichen, was Männer tun sollten, um Muskeln aufzubauen.

Wenn Frauen ihren Oberkörper genauso viel trainieren wie ihren Unterkörper, wird ihr Bauch flacher und ihr Gesäß straffer, weil sie insgesamt mehr Muskelmasse aufbauen. Muskeln aufzubauen und zu erhalten, ist der effektivste Weg, um Fett und Kalorien zu verbrennen.

Im Gegensatz dazu hat der männliche Mann gelernt, spezielle Bänke zum Bankdrücken, Zugmaschinen mit unterschiedlichen Gewichten, Kniebeugenständer und andere

Bodybuilding-Geräte zu nutzen. Dieser Ansatz führt jedoch zu weniger funktionalen Ergebnissen als die gesamte Palette der Bodyweight-Übungen.

Krafttraining führt bei Frauen zu Muskelmasse

»Ich möchte nicht zu muskulös werden.« Diese Sorge hören wir häufig von Frauen auf der ganzen Welt. Manche haben die ersten Ergebnisse des Krafttrainings gesehen und dann aus Angst davor, die nächste Miss Olympia zu werden, davon Abstand genommen.

Nur zur Info: Professionelle Bodybuilderinnen und Bodybuilder (und wahrscheinlich auch einige der imposanten Typen in Ihrem Fitnessstudio) verwenden Steroide und andere illegale Substanzen. Der menschliche Körper – auch Ihrer – kann diese Art von Muskelmasse ohne stark wirksame Medikamente einfach nicht aufbauen.

Bei Männern und Frauen ist der anfängliche Muskelzuwachs, der in den ersten Wochen des Krafttrainings häufig auftritt, größtenteils auf eine verbesserte Durchblutung der Muskeln zurückzuführen. Ebenso sind die Kraftsprünge hauptsächlich auf die neurologische Anpassung des Körpers an neue Bewegungen zurückzuführen und nicht auf zusätzliche Muskelmasse.

Die Angst, dass Sie versehentlich muskulöser werden als beabsichtigt oder dass Ihre Muskeln unkontrolliert wachsen, ist unbegründet. Für Frauen ist ein konstantes Muskelwachstum von einem halben Pfund pro Monat ein herausragender Fortschritt. Für Männer sind anderthalb Pfund vergleichbar. Bedenken Sie, dass dies unter idealen Bedingungen geschieht. Ein muskulöser Körper wird durch konsequentes Krafttraining und richtige Ernährung aufgebaut. Das passiert nicht über Nacht oder zufällig.

Sie können einen Muskel durch Isolationsübungen neu formen

Ihre Muskeln können nur größer oder kleiner werden. Die Form, die Ihre Muskeln annehmen, wenn sie ihre Größe verändern, ist größtenteils genetisch bestimmt.

Bedenken Sie jedoch, dass einige Muskelgruppen, die wir oft als einzelne Muskeln betrachten, wie zum Beispiel Schultern, Oberschenkel oder Rücken, durch das spezielle Training eines bestimmten Muskels innerhalb dieser Muskelgruppe verändert werden können.

Die Schultern können beispielsweise durch Training des hinteren Deltamuskels eine schöne Herzform erhalten (von der Seite betrachtet). Die Form, die Ihr hinterer Deltamuskel annimmt, wird jedoch zu einem großen Teil von den Genen bestimmt.

Sie benötigen viele Wiederholungen für die Definition und wenige Wiederholungen für die Masse

Weder Ihr Körper noch ein bestimmter Muskel werden definierter, wenn Sie eine Übung mit vielen Wiederholungen machen, im Gegensatz zu wenigen Wiederholungen. Ihre Muskeln können nur größer oder kleiner werden. Fällt Ihnen hier ein Muster auf?

Es stimmt, dass Trainingseinheiten mit wenigen Wiederholungen, die aus kraftvollen und explosiven Bewegungen bestehen, mehr Masse aufbauen (aber nicht weniger Definition) als Trainingseinheiten mit vielen Wiederholungen, da die »schnell kontraktierenden« Muskelfasern, die für explosive Bewegungen benötigt werden, viel größer sind als die »langsam kontraktierenden« Fasern, die für ausdauerndere Aufgaben benötigt werden. Aber wenn Sie Masse aufbauen möchten, sollten Sie doch wirklich alle möglichen Muskelfasern und nicht nur die schnell kontraktierenden berücksichtigen.

Und wenn Sie Ihre Muskeln definieren wollen – also Körperfett verlieren, damit die Muskelfasern besser sichtbar werden –, sollten Sie dann nicht alle möglichen Muskelfasern berücksichtigen? Vor allem, da der wichtigste Faktor, den wir kontrollieren können und der unseren Ruhestoffwechsel und damit den Fettabbau beeinflusst, ... ja, Sie haben es erraten ... die Muskelmasse ist!

Muskeln können sich in Fett verwandeln

Fettzellen und Muskelzellen erfüllen völlig unterschiedliche und getrennte Funktionen und verwandeln sich nie in die jeweils anderen. Wenn jemand »weich« und übergewichtig wird, nachdem er »hart« und muskulös war, liegt das daran, dass sein Kalorienverbrauch die Kalorienaufnahme nicht mehr übersteigt. Dies liegt größtenteils an einer verringerten Stoffwechselrate aufgrund von Muskelabbau. Der Muskelabbau wird durch den Mangel an notwendigen Reizen verursacht. Es gibt keine magische Umwandlung von Muskeln in Fett, sondern nur einen Verlust an Muskelmasse und eine Zunahme des Körperfetts.

Sie können nicht gleichzeitig Muskeln aufbauen und Fett verlieren

Wenn Sie dieses Programm nach einer langen Zeit ohne viel Training gerade erst beginnen, werden Sie mit der richtigen Ernährung Kraftzuwächse erleben und gleichzeitig Fett verlieren. Für fortgeschrittenere Sportler ist es hart, aber nicht unmöglich. Mit einem perfekten Gleichgewicht aus komplexen Kohlenhydraten, guten Fetten und genügend Protein kann Ihr Körper diese scheinbar widersprüchlichen Ziele erreichen.

Hungrig sein heißt gesund auszusehen

Um abzunehmen, hungern Menschen oft. Das ist ein No-Go.

Der Körper ist sehr einfallsreich und verlangsamt seinen Stoffwechsel, um den Kalorienmangel auszugleichen. Er versucht, jede aufgenommene Kalorie zu behalten, da er nicht sicher ist, wann er wieder versorgt wird. Wenn Sie dann Ihre normale Kalorienaufnahme wieder aufnehmen, bleibt Ihr Stoffwechsel verlangsamt. Aus diesem Grund nehmen Menschen, die restriktive Diäten ausprobieren, normalerweise wieder ihr ursprüngliches Gewicht an und oft sogar noch mehr.

Die gute Nachricht ist: Wer abnehmen möchte, sollte nie hungern. Eine ausgewogene Ernährung mit häufigen kleinen Mahlzeiten (alle 2,5 bis 3,5 Stunden) kann langfristig zum Erfolg führen.

Trainingsgeräte wurden für Sie gebaut

Sie sind kein Cyborg. Sie brauchen keine Maschinen, um Ihre Muskeln in einem festgelegten Bewegungsbereich zu bewegen. Neben der Verbesserung von Kraft, Ausdauer und Körperzusammensetzung sollte Ihr Training auch Stabilität, effektive Bewegungsmuster und Koordination entwickeln. Durch die Verwendung von Geräten, die Sie zu einer festgelegten Bewegung zwingen, wird keine dieser letztgenannten Eigenschaften verbessert.

Einige Geräte können sogar zu Verletzungen führen, da sie die Bewegungen oft in der Position beginnen, in der man sich am leichtesten verletzt. Denken Sie an ein Pec Deck oder einen Preacher Curl. Beide beginnen die Bewegung mit einer vollständig gedehnten isolierten Arbeitsmuskulatur. Dann zwingen sie Sie zu einer festgelegten Bewegung, die Sie in der realen Welt wahrscheinlich nie machen werden. Dies ist insbesondere bei schweren Gewichten gefährlich. Da Ihr Körper dabei nicht als auf natürliche Weise zusammenhängendes Ganzes funktioniert, entwickeln sich ineffektive Bewegungsmuster, die Sie anfälliger für Verletzungen machen.

Bei Bodyweight-Übungen kann der Schwierigkeitsgrad nicht angepasst werden

Hier vier einfache Möglichkeiten, den Schwierigkeitsgrad einer Übung zu ändern, ohne Gewicht hinzuzufügen:

✔ Vergrößern oder Verkleinern des Hebels

✔ Ausführen einer Übung auf einer instabilen Plattform

✔ Pausen am Anfang, Ende und/oder in der Mitte einer Bewegung machen

✔ Aus einer Übung die Bewegung einer einzelnen Gliedmaße machen

Betrachten wir dazu Push-ups, eine Standardübung, die Brust, Schultern, Trizeps, Bauch, schräge Bauchmuskeln und den unteren Rücken trainiert (im Gegensatz zum Bankdrücken, bei dem nur die Hälfte dieser Muskeln trainiert wird). Wenn Sie Push-ups im Stehen machen und dabei Ihre Hände einen halben Meter vor Ihnen an einer Wand abstützen, ist die Übung ziemlich einfach. Versuchen Sie es dann mit Ihren Händen auf einer erhöhten Fläche, etwa der Kante einer Kommode oder eines Fensterbretts. Je niedriger die verwendete Fläche ist – ein Schreibtisch, ein Sofa, ein Couchtisch –, desto schwieriger wird die Übung. Wenn Sie Ihre Hände auf den Boden legen, wie bei einem normalen Push-up, ist sie schwieriger. Wenn Sie Ihre Füße auf den Couchtisch und Ihre Hände auf den Boden stellen, wird die Übung wesentlich schwieriger. Hierbei wird *Hebelwirkung* ausgenutzt, um den Schwierigkeitsgrad der Übung zu gestalten.

Um die Übung noch schwieriger zu machen, können Sie Ihre Hände auf einen oder zwei Bälle legen, beispielsweise einen Basketball. Jetzt verwenden Sie eine *instabile Oberfläche*.

Noch schwieriger sind Basketball-Push-ups mit Pausen am unteren Ende. Immer noch nicht schwierig genug? Versuchen Sie, sie einhändig auf dem Boden zu machen. Dann einhändig mit den Füßen auf der Couch. Dann auf einer instabilen Oberfläche. Dann mit Pausen … Sie verstehen, was ich meine.

Sie sind gerade von einer Übungsvariante, die wahrscheinlich *jeder*, der dieses Buch liest, ausführen kann, zu einer schwierigeren Variante übergegangen, die wahrscheinlich *niemand*, der dieses Buch liest, auf Anhieb ausführen kann. Der Schwierigkeitsgrad von Bodyweight-Übungen kann an alle Bedürfnisse angepasst werden. Sie haben die volle Kontrolle über den Widerstand.

Aerobic oder »Cardio« ist der einzige Weg, Kalorien zu verbrennen

Hier die Wahrheit: Ein Pfund Fett kann eine 130 Pfund schwere Frau 15 Stunden lang mit Energie versorgen, wenn sie den Herz-Kreislauf-Zielbereich erreicht. Wenn wir durch einfache Bewegung abnehmen könnten, wären wir schon längst abgemagert. Wir hätten die Eiszeit sicherlich nie überlebt.

Noch eine schlechte Nachricht für aerobe Aktivitäten: Egal ob Laufen, Radfahren oder Stepper – ein Grund, warum es leichter wird, je häufiger Sie es tun, ist nicht die verbesserte Herz-Kreislauf-Kondition, sondern die verbesserte Bewegungsökonomie. Ihr Körper wird bei dieser bestimmten Bewegung effizienter. Überflüssige Bewegungen werden eliminiert, notwendige Bewegungen werden verfeinert, und Muskeln, die nicht angespannt werden müssen, werden entspannt und verkümmern schließlich.

Egal, ob Sie Fett verlieren, Muskeln aufbauen oder beides möchten, Krafttraining sollte den Kern Ihres Trainings bilden.

Abbildungsnachweis

Abbildungen mit freundlicher Genehmigung von John Wiley & Sons: 1.1, 10.7, 10.11, 16.1

Abbildung mit freundlicher Genehmigung von Emka Photography: 7.32

Abbildungen mit freundlicher Genehmigung von Lea Badenhoop: 6.4, 6.5, 6.6, 6.9, 6.12, 6.18, 6.20, 6.22, 6.23, 6.24, 7.14, 8.5, 8.6, 8.7, 8.9, 8.16, 8.17

Alle anderen Abbildungen mit freundlicher Genehmigung von Jorge Alvarez

Abbildungsverzeichnis

Abbildung 1.1: Calisthenics verwendet einfache Bodyweight-Übungen, die Sie zu Hause mit ganz gebräuchlichen Gegenständen ausführen können. 37

Abbildung 4.1: Die Dead-Bug-Übung – Ausgangsposition (a) und Endposition (b) 67

Abbildung 4.2: Ausgangsposition (a) und Endposition (b) für Glute-Hip-ups, wobei Sie Ihre Hüfte so hoch wie möglich anheben und dabei Ihr Knie aktiv zur Brust ziehen 68

Abbildung 4.3: Ups and overs sind eine hervorragende Übung für den ganzen Körper. 69

Abbildung 4.4: Bei der Windshield-Wipers-Übung wird jeweils nur ein Bein bewegt. 70

Abbildung 4.5: Ausgangsposition (a) und Endposition (b) für Dirty Dogs 71

Abbildung 4.6: Hip Circles sind hervorragend für die allgemeine Hüftmobilität und die Entwicklung Ihrer oberen Gesäßmuskulatur. 72

Abbildung 4.7: Die Pointer-Übung verbessert die Beugung und Streckung der Wirbelsäule (Beugung von vorne nach hinten). 73

Abbildung 4.8: Ausgangsposition (a) und Endposition (b) der Übung Straight Wide Legs 74

Abbildung 4.9: Hip Twists helfen, die Vorderseite und die Seiten Ihres Rumpfs zu entwickeln. 75

Abbildung 4.10: Die Moose-Antlers-Übung unterstützt Ihre Schultermuskulatur. 76

Abbildung 4.11: Twists and Reaches verbessern die Drehung der Brustwirbelsäule und die Schultermobilität. 77

Abbildung 4.12: Die Y-Cuffs-Übung verbessert Ihre Schultergesundheit und -beweglichkeit. 78

Abbildung 4.13: Ausgangsposition (a) und Endposition (b) für Hip Drops 79

Abbildung 4.14: Begeben Sie sich in eine lange, gerade seitliche Plank-Position mit dem oberen Bein vor dem unteren Bein (a), stellen Sie das untere Bein vor das obere Bein (b) und stellen Sie dann das obere Bein vor das untere Bein (c). 80

Abbildung 4.15: Ausgangsposition (a) und Endposition (b) für Side Crunches 81

Abbildung 4.16: Ausgangsposition (a) und Endposition (b) für Side Leg Lifts 82

Abbildung 5.1: Die Rollübung 85

Abbildung 5.2: Die Übung vom Liegen zum Knien 86

Abbildung 5.3: Verlagern Sie Ihr Gewicht auf Ihre rechte Hüfte und machen Sie einen Schritt nach vorn in eine einfach kniende Position (a), und bewegen Sie sich dann in eine stehende Position, die Arme nach außen (b). 87

Abbildung 5.4: Die Storchenposition verbessert Gleichgewicht, Haltung und Beweglichkeit in der Hüfte. 88

Abbildung 6.1: Nehmen Sie die Stütz-Position auf Ihren Unterarme ein (a) und schaukeln Sie dann vor und zurück, während Sie den Körper ganz gerade halten (b). 92

Abbildung 6.2: Beginnen Sie in der Unterarm-Position (a) und schaukeln Sie dann nach vorne, während Sie mit Ihrem linken Arm über Ihren Kopf hinaus greifen (b). 93

Abbildung 6.3: Greifen Sie mit dem linken Arm so weit wie möglich nach links. Wechseln Sie dann die Seite. 94

Abbildung 6.4: Diese Übung ist großartig für Ihre Mitte. 94

Abbildung 6.5: Bringen Sie Ihr rechtes Bein zu Ihrem linken und dann zurück in die Ausgangsposition. 95

Abbildung 6.6: Gehen Sie in eine hohe Planking-Position (a) und laufen Sie auf der Stelle, wobei Sie Ihre Hüften tief halten (b). 96

Abbildung 6.7: Bringen Sie aus der Push-up-Position Ihr rechtes Knie an Ihren linken Ellbogen und wechseln Sie dann die Knie. 96

Abbildung 6.8: Bringen Sie aus der Plank-Position Ihr rechtes Knie zur rechten Schulter. 97

Abbildung 6.9: Gehen Sie in eine kniende Position und stützen Sie Ihre Hände auf etwas ab, mit dem Sie gleiten und sich nach vorne bewegen können. 98

Abbildung 6.10: Ziehen Sie Ihre Knie zur Brust, während Sie an einem stabilen Konstrukt hängen. 99

Abbildung 6.11: Halten Sie Ihre Beine gerade, um den Schwierigkeitsgrad zu erhöhen. 100

Abbildung 6.12: Der Scorpion Kick verbessert die Beweglichkeit von Hüfte, Wirbelsäule und Schultern. 100

Abbildung 6.13: Führen Sie einen Crunch aus und strecken Sie Ihre Arme gerade nach oben. 101

Abbildung 6.14: Bringen Sie Ihre Arme in die Y-Position und strecken Sie ein Bein zur Seite. 102

Abbildung 6.15: Ausgangsposition (a) und Endposition (b) für Sit-ups 102

Abbildung 6.16: V-ups stärken Ihre Bauchmuskeln und Hüftbeuger. 103

Abbildung 6.17: Nehmen Sie für Jack Knives eine lange, gerade Ausgangsposition ein. 104

Abbildung 6.18: Halten Sie diese statische Position, während Sie sich lang und gerade machen. 104

Abbildung 6.19: Die Ausgangsposition (a) und Endposition (b) für seitliche V-ups 105

Abbildung 6.20: Ausgangsposition (a) und Endposition (b) für ITB Leg Lifts 106

Abbildung 6.21: ITB-Kickouts sind fortgeschrittene Übungen für Ihre Oberschenkel. 107

Abbildung 6.22: Ausgangsposition (a) und Endposition (b) für Reverse Hypers 107

Abbildung 6.23: Heben Sie das rechte Bein und den linken Arm an und wechseln Sie dann. 108

Abbildung 6.24: Ausgangsposition (a) und Endposition (b) für Skydivers 109

Abbildung 7.1: Deadlifts sind eine Beugeübung mit gebeugten Knien. 113

Abbildung 7.2: Stehen Sie auf einem Bein, die Arme über dem Kopf (a), drücken Sie dann Ihre Hüften nach hinten und beugen Sie sich nach vorne (b). 114

Abbildung 7.3: Schieben Sie Ihre Hüften nach hinten und beugen Sie sich nach vorne, während Sie Ihre Beine und Ihren Rücken gerade halten. 115

Abbildung 7.4: Beugen Sie sich nach vorne, während Sie Ihr rechtes Bein nach hinten anheben. 115

Abbildung 7.5: Schieben Sie Ihre Hüften nach hinten und unten, als ob Sie sich auf einen Stuhl setzen würden. 116

Abbildung 7.6: Drücken Sie Ihre Hüften nach hinten und unten, während Sie Ihren Rücken gerade halten. 117

Abbildung 7.7: Drücken Sie Ihre Hüften nach hinten und unten, während Sie Ihre Brust anheben. 118

Abbildung 7.8: Gehen Sie in die Hocke und halten Sie dabei die Arme über dem Kopf ausgestreckt. 119

Abbildung 7.9: Strecken Sie Ihre Beine, beugen Sie sich nach vorne und erreichen Sie die Stromlinienposition. 120

Abbildung 7.10: Strecken Sie Ihre Fingerspitzen vollständig aus, als würden Blitze aus ihnen herausschießen. 121

Abbildung 7.11: Die Ausgangsposition für den einbeinigen Squat vor einem Stuhl 122

Abbildung 7.12: Für den Squat Thrust sind Timing, Kraft und Flexibilität erforderlich. 123

Abbildung 7.13: Bei bulgarischen Split Squats senken Sie Ihre Hüften nach hinten und unten. 124

Abbildung 7.14: Ausgangsposition (a) und Endposition (b) für dynamische Squats 125

Abbildung 7.15: Stehen Sie mit den Armen in der Stromlinienposition (a) und treten Sie dann mit aufrechtem Oberkörper nach hinten (b). 126

Abbildung 7.16: Machen Sie einen großen Schritt nach vorne und halten Sie dabei Ihren Oberkörper aufrecht. 127

Abbildung 7.17: Schieben Sie Ihre Hüften nach hinten und heben Sie Ihre Brust an. 128

Abbildung 7.18: Sie können die Übung erleichtern, indem Sie Ihr hinteres Knie auf dem Boden absetzen. 129

Abbildung 7.19: Machen Sie einen stromlinienförmigen Lunge nach hinten (a) und drehen Sie sich dann zur Seite des vorderen Beins (b). 130

Abbildung 7.20: Probieren Sie verschiedene Armpositionen aus, um den Schwierigkeitsgrad dieser Bewegung zu variieren. 131

Abbildung 7.21: Diese Übung ist eine gute Möglichkeit, die kontrollierte Gewichtsverlagerung zu verbessern. 132

Abbildung 7.22: Gehen Sie in die unterste Position eines Ausfallschritts (a), springen Sie, wechseln Sie die Beine (b) und landen Sie dann mit dem anderen Bein nach vorne (c). 133

Abbildung 7.23: Achten Sie darauf, dass Ihre Körpermitte angespannt ist und Ihr Oberkörper aufrecht bleibt. 134

Abbildung 7.24: Die erweiterte Übung in der doppelt knienden Position 135

Abbildung 7.25: Diese Übung hilft beim Aufbau der Hüftbeweglichkeit und der seitlichen Koordination. 136

Abbildung 7.26: Arbeiten Sie daran, alle anderen Teile Ihres Körpers während dieser Bewegung ruhig zu halten. 138

Abbildung 7.27: Diese Übung stärkt alle Muskeln Ihrer Beine und Hüften. 139

Abbildung 7.28: Stehen Sie mit den Armen in einer T-Position (a) und heben Sie dann Ihr linkes Knie so hoch wie möglich (b). 140

Abbildung 7.29: Diese Übung baut auf der Storchenhaltung mit einer externen Hüftdrehung auf. 141

Abbildung 7.30: Die Cross-Steps-Übung baut auf dem Storchenstand auf und fügt einen Schritt über die Mittellinie Ihres Körpers hinzu. 142

Abbildung 7.31: Auf der Stelle marschieren mit guter Haltung 143

Abbildung 7.32: Laufen auf der Stelle mit hochgezogenen Knien und starkem Armschwung 144

Abbildung 7.33: Auf der Stelle hüpfen mit hochgezogenen Knien 145

Abbildung 8.1: Legen Sie sich auf den Bauch (a) und drücken Sie sich dann ganz nach oben (b). 148

Abbildung 8.2: Erhöhen Sie die Abstützung Ihrer Hände, um die Push-ups zu erleichtern. 149

Abbildung 8.3: Erhöhen Sie Abstützung Ihrer Füße, um die Liegestützen schwieriger zu machen. 149

Abbildung 8.4: Die Ausgangsposition (a) und Endposition (b) für versetzte Liegestützen 150

Abbildung 8.5: Senken Sie sich vollständig auf die rechte Seite und dann vollständig auf die linke Seite. 150

Abbildung 8.6: Das Gegendrücken hat viele Variationen. 151

Abbildung 8.7: Bringen Sie Ihre Füße näher zusammen, um diese Übung etwas einfacher zu machen. 152

Abbildung 8.8: Die Ausgangsposition (a) und Endposition (b) für Dips 153

Abbildung 8.9: In der Endposition sind die Oberarme parallel zum Boden. 154

Abbildung 8.10: Eine explosive Push-up-Variante 155

Abbildung 8.11: Die Ausgangs- (a) und Endposition (b) der halben Planks 155

Abbildung 8.12: Einarmige Push-ups erfordern enorme Kraft. 156

Abbildung 8.13: Die Military Presses dehnen Ihre Kniesehnen und trainieren gleichzeitig Ihre Schultern und Trizeps. 157

Abbildung 8.14: Erhöhen Sie die Position Ihrer Hände, um die Übung zu erleichtern. 158

Abbildung 8.15: Erhöhen Sie die Position Ihrer Füße, um die Übung schwieriger zu machen. 158

Abbildung 8.16: Ausgangs- (a) und Endposition (b) des Dive Bombers 159

Abbildungsverzeichnis

Abbildung 8.17: Diese Übung kombiniert den Dive Bomber und den klassischen Push-up.   159

Abbildung 8.18: Der Bärengang – ROAHHHR!   160

Abbildung 9.1: Suchen Sie für die Let-me-ins einen stabilen Türgriff, an dem Sie ein Handtuch befestigen können.   163

Abbildung 9.2: Positionieren Sie Ihre Füße direkt vor Ihren Händen und lehnen Sie sich mit gebeugten Knien und Hüften nach hinten.   163

Abbildung 9.3: Achten Sie oben auf eine gute Haltung, indem Sie Ihre Brust anheben, Ihre Bauchmuskeln anspannen und Ihre Schultern nach hinten ziehen.   163

Abbildung 9.4: Halten Sie sich bei der einarmigen Version gerade und symmetrisch, genau wie bei normalen Let-me-ins.   164

Abbildung 9.5: Behalten Sie eine gerade Körperhaltung bei (a) und ziehen Sie sich so hoch wie möglich (b).   165

Abbildung 9.6: Durch die Verwendung eines neutralen Griffs wird die Arbeitslast gleichmäßiger verteilt.   166

Abbildung 9.7: Beim Aufrichten an einem Schreibtisch oder Tisch können Sie verschiedene Griffe verwenden.   166

Abbildung 9.8: Die Verwendung eines abwechselnden Griffs erleichtert das Festhalten, insbesondere bei Verwendung einer Stange.   167

Abbildung 9.9: Sie können das Aufstehen erschweren, indem Sie Ihre Füße etwa auf Kniehöhe anheben.   167

Abbildung 9.10: Stützen Sie sich mit nur einem Bein ab, um Ihre Haltungsstärke weiter zu verbessern.   167

Abbildung 9.11: Bringen Sie sich möglichst lang gestreckt in die Ausgangsposition eines Pull-ups.   169

Abbildung 9.12: Ziehen Sie sich so hoch wie möglich, während Sie eine gerade Körperhaltung beibehalten.   169

Abbildung 9.13: Die Verwendung eines Unterhandgriffs ist für die meisten Menschen einfacher.   170

Abbildung 9.14: Durch die Verwendung eines abwechselnden Griffs können Sie sich leichter an der Stange oder der Stützfläche festhalten.   170

Abbildung 9.15: Zur Unterstützung können Bänder, Schlingentrainer, Hocker oder Trainingspartner eingesetzt werden.   171

Abbildung 9.16: Kontrollierte Negativwiederholungen sind ein großartiges Krafttrainingstool. Überzeugen Sie sich selbst und kontrollieren Sie den Weg nach unten! Sie können dies bei vielen Übungen anwenden, auch bei Push-ups.   171

Abbildung 10.1: Spiderman-Ausgangsposition   174

Abbildung 10.2: Machen Sie mit Ihrem gesamten Körper horizontale Kreise.   175

Abbildung 10.3: Halten Sie Ihre Hüften tief und Ihr vorderes Knie an Ihrer Schulter gedrückt.   175

Abbildung 10.4: Armkreise verbessern die Wirbelsäulendrehung und die allgemeine Schulterbeweglichkeit.   176

Abbildung 10.5: Strecken Sie das vordere Bein und ziehen Sie die Zehen nach oben (a). Kehren Sie dann in die Ausgangsposition zurück und senken Sie den Unterarm (b).   177

Abbildung 10.6: Bleiben Sie beim Saxon Tilt in einer tiefen Ausfallschrittposition, während Sie sich nach links und rechts neigen.   178

Abbildung 10.7: Modifizierte Position des Saxon Tilts mit einem Knie auf dem Boden.   178

Abbildung 10.8: Die Bloomers-Übung   180

Abbildung 10.9: Achten Sie darauf, dass Ihre Zehen und Knie bei tiefen Squats gerade nach vorne zeigen.   181

Abbildung 10.10: Der vertikale Twist stärkt und dehnt den gesamten Körper.   182

Abbildung 10.11: Platzieren Sie Ihr Knie auf dem Boden, um die vertikale Drehung zu erleichtern.   183

Abbildung 10.12: Der Kneeling Switch ist ein Übergang zwischen einer einfach knienden und einer hockenden Position.   184

Abbildung 10.13: Von der Vierfüßlerposition (a) zur Kickout Position (b)   185

Abbildung 10.14: Der High Kick erzeugt eine starke Dehnung Ihrer Kniesehne. 186

Abbildung 10.15: Der Side Kick dehnt die Seite Ihres Körpers. 188

Abbildung 10.16: Der Table Top ist das Ergebnis der Abfolge der drei vorhergehenden Übungen – und die schwierigste. 189

Abbildung 10.17: Starfish Twists helfen beim Stärken Ihrer äußeren schrägen Bauchmuskeln. 191

Abbildung 10.18: Der Starfish Hip Drop baut auf dem Starfish Twist auf, indem seitliche Beugung und Streckung hinzugefügt werden. 192

Abbildung 10.19: Der Starfish Push-up baut auf dem Starfish Twist auf, indem am Ende der Bewegung ein Liegestütz hinzugefügt wird. 194

Abbildung 10.20: Der Zweck von Starfish Dive Bombers besteht darin, die Streckung der Wirbelsäule und die Neigung der Schulterblätter nach vorne und hinten zu verbessern. 195

Abbildung 12.1: Gehen Sie in eine gerade Planking-Position auf Ihren Unterarmen (a) und schaukeln Sie sich dann vor und zurück, während Sie aufrecht bleiben, vom Kopf bis zu den Fersen (b). 215

Abbildung 12.2: Heben Sie Ihren linken Arm und Ihr rechtes Bein (a) und heben Sie dann Ihren rechten Arm und Ihr linkes Bein (b). 215

Abbildung 12.3: Nehmen Sie eine stehende Position ein, die Füße schulterbreit auseinander, wobei die Zehen gerade nach vorne zeigen (a). Drücken Sie dann Ihre Hüften nach hinten und unten, während Sie Ihre Brust anheben. 216

Abbildung 12.4: Legen Sie sich auf den Rücken, wobei Ihre Füße nahe an Ihren Hüften liegen (a). Spannen Sie dann Ihre Körpermitte an und heben Sie Ihre Hüften vollständig an (b). 216

Abbildung 12.5: Legen Sie sich auf den Rücken, die Knie direkt über den Hüften (a), und strecken Sie dann Ihr linkes Bein vollständig aus, während Sie Ihren unteren Rücken in den Boden drücken (b). Wiederholen Sie die Übung mit Ihrem rechten Bein. 217

Abbildung 12.6: Platzieren Sie Ihren linken Fuß nahe an Ihren Hüften und ziehen Sie Ihr rechtes Knie an Ihre Brust (a). Heben Sie dann Ihre Hüften vollständig an, während Sie Ihr rechtes Knie an Ihre Brust ziehen (b). 217

Abbildung 12.7: Bringen Sie Ihre Arme in die T-Position und heben Sie Ihre Beine über Ihre Hüften (a). Senken Sie dann Ihr linkes und rechtes Bein, bevor Sie die Bewegung umkehren (b). 218

Abbildung 12.8: Strecken Sie sich mit den Armen in T-Position (a) und ziehen Sie dann Ihr linkes Knie zur Brust, während Sie nach oben greifen (b). Kehren Sie die Übung um und wiederholen Sie den Vorgang, aber greifen Sie diesmal über Ihren Körper. 218

Abbildung 12.9: Stehen Sie aufrecht, mit den Händen hinter dem Kopf (a), und machen Sie dann einen großen Schritt nach hinten, während Sie den Oberkörper aufrecht halten (b). 219

Abbildung 12.10: Gehen Sie in eine Squat-Position, die Füße schulterbreit auseinander (a), und bringen Sie dann Ihr linkes Bein zu Ihrem rechten Bein (b). Kehren Sie dann in die Ausgangsposition zurück. 219

Abbildung 12.11: Nehmen Sie eine stehende Position ein, die Füße hüftbreit auseinander, die Arme über dem Kopf (a). Drücken Sie dann Ihre Hüfte nach hinten und beugen Sie sich nach vorne, während Sie Ihre Beine und Ihren Rücken gerade halten (b). 220

Abbildung 12.12: Legen Sie sich auf den Bauch und strecken Sie die Arme in die Y-Position (a). Legen Sie dann Ihre Hände auf Ihren unteren Rücken und heben Sie Ihre Ellbogen an (b). 220

Abbildung 12.13: Gehen Sie in den Vierfüßlerstand, wobei Ihr linkes Knie leicht über dem Boden bleibt (a), und heben Sie dann Ihr linkes Knie so hoch wie möglich (b). 221

Abbildung 12.14: Gehen Sie in den Vierfüßlerstand, wobei Ihr linkes Knie leicht über dem Boden bleibt (a), und beschreiben Sie dann mit dem Knie einen großen Kreis, wobei Sie es vor- und zurückbewegen (b). 221

Abbildung 12.15: Gehen Sie in den Vierfüßlerstand, wobei Ihr linkes Bein vollständig ausgestreckt ist (a), und strecken Sie es dann nach links aus, während Ihr linkes Knie gerade nach unten zeigt (b). Wiederholen Sie die Übung auf der rechten Seite. 222

Abbildung 12.16: Bringen Sie Ihren linken Ellbogen zum rechten Knie (a) und strecken

Sie dann Ihren linken Arm und Ihr rechtes Bein vollständig aus und heben Sie sie so hoch wie möglich (b). 222

Abbildung 12.17: Strecken Sie die Arme bei Knien über den Hüften so hoch wie möglich (a) und legen Sie sich dann flach auf den Rücken, während Sie die Arme in die Y-Position bringen (b). 223

Abbildung 12.18: Nehmen Sie eine stehende Position ein, die Arme in der T-Position und die Füßen hüftbreit auseinander (a), und drücken Sie dann Ihre Hüften nach hinten und unten, während Sie Ihre Brust anheben (b). 223

Abbildung 12.19: Wechseln Sie aus der Push-up-Position in die seitliche Plank-Position mit erhobenem rechten Arm (a). Drehen Sie dann Ihre Hüfte nach rechts (b) und kehren Sie in die Push-up-Position zurück. 224

Abbildung 12.20: Legen Sie sich auf den Bauch, die Arme liegen an den Seiten und die Füße zusammen (a). Öffnen und schließen Sie die Beine, während Sie Ihre Arme und Beine vom Boden abheben (b). 224

Abbildung 12.21: Rollen Sie aus der Push-up-Position Ihre Fersen nach rechts (a) und dann nach links, während Sie Ihre Hüften zentriert halten (b). 225

Abbildung 12.22: Strecken Sie Ihren rechten Arm über Ihren Kopf hinaus und legen Sie Ihren linken Daumen auf Ihren Hinterkopf (a). Drücken Sie dann Ihre rechte Hand in den Boden und heben Sie Ihren linken Ellbogen so hoch wie möglich (b). 225

Abbildung 12.23: Greifen Sie mit dem linken Arm rechts unter Ihrem Körper hindurch (a) und greifen Sie dann so hoch wie möglich (b). 225

Abbildung 12.24: Strecken Sie Ihre Arme mit den Daumen nach oben in die Y-Position (a), legen Sie dann Ihre Hände auf Ihren unteren Rücken und heben Sie Ihre Ellbogen (b). 226

Abbildung 12.25: Drücken Sie aus der Push-up-Position Ihre Hüften nach oben und Ihre Brust nach unten (a), senken Sie dann Ihre Hüften zum Boden ab und heben Sie Ihre Brust (b). 227

Abbildung 12.26: Nehmen Sie eine stehende Position ein, die Arme in der T-Position und die Füße hüftbreit auseinander (a), und drücken Sie dann Ihre Hüften nach hinten und unten, während Sie Ihre Brust anheben (b). 227

Abbildung 12.27: Strecken Sie die Arme mit den Knien über den Hüften so hoch wie möglich (a) und legen Sie sich dann flach auf den Rücken, während Sie die Arme in die Y-Position bringen (b). 228

Abbildung 12.28: Nehmen Sie eine stehende Position ein, die Füße hüftbreit auseinander, die Arme über dem Kopf (a), drücken Sie dann Ihre Hüften nach hinten und beugen Sie sich nach vorne, während Sie Ihre Beine und Ihren Rücken gerade halten. 228

Abbildung 12.29: Legen Sie sich auf den Rücken, sodass sich Ihre Knie direkt über Ihren Hüften befinden (a). Strecken Sie dann Ihr linkes Bein vollständig aus, während Sie Ihren unteren Rücken in den Boden drücken (b). 229

Abbildung 12.30: Platzieren Sie Ihren linken Fuß nahe an Ihren Hüften und ziehen Sie Ihr rechtes Knie zur Brust (a). Heben Sie dann Ihre Hüften vollständig an, während Sie Ihr rechtes Knie zur Brust ziehen (b). 229

Abbildung 12.31: Bringen Sie Ihre Arme in die T-Position und heben Sie Ihre Beine über Ihre Hüften (a). Senken Sie dann abwechselnd Ihr linkes und rechtes Bein (b). 230

Abbildung 12.32: Strecken Sie Ihre Arme in T-Position (a) und ziehen Sie dann Ihr linkes Knie zur Brust, während Sie mit dem linken Arm nach oben greifen (b). Wiederholen Sie die Übung und strecken Sie Ihren Körper. 230

Abbildung 12.33: Setzen Sie Ihren linken Fuß auf den Boden in der Nähe Ihrer Hüfte und ziehen Sie das rechte Knie zur Brust (a). Spannen Sie dann Ihre Körpermitte an und heben Sie Ihre Hüfte ganz an (b). 231

Abbildung 12.34: Beginnen Sie in einer Push-up-Position, die Füße hüftbreit auseinander (a), bewegen Sie dann Ihre Hüften nach hinten und gehen Sie in die untere Squat-Position (b). Stehen Sie aufrecht. 231

Abbildung 12.35: Wechseln Sie aus der Push-up-Position in die seitliche Plank-Position mit erhobenem rechten Arm (a), drehen Sie dann Ihre Hüften nach rechts und kehren Sie in die Push-up-Position zurück (b). 232

Abbildung 12.36: Nehmen Sie eine aufrecht stehende Position ein, mit den Händen hinter dem Kopf (a), und machen Sie dann einen großen Schritt nach hinten, während Sie den Oberkörper aufrecht halten (b). 232

Abbildung 12.37: Gehen Sie in einen Vierfüßlerstand, wobei Ihr linkes Knie leicht über dem Boden bleibt (a), und heben Sie dann Ihr linkes Knie so hoch wie möglich (b). 233

Abbildung 12.38: Gehen Sie in einen Vierfüßlerstand, wobei Ihr linkes Knie leicht über dem Boden bleibt (a), und machen Sie dann mit dem Knie einen großen Kreis, wobei Sie es vor- und zurückbewegen (b). 233

Abbildung 12.39: Gehen Sie in einen Vierfüßlerstand, wobei Ihr linkes Bein vollständig ausgestreckt ist (a), und strecken Sie es dann nach links aus, während Ihr linkes Knie gerade nach unten zeigt (b). 234

Abbildung 12.40: Bringen Sie Ihren linken Ellbogen zum rechten Knie (a), strecken Sie dann Ihren linken Arm und Ihr rechtes Bein vollständig aus und heben Sie sie so hoch wie möglich (b). 234

Abbildung 12.41: Gehen Sie in die Ausgangsposition eines Push-ups (a). Dann bringen Sie abwechselnd Ihre Knie zu Ihren Ellbogen, als ob Sie auf der Stelle laufen würden, während Sie eine gerade Push-up-Position beibehalten (b). 235

Abbildung 12.42: Nehmen Sie eine aufrecht stehende Position ein, die Arme ausgestreckt (a). Machen Sie dann einen großen Schritt zur Seite, drücken Sie Ihre Hüfte nach hinten und heben Sie Ihre Brust an (b). 235

Abbildung 12.43: Ziehen Sie aus der Push-up-Position Ihr rechtes Knie zur Brust (a) und kicken Sie dann mit dem rechten Fuß so weit wie möglich nach oben (b). 236

Abbildung 12.44: Legen Sie sich auf den Bauch, heben Sie die Arme in T-Position und legen Sie die Füße hoch und zusammen (a). Öffnen und schließen Sie dann die Beine (b), während Sie Ihre Arme und Beine vom Boden abheben. 236

Abbildung 12.45: Rollen Sie aus der Push-up-Position Ihre Fersen nach rechts (a) und dann nach links, während Sie Ihre Hüften zentriert halten (b). 237

Abbildung 12.46: Strecken Sie Ihren rechten Arm über Ihren Kopf hinaus und legen Sie Ihren linken Daumen auf Ihren Hinterkopf (a). Drücken Sie dann Ihre rechte Hand in den Boden und heben Sie Ihren linken Ellbogen so hoch wie möglich (b). 237

Abbildung 12.47: Greifen Sie mit dem linken Arm rechts unter Ihrem Körper hindurch (a) und strecken Sie ihn dann so hoch wie möglich nach oben (b). 238

Abbildung 12.48: Strecken Sie Ihre Arme mit den Daumen nach oben in die Y-Position (a), legen Sie dann Ihre Hände auf Ihren unteren Rücken und heben Sie Ihre Ellbogen (b). 238

Abbildung 12.49: Strecken Sie sich aus, wobei Ihre Arme und Beine leicht über dem Boden bleiben (a), und bringen Sie dann Ihre Brust zu Ihren Knien, während Sie Ihren Rücken gerade halten (b). 239

Abbildung 12.50: Gehen Sie in die untere Squat-Position, strecken Sie die Arme vor sich aus (a), legen Sie dann Ihre Hände auf den Boden und treten Sie mit den Beinen nach hinten in die Plank-Position (b). 240

Abbildung 12.51: Legen Sie sich auf den Bauch, strecken Sie die Arme in die Y-Position und halten Sie die Füße zusammen (a). Öffnen und schließen Sie dann die Beine (b), während Sie Ihre Arme und Beine vom Boden abheben. 240

Abbildung 12.52: Gehen Sie in den Vierfüßlerstand, wobei Ihre Knie den Boden berühren (a), drehen Sie sich dann nach rechts und führen Sie mit Ihrem linken Bein einen Kickout aus (b). Wiederholen Sie die Übung mit dem anderen Bein. 241

Abbildung 12.53: Legen Sie sich auf den Rücken, sodass Ihre Knie direkt über Ihren Hüften sind (a). Strecken Sie dann Ihr linkes Bein vollständig aus, während Sie Ihren unteren Rücken in den Boden drücken (b). 241

Abbildung 12.54: Platzieren Sie Ihren linken Fuß nahe an Ihren Hüften und ziehen Sie Ihr rechtes Knie an Ihre Brust (a). Heben Sie dann Ihre Hüften vollständig an, während Sie Ihr rechtes Knie an Ihre Brust ziehen (b). 241

Abbildung 12.55: Bringen Sie Ihre Arme in die T-Position und heben Sie Ihre Beine über Ihre Hüften (a). Senken Sie dann abwechselnd Ihr linkes und rechtes Bein (b). 242

Abbildung 12.56: Strecken Sie sich mit den Armen in T-Position (a). Ziehen Sie dann Ihr linkes Knie zur Brust, während Sie mit dem linken Arm nach oben greifen (b). Wiederholen Sie die Übung und strecken Sie den Arm über Ihren Körper. 242

Abbildung 12.57: Gehen Sie in die untere Push-up-Position, wobei sich Ihre Hände unter Ihren Schultern befinden (a). Drücken Sie dann Ihre Hüften so weit wie möglich nach oben und hinten, während Sie Ihre Brust nach unten in Richtung Ihrer Hände drücken (b).   243

Abbildung 12.58: Begeben Sie sich in eine stehende Position, die Arme über dem Kopf in der Stromlinienposition (a). Nachdem Sie in einen Ausfallschritt nach hinten gemacht haben, greifen Sie seitlich am vorderen Bein nach unten (b).   243

Abbildung 12.59: Wechseln Sie aus der Push-up-Position in die seitliche Plank-Position auf Ihrer linken Seite (a). Senken Sie dann Ihre Hüften zum Boden (b). Heben Sie sie wieder in die mittlere Position und wiederholen Sie die Übung auf der anderen Seite.   244

Abbildung 12.60: Beugen Sie sich aus dem Stand nach vorne, bis Sie sich in der untersten Position eines rumänischen Deadlifts befinden (a). Wechseln Sie in die unterste Position eines Squats mit T-Armposition (b). Kehren Sie in die unterste Position eines rumänischen Deadlifts zurück und stehen Sie dann auf.   244

Abbildung 12.61: Gehen Sie in eine Vierfüßlerposition, wobei Ihr linkes Knie leicht über dem Boden bleibt (a), und heben Sie dann Ihr linkes Knie so hoch wie möglich (b).   245

Abbildung 12.62: Gehen Sie in eine Vierfüßlerposition, wobei Ihr linkes Knie leicht über dem Boden bleibt (a), und machen Sie dann mit dem Knie einen großen Kreis, wobei Sie es vor- und zurückbewegen (b).   245

Abbildung 12.63: Gehen Sie in eine Vierfüßlerposition, wobei Ihr linkes Bein vollständig ausgestreckt ist (a), und strecken Sie es dann nach links aus, während Ihr linkes Knie gerade nach unten zeigt (b).   246

Abbildung 12.64: Bringen Sie Ihren linken Ellbogen zum rechten Knie (a) und strecken Sie dann Ihren linken Arm und Ihr rechtes Bein vollständig aus und heben Sie sie so hoch wie möglich (b).   246

Abbildung 12.65: Gehen Sie in eine gerade Planking-Position auf Ihren Unterarmen (a) und wippen Sie dann so weit wie möglich vor und zurück (b).   247

Abbildung 12.66: Begeben Sie sich in eine stehende Position, die Arme über dem Kopf in Stromlinienposition (a). Nachdem Sie einen Ausfallschritt nach hinten gemacht haben, greifen Sie seitlich von dem vorderen Bein nach unten (b).   247

Abbildung 12.67: Gehen Sie in den Vierfüßlerstand, wobei Ihre Knie den Boden berühren (a), drehen Sie sich dann nach rechts und führen Sie mit Ihrem linken Bein einen Kickout aus (b). Wiederholen Sie die Übung mit dem anderen Bein.   248

Abbildung 12.68: Setzen Sie sich aus dem Stand in die untere Position eines Squats mit T-Armhaltung zurück (a). Wechseln Sie in die untere Position eines rumänischen Deadlifts (b). Kehren Sie in die untere Position eines Squats mit T-Armhaltung zurück und stehen Sie dann auf.   248

Abbildung 12.69: Rollen Sie aus der Push-up-Position Ihre Fersen nach rechts (a) und dann nach links, während Sie Ihre Hüften zentriert halten (b).   249

Abbildung 12.70: Strecken Sie Ihren rechten Arm über Ihren Kopf hinaus und legen Sie Ihren linken Daumen an Ihren Hinterkopf (a). Drücken Sie dann Ihre rechte Hand in den Boden und heben Sie Ihren linken Ellbogen so hoch wie möglich (b).   249

Abbildung 12.71: Greifen Sie mit dem linken Arm rechts unter Ihrem Körper hindurch (a) und strecken Sie ihn dann so hoch wie möglich nach oben (b).   250

Abbildung 12.72: Strecken Sie Ihre Arme mit den Daumen nach oben in die Y-Position (a), legen Sie dann Ihre Hände auf Ihren unteren Rücken und heben Sie Ihre Ellbogen an (b).   250

Abbildung 12.73: Legen Sie sich auf den Rücken, sodass sich Ihre Knie direkt über Ihren Hüften befinden (a). Strecken Sie dann Ihr linkes Bein vollständig aus, während Sie Ihren unteren Rücken in den Boden drücken (b).   251

Abbildung 12.74: Platzieren Sie Ihren linken Fuß nahe an Ihren Hüften und ziehen Sie Ihr rechtes Knie an Ihre Brust (a). Heben Sie dann Ihre Hüften vollständig an, während Sie das rechte Knie an Ihre Brust ziehen (b).   252

Abbildung 12.75: Bringen Sie Ihre Arme in die T-Position und heben Sie Ihre Beine über Ihre Hüften (a). Senken Sie Ihr linkes Bein und dann Ihr rechtes Bein, wobei Sie die Bewegung umkehren (b).   252

Abbildung 12.76: Strecken Sie Ihre Arme in T-Position (a) und ziehen Sie dann Ihr linkes Knie zur Brust, während Sie mit dem linken Arm nach oben greifen (b). Wiederholen Sie die Übung und strecken Sie Ihren Arm über den Körper.   252

Abbildung 12.77: Gehen Sie in eine Vierfüßlerposition, wobei Ihr linkes Knie leicht über dem Boden bleibt (a), und heben Sie Ihr linkes Knie so hoch wie möglich (b).   253

Abbildung 12.78: Gehen Sie in eine Vierfüßlerposition, wobei Ihr linkes Knie leicht über dem Boden bleibt (a), und beschreiben Sie dann mit dem Knie einen großen Kreis, wobei Sie es vor- und zurückbewegen (b).   253

Abbildung 12.79: Gehen Sie in eine Vierfüßlerposition, wobei Ihr linkes Bein vollständig ausgestreckt ist (a). Strecken Sie Ihr linkes Bein nach links aus, während Ihr linkes Knie gerade nach unten zeigt (b).   254

Abbildung 12.80: Bringen Sie Ihren linken Ellbogen zum rechten Knie (a). Strecken Sie dann Ihren linken Arm und Ihr rechtes Bein vollständig aus und heben Sie sie so hoch wie möglich an (b).   254

Abbildung 12.81: Rollen Sie aus der Push-up-Position Ihre Fersen nach rechts (a) und dann nach links, während Sie Ihre Hüften zentriert halten (b).   255

Abbildung 12.82: Strecken Sie den rechten Arm über Ihren Kopf hinaus und legen Sie Ihren linken Daumen auf Ihren Hinterkopf (a). Drücken Sie dann Ihre rechte Hand in den Boden und heben Sie Ihren linken Ellbogen so hoch wie möglich (b).   255

Abbildung 12.83: Greifen Sie mit dem linken Arm rechts unter Ihrem Körper hindurch (a) und strecken Sie ihn so hoch wie möglich nach oben (b).   256

Abbildung 12.84: Strecken Sie Ihre Arme mit den Daumen nach oben in die Y-Position (a), legen Sie dann Ihre Hände auf Ihren unteren Rücken und heben Sie Ihre Ellbogen an (b).   256

Abbildung 12.85: Legen Sie sich auf den Rücken, sodass sich Ihre Knie direkt über Ihren Hüften befinden (a). Strecken Sie dann Ihr linkes Bein vollständig aus, während Sie Ihren unteren Rücken in den Boden drücken (b).   257

Abbildung 12.86: Platzieren Sie Ihren linken Fuß nahe an Ihren Hüften und ziehen Sie Ihr rechtes Knie an Ihre Brust (a). Heben Sie dann Ihre Hüften vollständig an, während Sie das rechte Knie an Ihre Brust ziehen (b).   257

Abbildung 12.87: Bringen Sie Ihre Arme in die T-Position und heben Sie Ihre Beine über Ihre Hüften (a). Senken Sie dann abwechselnd Ihr linkes und rechtes Bein (b).   257

Abbildung 12.88: Strecken Sie sich mit den Armen in T-Position (a). Ziehen Sie dann Ihr linkes Knie zur Brust, während Sie mit dem linken Arm nach oben greifen (b). Wiederholen Sie die Übung und strecken Sie den Arm über Ihren Körper.   258

Abbildung 12.89: Gehen Sie in eine Vierfüßlerposition, wobei Ihr linkes Knie leicht über dem Boden bleibt (a), und heben Sie dann Ihr linkes Knie so hoch wie möglich (b).   258

Abbildung 12.90: Gehen Sie in eine Vierfüßlerposition, wobei Ihr linkes Knie leicht über dem Boden bleibt (a), und beschreiben Sie dann mit dem Knie einen großen Kreis, wobei Sie es vor- und zurückbewegen (b).   259

Abbildung 12.91: Gehen Sie in eine Vierfüßlerposition, wobei Ihr linkes Bein vollständig ausgestreckt ist (a), und strecken Sie es dann nach links aus, während Ihr linkes Knie gerade nach unten zeigt (b).   259

Abbildung 12.92: Bringen Sie Ihren linken Ellbogen zum rechten Knie (a). Strecken Sie dann Ihren linken Arm und Ihr rechtes Bein vollständig aus und heben Sie sie so hoch wie möglich an (b).   259

Abbildung 12.93: Rollen Sie aus der Push-up-Position Ihre Fersen nach rechts (a) und dann nach links, während Sie Ihre Hüften zentriert halten (b).   260

Abbildung 12.94: Strecken Sie Ihren rechten Arm über Ihren Kopf hinaus und legen Sie Ihren linken Daumen auf Ihren Hinterkopf (a). Drücken Sie dann Ihre rechte Hand in den Boden und heben Sie Ihren linken Ellbogen so hoch wie möglich (b).   260

Abbildung 12.95: Greifen Sie mit dem linken Arm rechts unter Ihrem Körper hindurch (a) und strecken Sie ihn dann so hoch wie möglich nach oben (b).   261

Abbildung 12.96: Strecken Sie Ihre Arme mit den Daumen nach oben in die Y-Position (a), legen Sie dann Ihre Hände auf Ihren unteren Rücken und heben Sie Ihre Ellbogen (b).   261

Abbildungsverzeichnis

Abbildung 14.1: Diese einfache Rollübung hilft Ihnen, Ihren Rumpf zu stärken. 274

Abbildung 14.2: Beginnen Sie in der Bauchlage, mit den Händen unter den Schultern (a), schieben Sie Ihre Hüften nach hinten über Ihre Knie (b) und gehen Sie in eine doppelt kniende Position (c). 275

Abbildung 14.3: Gehen Sie in eine aufrechte Standposition, entweder mit ausgestreckten Armen oder indem Sie diese zur Unterstützung Ihrer Bewegung verwenden. 276

Abbildung 14.4: Die Storchenposition verbessert Gleichgewicht, Haltung und Hüftbeweglichkeit. 277

Abbildung 16.1: Push-ups trainieren den Trizeps, die Brustmuskulatur und die Schultern. 288

Abbildung 16.2: Legen Sie Ihre Hände schulterbreit auseinander auf den Boden und senken Sie Ihren Kopf zwischen Ihre Hände. 289

Abbildung 16.3: Diese Übung ergänzt den klassischen Push-up und trainiert gleichmäßig Brust, Schultern und Trizeps. 290

Abbildung 16.4: Ziehen Sie Ihre Brust zu Ihren Händen und drücken Sie Ihre Schulterblätter zusammen. 291

Abbildung 16.5: Es gibt zahlreiche Variationen von Let-me-ups, die es Ihnen ermöglichen, den Schwierigkeitsgrad für einen langfristigen Fortschritt anzupassen. 291

Abbildung 16.6: Richten Sie sich vom Kopf bis zu den Fersen auf (a) und ziehen Sie sich dann zwischen Ihren Händen hoch (b). 292

Abbildung 16.7: Senken Sie Ihre Hüften so weit wie möglich nach hinten und unten, während Sie Ihre Brust hochhalten und die Fersen auf dem Boden bleiben. 293

Abbildung 16.8: Das Hocken mit ausgestreckten Armen nach vorne ist etwas einfacher als der T-Squat. 293

Abbildung 16.9: Legen Sie Ihre Hände hinter Ihren Kopf für eine etwas einfachere Variante des rumänischen Deadlifts. 294

Abbildung 16.10: Sie können Ausfallschritte erleichtern, indem Sie Ihre Hände auf die Hüften legen. 295

Stichwortverzeichnis

A

Abduktion
 Übungen 79
Abkühlen 209
Achtsamkeit 49
Adduktion
 Übungen 79
Aerobics 33
A-Frame 176
AMRAP 212
Anfänger 207
Archer Push-up 150
Arm
 Übungen 160
Armkreisen 175
Atem 50
Aufhängegurt 38
Aufstehen 273
Aufwärmen 105
Aufwärmtraining 209
Ausdauer
 kardiovaskuläre 35
Ausfallschritt 86, 125
 Drehungen 129
 nach hinten 126, 294
 nach vorne 127–128
 seitlich 128
Ausrede 61
Ausrichtung 173
 Gelenke 44
Ausrollen 97
Ausruhen 49

B

Back Lunge 294
Band 39
Bärengang 160
Bauch
 Übungen 91, 98, 101, 103
Bauchlage 74
Bauchmuskeln
 schräge 190
 Übungen 190
Baum 36
Bear Crawl 160
Bein
 Übungen 111, 160
Beinheben 105
 im Hängen 98
Belastungstoleranz 45
Bergsteiger 95, 295
 nach außen 97
 Querung 96
Beugung 72
Beweglichkeit
 Übungen 111
Bewegungsbereich 270
Bizeps
 Übungen 161
Bloomer 179
Boden-Squat 137
Bodenübung 65–66
Bodyrock 92
 gestreckt 93
 seitliche Streckung 93
Bogenschützen-Liegestütz 150
Bosu-Ball 38
Brücke bauen 68
Brust
 Übungen 147, 152, 193, 288–289
Brustwirbelsäule
 Übungen 75–76

C

Chin-up 169
Contra Press 151
Cross Step 141
Crunch 101
 Seastar 101

D

Dead Bug 67
Deadlift 112
 einbeiniger 113
 rumänischer 114, 293
Deadlifts zu Squats 120
Defizit
 bilaterales 302
Deltamuskel
 Übungen 288
DF 289
DF Glide 159, 289
Dip 152
 im Sitzen 153
Dirty Dog 70
Dive Bomber 158
Dorsalflexion 289
Drückbewegung 147
Drückübung
 vertikale 148

E

Energie 40
Entwicklungsbewegung 45, 83
Ergebnis 32
Erholung 49, 207
Erholungstraining 208
Essen 303

F

Fallschirmspringer 109
Fettverbrennung 32
Fitnessgerät 47
Fitnessstudio 31
Flexibilität 35, 174
 Übungen 86, 158, 183
Flow 203
Fortbewegung 42
Frau
 Unterschied zu Mann 305

G

Ganzkörpertraining 205
Ganzkörperübung 160
Gate Swing 140
Gegendrücken 151
Geld 31
Gelenk
 Ausrichtung 44
 Funktionen 44

Gelenkausrichtung 173, 269
  verbessern 69
Gelenkgesundheit 65
Gesäß
  Übungen 70, 73, 81, 109, 124, 176, 296
Gesäßmuskulatur 68
Geschwindigkeit
  und Kraft 202
Geschwindigkeitssatz 202
Gewichtsabnahme
  durch Fettabbau 56
Gewichtsverlagerung 44, 84
Gewichtszunahme
  durch Muskelzuwachs 56
Gleichgewicht 35, 44, 84, 86
  Übungen 125
Glute-Hip-up 68
Grundlage 51

H

Haltung 46, 66
  ideale 93
Handgelenk
  Schmerzen 75
Handtuch 36
Hanging Leg Lift 98
Hebelwirkung 309
High Kick 186
High-knee March 143
High-knee Run 143
High-knee Skip 144
Hip Circle 71, 297
Hip Drop 79
Hip Swirl 174
Hip Twist 74
Hüftbeugemuskel
  Übungen 103
Hüftbeugen 111–112
Hüftbeuger 68
  Übungen 98, 123, 176, 182
Hüftbeugeübung 292
Hüftbeweglichkeit
  Übungen 136
Hüftbewegung 84
Hüftdrehung 69, 74
  Übungen 73, 101
Hüfte
  Außendrehung 70
  Übungen 69–70, 79, 99, 105, 111, 123, 160
Hüftkraft 67

Hüftkreisen 71, 297
Hüftmobilität 71
Hüftwirbel 174
Hungern 308
Hüpfen 144
Hyper 107
Hyperextension 107

I

Iliotibialband (ITB) 105
Inch-Worm-Übung 179
Inline-Push-Übung 156
Inline-Zugübung 168
Intensität 207
Iron Mike 132
ITB 105
ITB-Kickout 106

J

Jack Knive 103

K

Käfer-Übung 67
Kick 186
Kickout 185
Kickout-Position 185
Kind 279
Kinetik 41
Klappmesser 103
Klimmstange 38
Klimmzug 168
  negativer 170
Kneeling Switch 183
Kniebeuge 116, 180, 292
  breite 117, 296
  dynamische 124
  einbeinige 122
  schmale 116
  T-Position 117
Kniebeuge zu Ausfallschritt 130
Knien 83, 133
Kniestellung 85
Knieübung 134
Kniewechsel 183
Knöchelbeweglichkeit
  Übungen 180
Konstitution 46
Koordination 35, 47, 174
  Übungen 143
Körper 39
  Aufbau 43
  Belastung 43

Körperfett
  verlieren 307
Körperhaltung 66
Körpermitte 91
  Übungen 97
Körperseite
  Übungen 79
Kosaken-Squat 137
Kraft
  Übungen 86, 125, 158, 183
  und Geschwindigkeit 202
Kraftaufnahme 46
Krankheit 60
Kreuzheben 293

L

Lastverteilung 46
Latissimus-Muskel
  Übungen 161
Laufen 143
Leg Lift 98, 105
Leistung 35
Leistungspyramide 47
Leiter 201
Let-me-in 162, 290
Let-me-up 164, 290
Liegen 83
Liegestütz 148, 288
  Bogenschützen 150
  einarmiger 155
  Springen 154
Liegestützposition 74
Low Impact 33
Lunge 125
Lunges zu Squats 131

M

Mahlzeit 304
Mann
  Unterschied zu Frau 305
Marschieren 143
Military Press 157, 288
Mitte 91
Mobilität 42, 45, 173
  eingeschränkte 269
Moon Walk 79
Moose Antler 75
Motivation 58
Mountain Climber 95, 295
  nach außen 97
  Querung 96

Muskel 34
  Vergleich zu Fett 56
Muskelausdauer 35
Muskelkraft 34
Muskelmasse 306
  aufbauen 307
Muskelzuwachs 306

N

Nachlässigkeit 47
Nährstoff 303
Negativübung 170
Neun-Minuten-Workout 285

O

Oberkörpertraining 206
Oberschenkel
  Übungen 78, 96, 106, 114, 123, 179, 293
Oberschenkelrückseite
  Übungen 176
Overhead Squat 118

P

Parallel Leg Crunch 101
Partner 59
Pause 49
Plank 104
  halber 155
  seitlicher 104
Plank-Position 74
Platz 31
Pointer 72
Programm
  13 Wochen 211
Pull-up 168
  negativer 170
  unterstützter 170
Pump 200
Push-up 148, 288
  einarmiger 155
  Springen 154
  versetzter 149
Push-up-Position 74

R

Rectus abdominis 91
Reverse Hyper 107
Rollen 84
Rollout 97
Rollübung 273

Rücken
  Übungen 67, 107, 109, 117, 142, 160–162
Rückenlage 67
Rückenschmerz 91
Rückenstrecker
  Übungen 179
Rucksack 36
Ruhe 207
Ruhepause 200
Rumpf
  Übungen 70, 74, 160, 190, 193
Rumpfkraft 67
  Übungen 69

S

Satz 49, 200
  Geschwindigkeitssatz 202
  Supersatz 200
  Tempo 287
  zeitgesteuerter 202
Saxon Lunge 129
Saxon Tilt 177
Scheibenwischer-Übung 70
Scherenkick 95
Schmerz 47
  Handgelenk 75
  unterer Rückenbereich 67
Schnelligkeit 35
Schulter
  Dehnung 76
  Übungen 74–77, 99, 147, 152, 156, 160, 193, 288–289
Schulterbewegung 84
Schulterblatt
  Übungen 76, 194
Schulterdrücken 157
Schwangerschaft 265
Schwierigkeitsgrad
  anpassen 308
Schwimmer 108
Scissor Kick 95
Scorpion Kick 99
Seastar-Crunch 101
Seestern-Crunch 101
Seite
  Stabilität 104
Seitenlage
  Übungen 78
Seitliches Heben der Beine 81

Side Crunch 80
Side Kick 187
Side Legs Lift 81
Sit-up 101–102
Sixpack 91
Skorpion-Kick 99
Skydiver 109
Spiderman-Übung 174
Squat 180, 293
  breiter 296
  bulgarischer 123
Squats zu Deadlifts 119
Squats zu Lunges 130
Squat Thrust 122
Stabilisierung 44
  Übungen 185
Stabilität 45
  Übungen 111
Starfish Hip Drop 192
Starfish Twist 190
Starfish Dive Bomber 194
Starfish Push-up 193
Stehen 83
Step-up 139
Stimmung 57
Stoffwechsel 32, 308
Storchenhaltung 139
Storchenstand 87
Straight Wide Legs 73
Stuhl 38
Sturzkampfbomber 158
Stütz-Position 92
Stütz-Streckung 94
Supersatz 200
Swimmer 108

T

Table Top 187
Tempo 287
Tisch 38
Training
  Anfänger 207
  Aufwärmtraining 209
  Beginn 58
  Erholungstraining 208
  Flow 203
  Fortschritt 59
  Ganzkörperübungen 205
  geschlechtspezifisch 305
  Geschwindigkeitssätze 202
  ideale Haltung 93
  Intensität 207

Kinder 283
Körper, ganzer 205
Leitern 201
Oberkörper 206
Ruhepausen 200
Sätze 200
Supersätze 200
Umfang 207
Unterkörper 206
Zeit 62
zeitgesteuerte Sätze 202
Zirkeltraining 202, 213
Trainingsgerät 308
Trainingsintensität 207
Trainingsprogramm
   Arztkonsultation 65
   Beginn 60
Trainingssplit 205
Trainingsumfang 207
Trainingszyklus 207
Trapezmuskel
   Übungen 156
Tripoid Push-up 152
Tripoid Scissor Kick 95
Trizeps
   Übungen 147, 152, 156, 193, 288–289
Twist
   vertikaler 181
Twists and Reaches 76

U

Übergang
   kniender 133
   kurzer kniender 135
   langer kniender 134
   seitlich kniender 136
   zwischen Positionen 83
Übungen
   A-Frame 176
   am Boden 65
   Armkreisen 175
   Aufwärmen 105
   Ausfallschritt 125
   Ausfallschritt, Drehungen 129
   Ausfallschritt nach hinten 126, 294
   Ausfallschritt nach vorne 127

Ausfallschritt, seitlich 128
Ausrollen 97
Back Lunge 294
Bärengang 160
Bear Crawl 160
Beinheben 105
Beinheben im Hängen 98
Bergsteiger 95, 295
Bloomer 179
Boden-Squat 137
Bodyrock 92
Brücke bauen 68
Brustwirbelsäule drehen 76
Chin-up 169
Contra Press 151
Cross Step 141
Crunch 101
Dead Bug 67
Deadlift 112
   einbeiniger 113
   rumänischer 114, 293
Deadlifts zu Squats 120
DF Glide 159, 289
Dip 152
Dip im Sitzen 153
Dirty Dog 70
Dive Bomber 158
Drehung 76
Drückbewegung 147
Fallschirmspringer 109
für Rücken 117
Gate Swing 140
Gegendrücken 151
Gelenkausrichtung
   verbessern 69
Glute-Hip-up 68
Hanging Leg Lift 98
High Kick 186
High-knee March 143
High-knee Run 143
High-knee Skip 144
Hip Circle 71, 297
Hip Drop 79
Hip Swirl 174
Hip Twist 74
Hüftbeugen 111–112, 292
Hüfte, Drehungen 74
Hüfte, Mobilität 71
Hüftkreisen 71, 297
Hüftwirbel 174

Hüpfen 144
Hyper 107
Hyperextension 107
im Knien 133
im Vierfüßlerstand 70, 185
in Bauchlage 74
Inch-Worm 179
Inline-Push-Übung 156
in Rückenlage 67
in Seitenlage 78
Iron Mike 132
ITB-Kickout 106
Jack Knive 103
Käfer 67
Kick 186
Kickout 185
Klappmesser 103
Klimmzug 168
Klimmzug, negativer 170
Kneeling Switch 183
Kniebeuge 116, 180, 292
Kniebeuge, breit 117, 296
Kniebeuge, dynamische 124
Kniebeuge, einbeinige 122
Kniebeuge, schmale 116
Kniebeuge, T-Position 117
Kniebeugen zu
   Ausfallschritten 130
Knien 134
Kniewechsel 183
Körperwippen 92
Kosaken-Squat 137
Kreuzheben 293
Laufen 143
Leg Lift 98, 105
Let-me-in 162, 290
Let-me-up 164, 290
Liegestütze 148, 288
Liegestütze, Bogenschützen 150
Liegestütze, einarmige 155
Liegestütze, Springen 154
Lunge 125
Lunges zu Squats 131
Marschieren 143
Military Press 157, 288
Moon Walk 79
Moose Antler 75
Mountain Climber 95, 295

Negativübungen 171
Overhead Squat 118
Parellel Leg Crunch 101
Plank 104
Plank, halber 155
Plank, seitlicher 104
Pointer 72
Pull-up 168
Pull-up, negativer 171
Pull-up, unterstützter 170
Push-up 148, 288
Push-up, Archer 150
Push-up, einarmiger 155
Push-up, Springen 154
Push-up, versetzter 149
Reverse Hyper 107
Rollen 84
Rollout 97
Rollübung 273
Saxon Lunge 129
Saxon Tilt 177
Scheibenwischer 70
Scherenkick 95
Schulterdrücken 157
Schwimmer 108
Scissor Kick 95
Scorpion Kick 99
Seastar-Crunch 101
Seestern-Crunch 101
Seitliches Heben der Beine 81
Side Crunch 80
Side Kick 187
Side Legs Lift 81
Sit-up 102
Skorpion-Kick 99
Skydiver 109
Spiderman 174
Squat 180, 292
Squat, breiter 296
Squat, bulgarischer 123
Squats zu Deadlifts 119
Squats zu Lunges 130
Squat Thrust 122
Starfish Dive Bomber 194
Starfish Hip Drop 192
Starfish Push-up 193
Starfish Twist 190
Step-up 139
Storchenhaltung 139

Straight Wide Legs 73
Streckung 76
Sturzkampfbomber 158
Stütz-Streckung 94
Swimmer 108
Table Top 187
Tripoid Push-up 152
Tripoid Scissor Kick 95
Twists and Reaches 76
Twist, vertikaler 181
Up and over 69
Vom Knien zum Stehen 86
Vom Liegen in den Storchenstand 87
Vom Liegen zum Knien 85
V-up 103, 296
V-up, seitlicher 105
Windshield Wiper 70
Y-Cuff 77
Zugbewegung 290
  vertikale 162
Zugübung 161
Übungen für
  Adduktoren 96
  Arme 160
  Bauch 91, 98, 101, 103
  Bauchmuskeln, schräge 190
  Bein 111, 160
  Beweglichkeit 111
  Bizeps 161
  Brust 147, 152, 193, 288–289
  Brustwirbelsäule 75
  Deltamuskeln 288
  Drehungskraft 104
  Flexibilität 86, 158, 183
  Gesäß 70, 73, 81, 109, 124, 176, 296
  Gleichgewicht 125
  Hüftbeuger 98, 103, 111, 123, 176, 182
  Hüftbeweglichkeit 136
  Hüftdrehung 101
  Hüfte 70, 79, 99, 105, 111, 123, 160
  Hüfte, Abduktion 79
  Hüfte, Adduktion 79
  Hüfte, Drehung 69, 73
  Knöchelbeweglichkeit 180
  Koordination 103, 143

Körper, ganzer 160
Körpermitte 97
Körperseite 79
Kraft 86, 125, 158, 183
Latissimus-Muskeln 161
Oberschenkel 78, 96, 106, 123, 179, 293
Oberschenkelrückseite 114, 176
Rücken 109, 142, 160
Rücken, oberer 161–162
Rückenstrecker 179
Rücken, unterer 67, 107
Rumpf 70, 74, 160, 190, 193
Rumpfkraft 69
Schulterblatt 76, 194
Schulter, Dehnung 76
Schultern 74–77, 99, 147, 152, 156, 160, 193, 288–289
Seite, Stabilität 104
Stabilisierung 185
Stabilität 111
Timing 103
Trapezmuskel 156
Trizeps 147, 152, 156, 193, 288–289
Unterarm 161, 193
Waden 176
Wirbelsäule 72, 74, 79–80, 99, 194
Wirbelsäule, Drehung 70, 187, 190
Übungsprogramm
  Begriffe 49
Unterarm
  Übungen 161, 193
Unterkörpertraining 206
Up and over 69

V
Verletzung 31, 60
  durch Überbeanspruchung 33
Videoanleitung 92
Video-Tutorial 285
Vierfüßlerposition 185
Vierfüßlerstand 70
V-up 103, 296
  seitlich 105

W

Waage 55
Wade
 Übungen 176
Website 285
Wiederholung 49
Windshield Wiper 70
Wirbelsäule 66
 Stabilisierung 44
 Übungen 72, 74, 79–80, 99, 190, 194

Wirbelsäulendrehung
 Übungen 70, 187, 190
Wochenroutine 66
Workout 49
 neun Minuten 285

Y

Y-Cuff 77

Z

Zeit 30
Zeitplan 66
Ziel 54
 spezifisches 55
Zirkeltraining 202, 213
Zombie-Stil 292
Zugübung 161
 Inline 168
 Ort 290
 vertikale 162
 Werkzeuge 162
Zyklus 49

Diese Bücher könnten Sie auch interessieren

A. Elkin

Erfolgreiches Stressmanagement für Dummies

3., überarb. u. aktualis.

Auflage 2011   **ISBN:** 978-3-527-70754-6

298 Seiten

| **Format:** | 176 mm x 240 mm |
| **Ladenpreis:** | 18,- €* |

Stress stresst. Allen Elkin zeigt wie Sie Ihr Stresslevel bestimmen können, mit Stress richtig umgehen oder ihn vermeiden. Anhand von vielen Tipps lernen Sie, entspannter durch das Leben zu gehen, beruflich wie privat.

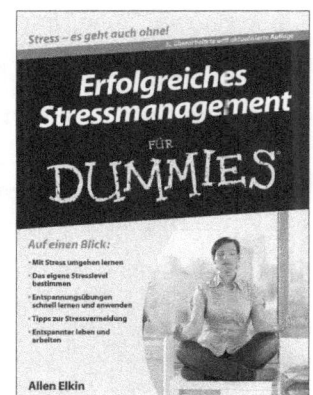

M. S. Sinel und W. W. Deardorff

Rückenschmerzen lindern für Dummies

1. Auflage 2013   **ISBN:** 978-3-527-70938-0

Ca. 364 Seiten

| **Format:** | 176 mm x 240 mm |
| **Ladenpreis:** | 12,95 €* |

Rückenschmerzen beeinträchtigen die Lebensqualität erheblich. Die Autoren erläutern die Ursachen der Schmerzen und zeigen die möglichen Behandlungsformen. So findet jeder seine ganz persönliche Strategie zur Linderung seiner Rückenschmerzen und zur Steigerung des Wohlbefindens.

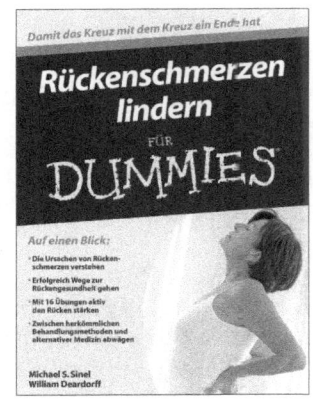

S. Krüger

Arthrose lindern für Dummies

1. Auflage 2021   **ISBN:** 978-3-527-71741-5

368 Seiten

| **Format:** | 176 mm x 240 mm |
| **Ladenpreis:** | 18,- €* |

Sie leiden an Arthrose? Dieses Buch klärt Sie umfassend und verständlich über diese weit verbreitete Gelenkerkrankung auf. Dr. Sandra Krüger zeigt Ihnen, was Sie und Ihr Arzt gegen die Steifheit, die Bewegungseinschränkungen und die Schmerzen tun können.

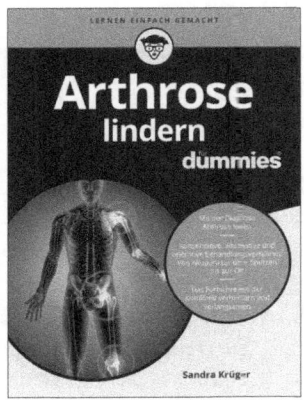

*Der €-Preis gilt nur für Deutschland. Preisänderungen und Irrtümer vorbehalten.

Diese Bücher könnten Sie auch interessieren

L. Payne und G. Feuerstein

Yoga für Dummies

4. Auflage 2020 **ISBN:** 978-3-527-71707-1
432 Seiten

Format: 176 mm x 240 mm
Ladenpreis: 18,- €*

Wenn Sie Entspannung im hektischen Alltag suchen und gleichzeitig Ihre Fitness und Beweglichkeit verbessern wollen, ist dieses Buch genau das Richtige für Sie. Von den Grundübungen bis zum persönlichen Yogaprogramm erfahren Sie alles, was Sie über Yoga wissen müssen.

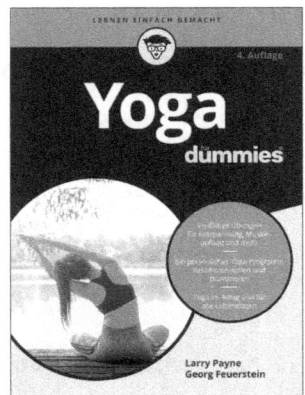

C. Bartning und S. Bartning

Faszien-Yoga für Dummies

1. Auflage 2021 **ISBN:** 978-3-527-71814-6
368 Seiten

Format: 176 mm x 240 mm
Ladenpreis: 18,- €*

Möchten Sie sich mit Faszien-Yoga verwöhnen, beweglicher werden, Ihre Lebensfreude steigern und Ihre Gesundheit fördern? In diesem Buch finden Sie ganzheitliches Wissen und leicht durchführbare Übungen mit reich bebilderten Schritt-für-Schritt-Anleitungen für jede Tageszeit.

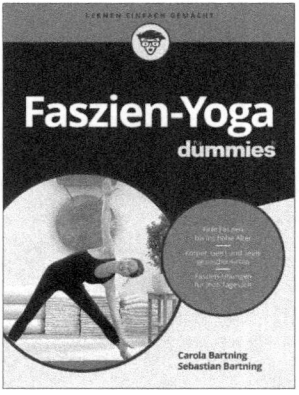

L. Payne

Yoga ab 55 für Dummies

1. Auflage 2021 **ISBN:** 978-3-527-71832-0
352 Seiten, 400 Abbildungen

Format: 176 mm x 240 mm
Ladenpreis: 20,- €*

Von Yoga kann man in jedem Alter profitieren! Dieses Buch zeigt Ihnen Übungen, die Sie auch dann machen können, wenn sich ab 55 erste Wehwehchen wie Knieprobleme oder Rückenschmerzen zeigen. Und es zeigt kurze Übungsprogramme, die sich leicht in den Alltag integrieren lassen.

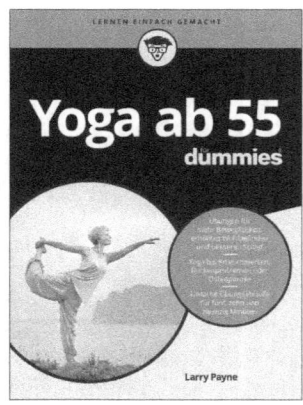

*Der €-Preis gilt nur für Deutschland. Preisänderungen und Irrtümer vorbehalten.

Diese Bücher könnten Sie auch interessieren

H. Long

American Football für Dummies

1. Auflage 2024   **ISBN:** 978-3-527-72223-5
400 Seiten

Format: 176 mm x 240 mm
Ladenpreis: 22,- €*

Sie mögen American Football, haben aber den Eindruck, Sie könnten sich in dem Sport doch noch ein wenig besser auskennen? Dann hilft Ihnen dieses Buch von Super Bowl Gewinner Howie Long und Analyst John Czarnecki.

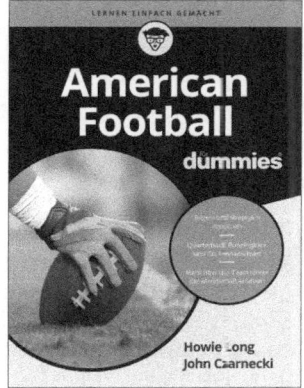

G. McCord

Golf für Dummies

4. Auflage 2019   **ISBN:** 978-3-527-71504-6
338 Seiten

Format: 176 mm x 240 mm
Ladenpreis: 22,- €*

Golf als der Sport der Reichen: Die Zeiten sind schon lange vorbei. Immer mehr Menschen entdecken den Reiz dieses entspannenden und gleichzeitig anspruchsvollen Sports für sich. »Golf für Dummies« hilft Anfängern und Fortgeschrittenen, sich sicher auf dem Grün zu bewegen.

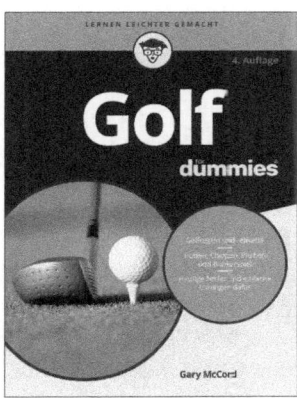

P. Isler und J. J. Isler

Segeln für Dummies

4. Auflage 2023   **ISBN:** 978-3-527-71965-5
386 Seiten

Format: 176 mm x 240 mm
Ladenpreis: 22,- €*

In diesem Buch finden Sie alles, was Sie für ein sicheres Segelabenteuer brauchen. Sie erfahren, wie Sie die Segel setzen, welche Grundmanöver Sie beherrschen sollten und wie Sie die Wetterlagen richtig deuten. So werden auch Sie schnell zum kompetenten Seebären!

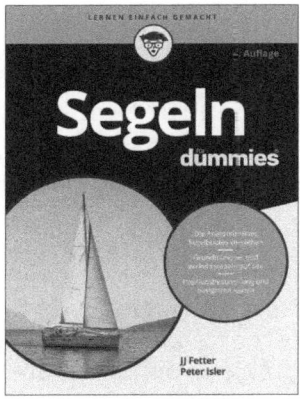

*Der €-Preis gilt nur für Deutschland. Preisänderungen und Irrtümer vorbehalten.

Diese Bücher könnten Sie auch interessieren

L. McDonald und J. Reinheimer

Tee für Dummies

1. Auflage 2024 **ISBN:** 978-3-527-72142-9
352 Seiten

Format: 176 mm x 240 mm
Ladenpreis: 18,- €*

Tee ist überaus beliebt und es macht Spaß, sich mit den vielen verschiedenen Sorten zu beschäftigen und zum Tee-Kenner zu werden. Ob Herkunft und Zubereitung oder Gesundheit und leckere Rezepte: Dieses schön gemachte Buch bietet alles, was es über Tee zu wissen gibt.

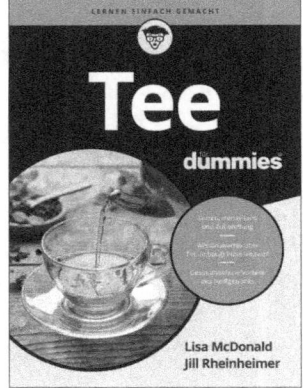

M. Bornholdt

Käse für Dummies

1. Auflage 2023 **ISBN:** 978-3-527-72126-9
258 Seiten

Format: 176 mm x 240 mm
Ladenpreis: 18,- €*

Egal, ob Sie lieber Weich- oder Hartkäse, Schweizer oder Französischen Käse genießen - Käsesommelier Markus Bornholdt stellt Ihnen hier jede Menge neue Käsesorten vor, gewürzt mit Anekdoten, geschichtlichen Hintergründen und Tipps, wie Sie diesen Käse am besten genießen.

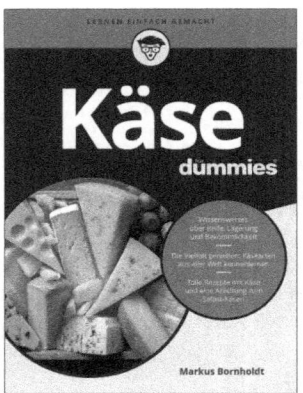

B. Miller und M. Rama

Kochen für Dummies

3. Auflage 2024 **ISBN:** 978-3-527-72269-3
320 Seiten

Format: 176 mm x 240 mm
Ladenpreis: 16,- €*

Dieses Buch bringt Ihnen die Grundlagen des Kochens bei. Vom ersten Spiegelei bis zum raffinierten Menü enthält es alles, was Sie wissen müssen, um etwas Schmackhaftes auf den Tisch zu bringen

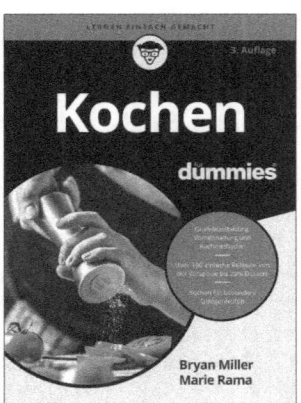

*Der €-Preis gilt nur für Deutschland. Preisänderungen und Irrtümer vorbehalten.